ÉLÉMENTS

DE

MÉDECINE PRATIQUE.

T. III.

ÉLÉMENTS

DE

MÉDECINE PRATIQUE

DE CULLEN,

Traduits de l'anglais sur la dernière édition, et accompagnés de notes dans lesquelles se trouve refondue la Nosologie du même auteur;

PAR BOSQUILLON.

NOUVELLE ÉDITION, REVUE

PAR A. J. DE LENS,

Docteur en Médecine de la Faculté de Paris, Médecin du bureau de Charité du 7ᵉ arrondissement, Membre de la Société de Médecine de Paris et de la Société médicale d'Émulation, Secrétaire général de l'Athénée de Médecine, etc.

TOME TROISIÈME.

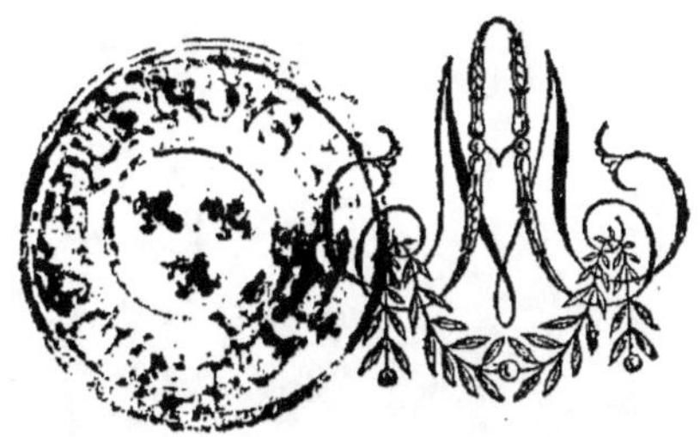

A PARIS,

Chez Méquignon-Marvis, Libraire pour la partie de Médecine, rue de l'École de Médecine, nº 3.

1819.

TABLE DES CHAPITRES

DU TOME TROISIÈME.

Suite de la deuxième partie et des Névroses, ou maladies nerveuses.

LIVRE III.

LIVRE IV.

Des Vésanies, ou *dérangements des fonctions intellectuelles.* 175

TROISIÈME PARTIE.

Des Cachexies. 224

LIVRE I.

Des Amaigrissements. 225

LIVRE II.

Des Intumescences, ou *Tumeurs générales.* . 242

LIVRE III.

ÉLÉMENTS

DE

MÉDECINE PRATIQUE.

SECONDE PARTIE.

Des Névroses ou maladies nerveuses.

LIVRE III (1).

Des affections spasmodiques, sans fièvre.

1251. Je comprendrai sous ce titre toutes les maladies qui consistent *in motu abnormi*, c'est-à-dire dans un état contre nature de contraction et de mouvement des fibres musculaires ou motrices d'une partie quelconque du corps.

1252. Il est aisé, d'après cela, de voir pourquoi j'ai rassemblé sous ce titre un beaucoup plus grand nombre de maladies que Sauvages et Sagar n'en ont compris sous le titre de *spasmi*, ou que Linné ne l'a fait sous celui de *motorii*. Mais l'on s'apercevra, je pense, facilement, qu'il ne serait pas convenable, dans ce cas, de nous borner à con-

---

(1) Ce troisième livre renferme le troisième ordre des maladies de la nosologie de l'auteur, c'est-à-dire les *spasmes* ; dénomination sous laquelle il comprend tous les mouvemens contre nature des muscles ou des fibres musculaires, soit que ces mouvemens pèchent par leur violence, leur fréquence, ou la durée de la contraction.

3.

sidérer uniquement les affections du mouvement volontaire ; d'ailleurs, comme ces nosologistes ont rangé dans la classe des spasmes, la palpitation et l'affection hystérique, on peut y réunir avec autant de convenance, l'asthme, la colique et beaucoup d'autres maladies.

1253. Les nosologistes ont divisé jusqu'ici les spasmes en deux ordres; savoir, les *tonici* et les *clonici*, les *spastici* et les *agitatorii*; ou, suivant les termes dont un grand nombre de médecins se servent aujourd'hui, les spasmes proprement dits, et les convulsions. Néanmoins, j'ai remarqué qu'un grand nombre, et même la plupart des maladies que je vais considérer sous le titre d'affections spasmodiques, sont d'un genre mixte, relativement aux contractions toniques ou cloniques : c'est pourquoi je ne puis suivre la division générale communément admise ; mais j'ai tenté d'en donner une autre en classant les différentes maladies spasmodiques, suivant qu'elles affectent les diverses fonctions animales, vitales, ou naturelles.

SECTION PREMIÈRE.

Des affections spasmodiques des fonctions animales.

1254. Toutes les maladies dont je parlerai dans cette section, pourraient se nommer *spasmes*, suivant le langage des anciens (1) : plusieurs modernes continuent à donner à ce terme la même signification ; mais je pense qu'il convient de distinguer les noms de *spasme* et de *convulsion*, en appliquant strictement le premier à ce que l'on a nommé convulsions *toniques*, et le dernier à ce que l'on a appelé

---

(1) Les anciens désignaient sous le nom de *spasme* tout mouvement convulsif.

spasme *clonique*. On est certainement fondé à se servir de ces différents termes, parce qu'il y a une différence remarquable dans l'état de contraction des fibres motrices suivant les différentes occasions. J'ai déjà indiqué cette différence dans mon traité de physiologie, néanmoins je suis obligé de répéter ici ce que j'ai dit à ce sujet.

1255. Dans l'exercice des différentes fonctions de l'économie animale, les contractions des fibres motrices sont excitées par la volonté, ou par certaines autres causes que j'appelle *naturelles*, spécialement établies par la nature pour exciter ces contractions. Dans l'état de santé, les fibres motrices se contractent uniquement par la puissance de la volonté, et par les *causes naturelles*. La force et la vélocité des contractions sont en même temps réglées par la volonté, ou par les circonstances qui accompagnent les causes naturelles; à ces contractions, produites par la volonté ou par les causes naturelles, il succède toujours promptement un état de relâchement, et ces mêmes contractions ne sont réitérées que quand les mêmes causes agissent de nouveau.

1256. Telles sont les conditions requises pour l'action des fibres motrices dans l'état de santé; mais dans l'état de maladie, les contractions des muscles et des fibres motrices, qui ordinairement dépendent de la volonté, se font sans son concours, ou d'une manière opposée à la volonté; et les autres fonctions sont déterminées à s'exécuter par l'action de causes qui ne sont ni ordinaires ni naturelles. Dans ces deux cas, il peut y avoir deux états différents de contractions. Dans l'un, les contractions sont portées à un degré plus considérable qu'il n'est ordinaire dans l'état de santé, et ne sont pas remplacées par un relâchement spontané; elles ne cèdent pas même facilement à l'extension, ni lorsque les muscles antagonistes sont en action, ni lorsqu'on applique d'autres puissances capables de produire l'extension. Cet état de contraction est ce que l'on a appelé *spasme tonique,*

et je le nommerai simplement et strictement *spasme*. L'autre
état morbifique de contractions est celui où il succède un
relâchement, mais où ces contractions sont réitérées sur-le-
champ sans le concours de la volonté, ou sans une nouvelle action des causes naturelles, et où ces contractions
sont en même temps communément plus violentes et plus
fortes que dans l'état de santé. Cet état de contraction morbifique est celui que l'on a nommé *spasme clonique*, et que
j'appellerai strictement et simplement *convulsion*.

Je suivrai presque dans cette section la division ordinaire
des maladies spasmodiques, en celles qui consistent dans
le spasme ou dans la convulsion; mais il ne sera peut-
être pas en mon pouvoir de m'attacher exactement à cette
division.

CHAPITRE PREMIER.

Du Tétanos (1).

1257. Les nosologistes et les praticiens ont distingué les
maladies tétaniques en différentes espèces, telles que le
tétanos, l'opisthotonos et l'emprosthotonos; j'ai même placé

---

(1) Le tétanos est une maladie caractérisée par la rigidité spasmodique de plusieurs muscles.

Cette maladie varie en raison de son degré.

I. Dans le tétanos proprement dit, la moitié du corps ou tout le
corps est affecté de spasme.

Ce genre renferme le tétanos et le catochus dont Sauvages a cru
devoir faire un genre particulier, 1° parce que le catochus est une
maladie chronique; 2° parce qu'on n'y observe aucune agitation
considérable de la poitrine, ni aucune difficulté de respirer comme
dans le tétanos. Néanmoins, comme Sauvages a compris sous la
dénomination de catochus des espèces qui diffèrent entièrement

dans ma nosologie le trismus, ou le serrement convulsif des mâchoires, comme un genre distinct du tétanos. Mais je

---

par leur nature, M. Cullen n'a rapporté au tétanos que celles qui dépendent de la rigidité convulsive des muscles ; il ne reconnaît qu'une seule espèce de tétanos idiopathique, celui qui est endémique en Amérique ; et il regarde comme la même maladie, la convulsion des Indes, familière aux habitants de l'île de Bourbon, dans laquelle, à la suite d'une blessure quelconque et même d'une piqûre, il survient, si le malade s'expose à l'air froid lorsque la plaie est guérie, des spasmes qui, de la partie affectée, se communiquent au dos, à la tête, à la mâchoire, enfin à tout le corps, et qui enlèvent le malade en peu de temps.

Le tétanos varie en raison de sa cause éloignée, qui est interne ou externe, telle que le froid ou les plaies. Quand il est produit par la dernière cause, comme il arrive fréquemment, Sauvages l'appelle tétanos traumatique.

Le tétanos, quelle que soit la cause qui l'a produit, varie encore en raison de la partie affectée. Ainsi,

1° Le tétanos tonique est celui dans lequel tout le corps, depuis les pieds jusqu'à la tête, est droit, et dans un tel état de rigidité, que si l'on élève les pieds du malade lorsqu'il est couché, il se soutient uniquement sur l'occiput, de même qu'une statue : dans cette maladie, le visage est fort rouge, la respiration est forte et fréquente, la chaleur considérable, le pouls fébrile et plein. Elle se termine communément par la sueur, en sept jours.

2° Le tétanos holotonique des Péruviens, qui le nomment *pasme*, est la même espèce que la précédente.

3° Le catochus holotonique diffère des autres espèces de tétanos par l'immobilité de la poitrine.

4° Le catochus *cervinus*, que les maréchaux appellent mal de *cerfs*, parce que cette affection est familière aux cerfs et aux chevaux, se reconnaît à une dureté extraordinaire de la peau, accompagnée de palpitation de cœur et du tournoiement des yeux. Sauvages a vu cette maladie survenir chez un jeune homme à la suite de douleurs lancinantes de tous les membres ; tout le corps était rigide et inflexible, les bras appliqués contre le tronc, les jambes

regarde aujourd'hui toutes ces distinctions comme impropres;
et je pense que tous ces différents termes indiquent des de-

étendues, très-rigides, l'abdomen dur comme une pierre, sans
être douloureux au toucher, le cou immobile, les mâchoires serrées ; la langue conservait sa volubilité, les yeux étaient vifs,
la respiration et l'esprit libres, le pouls tel qu'il est dans l'état de
santé.

5° Le tétanos opisthotonique, ou l'opisthotonos des Grecs, diffère des autres espèces, en ce que la tête est fléchie vers l'occiput,
et le corps courbé en arc et tendu postérieurement.

6° Dans le tétanos emprosthotonique, que les auteurs appellent emprosthotonos, le corps est fléchi antérieurement, de manière que le menton pose sur la poitrine, et que les genoux sont
tournés en devant.

On doit regarder comme symptomatiques les espèces suivantes
de tétanos :

1° Le tétanos fébrile, qui s'observe quelquefois dans les fièvres.
2° Le tétanos hémiplégique, dans lequel une moitié du corps prise
latéralement, est affectée de tétanos et douloureuse, et l'autre est
paralysée et privée de sentiment. Une fièvre aiguë, le délire, la
dyspnée, etc., accompagnent cette maladie. 3° Le tétanos latéral
est symptomatique, quand il se trouve réuni à la paralysie ; mais
quand il existe seul, on peut le rapporter aux variétés du tétanos
idiopathique. 4 Le pleurosthotonos de Starck ne diffère pas de la
variété précédente. 5° Le tétanos occasioné par le vice vénérien.
6°. Par les vers, qui percent quelquefois les intestins. 7° et 8° Par
l'affection hystérique et la catalepsie. 9° Le tétanos observé chez
une femme de cinquante ans, que Sauvages a nommé *catochus
diurnus*, parce qu'il ne durait que le jour, et était accompagné
d'un profond sommeil dont on ne pouvait tirer la malade par aucun stimulant, mais qui se dissipait naturellement dès que le soleil était couché.

II. Le trismus est un resserrement convulsif qui affecte particulièrement la mâchoire inférieure.

Les véritables espèces de trismus sont,

1° Le trismus qui attaque les enfants les deux premières semaines

grés variés d'une seule et même maladie, et qu'ils ne peuvent s'appliquer qu'à celle dont je vais tâcher de donner l'histoire et le traitement dans ce chapitre.

---

de leur naissance. Cette maladie s'appelle en Amérique *mal de mâchoire.*

2° Le trismus traumatique, dont aucun âge n'est exempt, qui est produit par les plaies ou le froid.

M. Cullen regarde comme des variétés de cette espèce, 1° l'angine spasmodique observée par Rud. Zwinger, *act. helvet.*, tom. III, chez un jeune homme, neuf jours après une plaie du métacarpe, accompagnée de la fracture du doigt. La fièvre était dissipée, et le malade, qui était convalescent en apparence, sentit tout à coup une difficulté de respirer, accompagnée d'un sentiment de suffocation qui se renouvelait chaque fois qu'il faisait des efforts pour avaler; la mâchoire inférieure était fortement serrée contre la supérieure. Il fut ensuite affecté d'un tétanos universel, et périt dix-sept jours après sa blessure. 2° La convulsion qui succède à la piqûre d'un nerf, d'un tendon ou d'une aponévrose. 3° Le trismus catarrhal occasioné par l'air froid et humide. Il faut observer que les habitants de Cayenne appellent catarrhe chez les adultes, la même maladie qu'ils désignent sous le nom de mal de mâchoire, chez les enfants nouveau-nés, parce que cette partie est effectivement la première affectée. Ainsi le trismus catarrhal ne diffère du mal de mâchoire qu'en ce qu'il attaque les adultes.

On doit regarder comme fausses les autres espèces de trismus admises par Sauvages, en ce que, 1° elles ne dépendent point du spasme, mais de quelque autre vice des muscles; 2° elles sont plutôt convulsives que spasmodiques; 3° elles sont plutôt des affections des muscles du visage que de ceux de la mâchoire inférieure; tels sont :

1° Le trismus inflammatoire, qui s'observe quand les muscles de la mâchoire ou les amygdales sont enflammées, de manière à empêcher d'ouvrir la bouche.

2° Le trismus scorbutique, qui dépend de la rigidité des tendons et des ligaments qui retiennent la mâchoire inférieure dans son articulation.

1258. Les maladies tétaniques peuvent être produites par certaines causes, dans tous les climats que nous connaissons ; mais elles règnent plus fréquemment dans les climats les plus chauds, et le plus communément dans les saisons les plus chaudes de ces climats ; aucun âge, aucun sexe, aucun temperament, ni aucune complexion n'est à l'abri de ces maladies. Les causes qui les produisent ordinairement, sont le froid et l'humidité appliqués sur le corps lorsqu'il est très-échauffé, et particulièrement les vicissitudes subites du chaud et du froid. La maladie peut être aussi produite par les piqûres, les déchirures, ou d'autres lésions des nerfs, dans une partie quelconque du corps. Il y a probablement quelques autres causes capables de produire cette maladie ; mais elles ne sont ni distinctement connues, ni bien déterminées. Quoique les causes que je viens d'exposer, puissent, dans les circonstances convenables, affecter toutes sortes de personnes, néanmoins elles paraissent agir sur les personnes d'un moyen âge, plus fréquemment que

---

3° Le trismus *capistratus*, appelé brédissure, qui consiste dans l'impossibilité d'ouvrir la bouche, parce que la partie interne des joues est agglutinée avec les gencives : cette maladie est souvent l'effet de la salivation mercurielle ; et l'on dit des malades qui en sont affectés, qu'ils sont bridés.

4° Le trismus vermineux, ou le grincement de dents, qui s'observe, tant pendant le sommeil que pendant la veille, chez ceux qui ont des vers.

5° Le trismus des hypochondriaques, auquel on peut rapporter le mouvement involontaire des yeux et de la mâchoire, vulgairement appelé *tic*.

6° et 7° Le claquement de dents, qui s'observe dans les mala dies aiguës et dans les fièvres intermittentes.

Les autres variétés, telles que le trismus occipital, le maxillaire, le dolorifique et autres, seront aisées à reconnaître, et ne méritent guère que j'en fasse mention ici.

sur les vieillards ou les jeunes gens ; elles agissent plus communément sur les hommes que sur les femmes, et sur ceux qui sont forts et robustes plutôt que sur ceux qui sont faibles.

1259. Lorsque la maladie est produite par le froid, elle se manifeste communément peu de jours après l'action de ce froid ; mais si elle est l'effet de la piqûre ou d'une autre lésion d'un nerf, elle ne paraît ordinairement que plusieurs jours après cette lésion, très-souvent lorsqu'il ne reste plus ni douleur ni malaise dans l'endroit où est la plaie ou la contusion, et très-fréquemment lorsque la plaie est entièrement guérie.

1260. Quelquefois la maladie est portée tout à coup à un très-grand degré ; mais le plus généralement elle ne parvient que lentement à son état violent. Dans ce cas, elle s'annonce par un sentiment de roideur vers la nuque du cou, qui, augmentant par degré, rend le mouvement de la tête difficile et douloureux. A mesure que la rigidité du cou se manifeste et prend de l'accroissement, on éprouve communément un sentiment de malaise vers la base de la langue, qui, par degrés, se change en difficulté d'avaler, et enfin en une interruption totale de la déglutition. Pendant que la rigidité du cou augmente, il survient une douleur, souvent violente, à la partie inférieure du sternum, qui de là s'étend dans le dos. Lorsque cette douleur se fait sentir, tous les muscles du cou, et particulièrement ceux de la partie postérieure, sont sur-le-champ affectés d'un spasme qui repousse fortement la tête en arrière. En même temps, les muscles releveurs de la mâchoire inférieure, qui, dès les premières approches de la maladie, étaient affectés d'une rigidité spasmodique, sont alors généralement attaqués d'un spasme plus violent, qui rapproche tellement les dents l'une de l'autre, qu'elles ne permettent pas la moindre ouverture.

Cet état se nomme *mal de mâchoire*, et souvent constitue la partie principale de la maladie. Lorsque cette dernière est portée à ce point, la douleur du bas du sternum revient très-fréquemment, et les spasmes de la partie postérieure du cou et de la mâchoire inférieure se renouvellent en même temps avec violence et beaucoup de douleur. A mesure que la maladie s'accroît ainsi, un plus grand nombre de muscles sont affectés de spasmes ; dès que ceux du cou ont été attaqués, tout ceux de l'épine le sont bientôt, et courbent fortement le tronc en arrière ; ce qui constitue ce qu'on appelle *opisthotonos*.

Les muscles fléchisseurs et extenseurs des extrémités inférieures sont communément attaqués dans le même temps, et tiennent les membres étendus et roides. Quoique les muscles extenseurs de la tête et du dos soient ordinairement très-fortement affectés, cependant les fléchisseurs, ou les muscles du cou qui poussent la tête en devant, et ceux qui servent à baisser la mâchoire inférieure, sont souvent en même temps dans un état de spasme violent. Pendant tout le cours de la maladie, les muscles abdominaux sont vivement affectés de spasme, de manière que le bas-ventre est fortement retiré (1), et paraît dur comme une planche.

Enfin les fléchisseurs de la tête et du tronc s'affectent si fortement, qu'ils contre-balancent la force des extenseurs, tiennent la tête et le tronc droits, tendus et roides, au point que ces parties ne peuvent se mouvoir en aucun sens ; et c'est à cet état que l'on a strictement appliqué le terme de tétanos. Les bras, qui étaient peu affectés avant, s'étendent alors et deviennent roides ; car tous les muscles qui leur appartiennent sont attaqués de spasmes, excepté ceux

---

(1) M. Bajon, qui a décrit dans le Journal de Médecine du mois de juillet 1759, le tétanos des nouveau-nés, si fréquent à Cayenne, paraît avoir observé le contraire chez les enfants.

qui meuvent les doigts, qui souvent conservent jusqu'au dernier moment quelque mobilité. La langue retient aussi pendant long-temps sa mobilité ; mais enfin elle est également affectée de spasmes, qui, n'en attaquant que certains muscles, la poussent souvent avec force entre les dents.

Lorsque la maladie est à son plus haut période, chaque organe du mouvement volontaire paraît affecté, et entre autres les muscles de la face ; le front est ridé, les yeux quelquefois sont contournés, mais communément ils sont dans un état de rigidité, et restent immobiles dans leurs orbites ; le nez est retiré, et les joues sont portées en arrière vers les oreilles, de manière que toute la figure exprime les contorsions les plus violentes. Lorsque ces spasmes sont aussi universels, il survient communément une convulsion vive, qui met fin à la vie du malade.

1261. Ces spasmes, dans quelque partie qu'ils se manifestent, sont accompagnés des douleurs les plus violentes. Néanmoins, lorsque le spasme est extrême, il n'est pas durable ; au bout d'une minute ou deux, l'état de contraction des muscles diminue jusqu'à un certain point ; il ne survient cependant pas un relâchement assez considérable pour permettre l'action des muscles antagonistes. Cette diminution de contraction modère aussi un peu la douleur ; mais aucun de ces deux états n'est de longue durée. De temps en temps, les contractions violentes et les douleurs se renouvellent, quelquefois au bout de dix ou quinze minutes, et souvent sans qu'aucune cause évidente paraisse les produire. Néanmoins il y a souvent des causes qui les déterminent ; car presque tous les efforts que le malade fait pour se mouvoir, tels que ceux qu'il fait pour changer de position, pour avaler, et même pour parler, donnent souvent lieu aux spasmes de se renouveler par tout le corps.

1262. Les attaques de cette maladie sont rarement accompagnées de fièvre. Lorsque les spasmes sont généraux et

violents, le pouls est contracté, précipité et irrégulier; et
la respiration est affectée de la même manière : mais, dans le
temps de la rémission, le pouls et la respiration se rétablissent communément dans leur état naturel. La chaleur du
corps n'augmente pas ordinairement; fréquemment le visage est pâle, et couvert d'une sueur froide; très-souvent
les extrémités sont également froides, et une sueur du
même genre se répand par tout le corps. Néanmoins, lorsque les spasmes sont fréquents et violents, le pouls est quelquefois plus plein et plus fréquent que dans l'état naturel;
le visage est rouge, et tout le corps est couvert d'une sueur
chaude.

1263. La fièvre n'accompagne pas constamment cette
maladie, surtout lorsqu'elle est produite par la lésion des
nerfs ; néanmoins, dans les cas où le tétanos est l'effet du
froid, la fièvre survient quelquefois, et l'on dit qu'elle a été
accompagnée de symptômes inflammatoires. On a souvent
eu recours à la saignée dans cette maladie, mais jamais le
sang n'a présenté aucune croûte inflammatoire; et toutes les
observations semblent confirmer que le sang y est d'une
texture plus lâche que de coutume, et qu'il ne se coagule
pas comme à l'ordinaire.

1264. Dans cette maladie, la tête est rarement affectée de
délire, ou même d'une confusion d'idées, si ce n'est dans
la dernière période, lorsque, par les secousses réitérées
d'une affection violente, chaque fonction du système est considérablement troublée.

1265. Il n'est pas moins extraordinaire que, dans une
maladie aussi violente, les fonctions naturelles ne soient ni
immédiatement ni considérablement affectées. Les vomissements paraissent quelquefois dès les commencements ;
mais communément ne continuent pas; et il est assez ordinaire de voir l'appétit subsister pendant tout le cours de la
maladie; et la nourriture que l'on prend, paraît générale-

ment se digérer assez bien. Les excrétions sont quelquefois affectées, mais cela n'arrive pas le plus communément. L'urine est parfois supprimée, ou ne sort qu'avec difficulté et douleur. Le ventre est resserré : mais, comme nous n'avons guère d'autres observations que celles où les narcotiques ont été employés à grandes doses, il est incertain que la constipation soit l'effet des narcotiques ou de la maladie (1). On a plusieurs fois vu dans le tétanos une éruption miliaire se manifester sur la peau ; mais on n'a pas encore décidé si elle était un symptôme de la maladie, ou l'effet d'un traitement particulier. On n'a pas non plus observé qu'elle fût un signe favorable ou funeste, ou qu'elle produisît aucun changement dans le cours de la maladie.

1266. Cette maladie s'est généralement terminée par la mort ; et l'on peut supposer, avec raison, que c'est une conséquence de sa nature : mais on sait que ce n'est que depuis très-peu de temps que les médecins connaissent la méthode curative convenable (2), et que, depuis que l'on y a eu recours, plusieurs malades ont guéri ; d'où l'on doit conclure que la tendance fatale de cette maladie n'est pas aussi difficile à éviter qu'on se l'est imaginé.

Si l'on juge de la tendance de cette maladie d'après les cas particuliers, on peut remarquer que quand elle est produite par la lésion des nerfs, elle est communément plus violente et plus difficile à guérir que quand elle est l'effet

---

(1) M. Bajon, qui n'a jamais donné les narcotiques à grande dose, et qui a eu au contraire recours aux purgatifs, a observé que la constipation était un symptôme constant de cette maladie. *Voyez* § 1273.

(2) Hillary et Chalmers sont les premiers qui ont bien décrit cette maladie, et qui en ont indiqué le véritable traitement ; l'un, dans son Traité des maladies des Barbades, pag. 219 ; l'autre, dans les Observations des médecins de Londres, vol. 1, art. 12.

du froid ; on peut observer en outre, que celle qui survient subitement, et qui est portée promptement à un degré très-violent, est toujours plus dangereuse que celle dont les progrès sont plus lents : c'est pourquoi elle est souvent mortelle avant le quatrième jour ; et, passé cette période, on peut regarder le malade comme beaucoup moins en danger ; en général, plus le tétanos a duré de temps, moins il y a à craindre. Néanmoins il faut particulièrement remarquer que cette maladie continue à être dangereuse plusieurs jours même après le quatrième ; et, quoique sa force soit considérablement diminuée, elle est sujette à se renouveler avec autant de violence et de danger qu'avant. Jamais elle n'a de solution subite, ou que l'on puisse appeler critique ; mais elle se dissipe toujours par degrés, et elle dure souvent très-long-temps avant que tous ses symptômes aient disparu.

1267. D'après l'histoire de la maladie que je viens de décrire, il est évident que l'on ne peut regarder le *tétanos*, l'*opisthotonos* et le *trismus* ou le *mal de mâchoire*, comme des espèces différentes, puisqu'elles sont toutes produites par les mêmes causes, et qu'elles se trouvent presque constamment réunies chez la même personne. Je ne doute pas que l'emprosthotonos n'appartienne aussi au même genre : les anciens en ont fréquemment parlé ; on ne peut pas, en conséquence, douter qu'on ne l'ait observé ; mais, en même temps, il est certain qu'il se rencontre aujourd'hui rarement. Je ne l'ai jamais vu, et je ne connais aucune observation où l'on rapporte que cet état particulier de spasmes ait dominé ; c'est pourquoi il ne m'est pas possible d'indiquer les autres circonstances qui l'accompagnent principalement, et qui peuvent le distinguer des autres variétés du tétanos (1).

---

(1) M. Bajon parle d'une espèce de tétanos qui se guérit presque

1268. Cette maladie prend encore un type différent de ceux dont j'ai parlé plus haut. Les spasmes se bornent quelquefois uniquement à un seul côté du corps, et y occasionent une tension considérable. C'est ce que Sauvages a nommé *tetanus lateralis*, et d'autres écrivains modernes *pleurosthotonos*. Il est certain que l'on a rarement observé ce type de la maladie; et je ne puis trouver, dans tous les exemples que l'on en a donnés, aucune circonstance capable de me déterminer à la considérer autrement que comme une variété des espèces dont j'ai déjà parlé, ou à en parler plus au long ici.

1269. Je ne puis nullement tenter de donner la pathologie de cette maladie; car la structure des fibres motrices, leur état suivant les différents degrés de contraction, et surtout l'état du sensorium, qui détermine diversement le mouvement de la puissance nerveuse, sont tous objets que je ne

---

toujours, et qu'il croit ne pas différer beaucoup de la convulsion que l'on appelle emprosthotonos. Cette espèce se distingue du tétanos ordinaire, en ce que tous les symptômes se déclarent très-lentement. Au bout d'un certain terme de la maladie, il survient par intervalle des mouvements convulsifs, qui arrivent quelquefois toutes les heures, les demi-heures et les quarts d'heure; d'autres fois toutes les deux ou trois minutes : les mâchoires ne se ferment jamais exactement, et la déglutition se fait toujours assez bien; le tronc, au lieu de se courber postérieurement, semble se courber en devant; le malade ne peut rester couché, et est obligé de se tenir debout; la seule situation qu'il puisse prendre pour reposer, est de se coucher sur le bord de son lit et sur le ventre, ayant les pieds à terre. Dans cette espèce de convulsion, la fièvre se déclare avec assez de violence sur la fin, et excite toujours une sueur très-abondante, qui semble être critique. Suivant M. Bajon, on pourrait ranger cette affection dans la classe des maladies chroniques, car il l'a vue durer jusqu'à quatre ou cinq mois; mais, communément, le terme est de deux ou trois mois avant qu'on en soit totalement guéri.

connais que très-imparfaitement, ou même nullement. En conséquence, il me parait que dans une pareille circonstance, c'est une chose vaine et inutile de tâcher de donner des règles de pratique d'après un plan scientifique ; nous devons être satisfaits d'avoir appris, pour diriger le traitement de cette maladie, quelque chose d'utile d'après l'analogie, confirmée par l'expérience.

1270. Lorsque l'on sait que la maladie est produite par la lésion d'un nerf dans une partie quelconque du corps, le premier, et, à ce que je pense, le plus important pas à faire pour obtenir la guérison, est d'employer tous les moyens possibles pour interrompre toute communication de cette partie avec le sensorium, soit en coupant entièrement les nerfs dans leur cours, ou peut-être en détruisant, dans une certaine étendue, la partie ou l'extrémité des nerfs qui est affectée.

1271. L'expérience nous a appris que dans les cas où l'on était obligé de tenter la cure de la maladie par les médicaments internes, l'opium était souvent un remède efficace ; mais que, pour le rendre tel, il fallait le prescrire à des doses beaucoup plus considérables qu'on ne le fait dans tout autre cas ; on peut même le donner, dans cette maladie, avec beaucoup plus de sûreté, à de telles doses que le corps ne pourrait le supporter dans toute autre condition connue. La pratique usitée est de faire prendre l'opium sous forme solide ou liquide, non pas à une dose fort considérable tout d'un coup, mais à des doses modérées, fréquemment réitérées, au bout d'une, deux ou trois heures d'intervalle, et plus, suivant que la violence des symptômes semble l'exiger. Il paraît même que, quand on en prescrit de très-grandes quantités de cette manière, il n'agit pas de même que dans la plupart des autres maladies ; car, quoiqu'il procure quelque rémission des spasmes et des douleurs, à peine produit-il quelque sommeil, ou occasione-t-il la stupeur, l'ivresse ou le délire , comme il arrive souvent dans d'autres circonstances , où l'on se borne à en donner des quantités beaucoup plus petites. On a, en conséquence , très-convenablement observé que l'opium ne produisant , dans les affections tétaniques , aucun de ces effets qui pour-- raient mettre la vie en danger, il n'y a guère ou même pas de raison de l'épargner : on peut donc le prescrire , et pro- bablement on le prescrira à une dose aussi considérable et aussi promptement que les symptômes de la maladie sem- bleront l'exiger (1).

Il faut surtout observer que , quoique les premières doses d'opium aient produit quelque rémission des symptômes , cependant leurs effets sur le système ne continuent pas long- temps ; et, comme cette maladie est sujette à revenir pen- dant quelque temps, il est communément très-nécessaire de réitérer l'opium à la même quantité qu'avant, dans le temps où l'on croit que ses effets doivent cesser, surtout s'il y a la moindre apparence du retour des spasmes. On doit agir ainsi tant que la maladie montre quelque disposition à revenir ; et ce n'est uniquement que quand elle a déjà subsisté quel- que temps , et que des rémissions considérables et longues ont eu lieu, que l'on doit diminuer les doses de l'opium , et les prescrire à des intervalles plus longs.

1272. Cette manière d'administrer l'opium a réussi dans

____

(1) Hilary faisait prendre en vingt-quatre heures , vingt grains d'opium sous forme solide. Chalmers a donné, dans le même temps , plus d'une once de teinture d'opium ; et ces doses énormes ne pro- duisaient aucun sommeil : ce qui prouve que l'on ne peut déter- miner , dans cette maladie , la quantité d'opium que l'on doit pres- crire, que d'après les effets qu'il produit. Chalmers le réitérait jusqu'à ce que le spasme qui se manifestait au-dessous du sternum diminuât, que les contractions se dissipassent, que le pouls de- vînt mou , plein et égal , et qu'il se répandît sur tout le corps une moiteur.

beaucoup de cas; et il est probable qu'elle aurait également réussi dans quantité d'autres, si les praticiens n'avaient pas été trop réservés sur l'usage de ce médicament par timidité, ou si l'interception de la déglutition, qui accompagne si souvent cette maladie, n'avait pas empêché de le prescrire. Cette dernière circonstance doit nous déterminer à employer l'opium sur-le-champ, et à grande dose, dès les premières approches du tétanos, avant que la déglutition soit devenue difficile; ou, si l'on perd cette occasion, il faut le donner en lavement, à une dose convenable, et suffisamment réitérée; ce qui, néanmoins, ne paraît pas avoir été souvent pratiqué jusqu'ici.

1273. Il est très-probable que, dans cette maladie, les intestins sont affectés du spasme qui domine tellement dans les autres parties du système; et qu'en conséquence, la constipation qui existe dans ce cas, est un symptôme de la maladie. Il est également probable que cette constipation est augmentée par l'opium que l'on donne en aussi grande dose; mais, quelle qu'en soit la cause, il est certain qu'elle doit contribuer à aggraver la maladie, et que le relâchement du canal intestinal doit concourir à diminuer les spasmes qui existent dans d'autres parties. On doit, d'après cette considération, prescrire fréquemment les laxatifs, tant que la déglutition peut se faire, ou quand elle est interceptée, donner souvent des lavements; et l'on a fréquemment observé que les uns et les autres produisaient de bons effets.

1274. On a supposé avec quelque probabilité, que l'on pouvait beaucoup aider l'action de l'opium, dans cette maladie, en le joignant avec quelques-uns des autres antispasmodiques les plus puissants. Ceux qui promettent le plus sont le musc et le camphre; quelques praticiens ont pensé que le premier avait été très-utile dans les différentes espèces de tétanos. Mais, soit que celui que l'on a employé ait été falsifié, ou que l'on n'en ait pas donné une quantité suffi—

sante, les grands avantages et les propriétés qu'on lui a attribués ne sont pas encore bien déterminés. Il me paraît probable, d'après l'analogie avec l'effet de l'opium, que le musc et le camphre peuvent se donner dans cette maladie à des quantités beaucoup plus considérables qu'on ne l'a fait dans tout autre cas.

1275. On a communément employé le bain chaud comme remède dans cette maladie, et il a été souvent avantageux ; mais autant que j'ai pu m'en assurer, il n'a jamais produit seul la guérison (1) ; bien plus, on convient qu'il a été nuisible dans quelques cas, et qu'il a même occasioné la mort ; je ne puis déterminer si cela a été dû au mouvement du corps alors nécessaire, qui a renouvelé les spasmes, ou à la frayeur que le bain a excité chez quelques personnes. On a fort recommandé, et, à ce que je crois, avec beaucoup de fondement, les fomentations partielles ; je ne doute pas que ces fomentations appliquées sur les pieds et les jambes, comme on le pratique communément dans les fièvres, ne puissent s'employer très-assidûment avec avantage, sans beaucoup agiter le malade.

---

(1) J'ai vu un cas de tétanos produit par une peur qui supprima les règles chez une jeune personne, et dans lequel la déglutition étant impossible, la saignée, les vésicatoires, les antispasmodiques donnés en lavement, n'ayant produit aucun effet, la malade étant dans un état désespéré, le bain tiède rétablit la déglutition et dissipa le spasme. On lit dans le Journal de Médecine de 1768, l'observation d'un enfant de huit jours, qui fut attaqué d'un tétanos universel, et qui guérit par le même moyen. M. Bajon, qui a eu occasion d'observer fréquemment le tétanos dans l'île de Cayenne, paraît avoir compté particulièrement, pour la guérison, sur les bains continuels d'eau tiède. Chalmers commençait le traitement par la saignée, lorsque le malade était pléthorique ; il faisait ensuite prendre un bain tiède ; et il a observé que c'était communément l'unique moyen capable de rétablir la déglutition.

2.

1276. Les applications onctueuses ont été très-fréquemment employées dans cette maladie par les anciens; et
quelques praticiens modernes les ont regardées comme très-
utiles. Néanmoins leurs effets n'ont pas paru être considérables, et les praticiens anglais les ont beaucoup négligées,
comme n'étant qu'un remède auxiliaire sujet à quelques inconvénients.

1277. On a autrefois employé la saignée dans cette maladie; mais depuis peu on l'a trouvée préjudiciable, excepté
dans un petit nombre de cas où la fièvre est survenue chez
les pléthoriques. En général la constitution du corps de
l'homme dans les climats chauds n'est pas favorable à la
saignée; et si nous pouvons fonder nos indications sur l'état
du sang que l'on tire des veines, cet état doit interdire la
saignée dans les maladies tétaniques.

1278. On a aussi employé autrefois les vésicatoires dans
cette maladie; mais différents praticiens assurent que ce remède est constamment nuisible, et il est aujourd'hui généralement abandonné.

1279. Tels sont les moyens dont on a fait généralement
usage jusqu'à ce jour; mais plusieurs praticiens des Indes
occidentales nous ont appris depuis peu, qu'ils avaient plusieurs fois employé le mercure avec beaucoup d'avantage.
On dit qu'il faut y recourir de bonne heure dans cette maladie; que les frictions sont la manière la plus convenable
d'administrer ce remède, et qu'il faut en donner par ce
moyen de grandes quantités, de manière que le corps puisse
en être promptement rempli, et qu'il survienne une salivation que l'on doit entretenir jusqu'à ce que les symptômes
se modèrent. Je ne sais pas encore certainement si cette méthode seule suffit, en général, pour la guérison, ou si on
peut l'aider par l'usage de l'opium, et si elle exige qu'on y
réunisse jusqu'à un certain point ce remède.

1280. J'ai de plus appris que l'on avait guéri le tétanos,

dans tous ses différents degrés, en donnant intérieurement le *pisselœum barbadense*, ou, comme on l'appelle vulgairement, le goudron des Barbades. J'ai cru devoir l'indiquer ici, quoique je ne sois pas exactement informé de la quantité que l'on doit en donner, ni des circonstances de la maladie où on peut l'employer le plus convenablement.

1280. Dans la première édition de cet ouvrage, je n'ai pas mis le bain froid au nombre des remèdes du tétanos dont j'ai fait mention. J'en avais néanmoins entendu parler; mais je ne savais pas encore qu'il eût été employé assez fréquemment pour confirmer mon opinion sur son efficacité générale; et je n'étais pas suffisamment informé de la manière ordinaire et convenable de l'administrer. Mais actuellement, instruit par un grand nombre de praticiens judicieux qui l'ont fréquemment mis en usage, je puis dire que l'on a tiré un grand avantage de ce remède, dans les essais nombreux que l'on en a faits dans cette maladie; et que l'on a totalement abandonné dans toutes les Indes occidentales l'usage du bain chaud, dont les effets sont douteux, pour le bain froid, que l'on y emploie communément. On l'administre quelquefois en plongeant le malade dans la mer, ou, plus fréquemment, en versant d'un bassin ou d'un baquet, de l'eau froide sur quelques parties et même sur tout son corps : lorsque cela est fait, on l'essuie avec soin, on l'enveloppe dans des couvertures, on le remet dans le lit, et, en même temps, on lui donne une forte dose d'opium. On obtient, par ces moyens, une rémission considérable des symptômes; mais ce calme ne dure pas communément long-temps; la première fois qu'on l'a obtenu, les accidents reparaissent de nouveau; au bout de peu d'heures, l'on est obligé de réitérer ce bain et le narcotique. Néanmoins on parvient enfin, en réitérant ainsi ces moyens, à obtenir des intervalles plus longs de repos, et la maladie se guérit entièrement, quelquefois même très-promptement. J'ajouterai seulement qu'il ne me paraît pas, d'après tout ce que l'on m'a appris jusqu'ici, que le bain froid ait été si fréquemment employé, ou qu'on l'ait aussi souvent trouvé utile dans les cas de tétanos survenus à la suite des plaies, que dans ceux qui étaient produits par le froid.

1281. Je ne peux finir ce chapitre sans dire un mot de cette espèce particulière de tétanos, ou de trismus, qui attaque certains enfants immédiatement après leur naissance, et que l'on a assez convenablement nommé le *trismus nascentium*. Cette espèce paraît être une maladie particulière, en raison des sujets qui en sont affectés ; car ces enfants n'ont pas plus de deux semaines, communément même ils n'ont pas encore neuf jours ; de manière que, dans les pays où cette maladie est fréquente, on regarde comme à l'abri de ses attaques les enfants qui passent le terme que je viens d'indiquer. Le symptôme que l'on a particulièrement observé dans cette maladie est le trismus, ou le serrement de la mâchoire, que le vulgaire nomme improprement la chute de la mâchoire : mais ce symptôme n'est pas le seul ; cette maladie paraît le plus souvent avec tous les mêmes symptômes que l'on observe dans l'opisthotonos et le tétanos proprement dits, et dans les autres variétés des maladies de ce genre, dont j'ai donné la description plus haut. Cette maladie, de même que les autres variétés de tétanos, est plus fréquente dans les climats chauds ; mais elle n'est pas entièrement bornée, de même que celles qui sont produites par l'action du froid, à ces climats ; car on en a vu des exemples dans la plupart des contrées du nord de l'Europe. Dans ces dernières elle paraît plus fréquente dans certains cantons que dans d'autres ; mais je ne puis déterminer quelles sont ses limites. Elle semble être plus commune en Suisse qu'en France. On m'a dit qu'elle était fréquente dans les montagnes de l'Ecosse ; mais je n'en ai vu aucun exemple dans le plat pays. Ses causes particulières ne sont pas bien connues : on a proposé différentes conjectures ; mais aucune n'est satisfaisante. C'est une maladie qui a été presque constamment mortelle, communément même dans l'espace de peu de jours. Les femmes sont tellement persuadées que la mort est inévitable, qu'elles n'ont que rarement ou jamais recours à notre art : c'est ce qui fait que nous connaissons peu l'histoire de la maladie, ou les effets des remèdes que l'on pourrait prescrire. Néanmoins on pourrait, par analogie, employer les mêmes remèdes qui ont été utiles dans les autres cas de tétanos ; et le petit nombre d'expériences que l'on connaît jusqu'ici, semble approuver cette pratique.

CHAPITRE II.

De l'Epilepsie.

1282. J'ai expliqué plus haut, § 1256, en quel sens je me sers du terme de *convulsion* (1).

(1) M. Cullen a fait, dans sa Nosologie, un caractère particulier de la convulsion ; j'ai cru, en conséquence, devoir en parler ici.

De la Convulsion.

La convulsion est une contraction clonique des muscles, qui est contre nature, dans laquelle il n'y a pas d'assoupissement. N. C. Genre L.

On entend par contraction clonique, un mouvement convulsif d'une ou de plusieurs parties.

La convulsion est idiopathique ou symptomatique.

Des espèces de Convulsions idiopathiques.

Ces espèces sont, 1º la convulsion universelle, que l'on a nommée aussi maladie sacrée, parce que le vulgaire la croyait l'effet de quelque sortilége ou d'une punition divine. Dans cette maladie,

Les convulsions qui affectent le corps humain , varient à plusieurs égards; néanmoins je ne considérerai ici que le

---

chaque partie du corps est nuit et jour dans une agitation violente , sans que les fonctions de l'ame soient troublées ; les malades répondent aux questions qu'on leur fait , boivent et mangent avec avidité , lorsque les muscles qui servent à la déglutition ne sont pas affectés.

2° La convulsion habituelle, que Marcellus Donatus appelle convulsion admirable : cette espèce diffère de la précédente en ce qu'elle est habituelle ; de manière qu'elle dure des mois et même des années , et revient tous les jours au bout d'un intervalle quelconque : il n'y a communément qu'une partie d'affectée dans cette convulsion , telle que la tête ou le pied. Ainsi Marcellus Donatus vit une femme dont le gros orteil était affecté nuit et jour d'un mouvement convulsif, qui dura plusieurs années , jusqu'au temps où la malade mourut.

3° La convulsion intermittente ; cette espèce n'est qu'une variété de la précédente, et n'en diffère que par la régularité de ses retours.

4° La convulsion hémithotonos. On a donné ce nom à celle qui n'affecte qu'un côté du corps.

5° La convulsion de l'abdomen , qui consiste dans les mouvements convulsifs et les soubresauts des muscles du bas-ventre. Cette espèce est très-rare.

6° La convulsion produite par l'inanition , qui s'observe à la suite des grandes évacuations, ou dans les maladies graves, lorsque les malades sont épuisés et sur le point de périr.

7° La convulsion occasionée par l'onanisme. La tête est particulièrement affectée , la gorge se gonfle, les sens sont troublés. Cette variété se rapproche beaucoup des accès épileptiques ; elle est accompagnée de douleurs du dos et des lombes , d'un état de stupidité , d'une maigreur et d'une faiblesse extrêmes.

8° La convulsion désignée sous le nom de *scelotyrbe festinans*, dans laquelle les malades sont obligés de courir , et font des efforts inutiles pour marcher d'un pas réglé.

type particulier et le plus fréquent sous lequel elles se manifestent dans la maladie connue sous le nom d'épilepsie, qu'on peut définir en disant qu'elle consiste dans les convulsions de la plus grande partie des muscles du mouvement volontaire, accompagnées de la perte du sentiment, lesquelles se terminent par un état d'insensibilité et un sommeil apparent (1).

Des Convulsions symptomatiques.

On doit regarder comme telles, les convulsions qui sont produites par les coups qui ont porté sur la tête, par le calcul des reins, la grossesse, les vers, la fièvre.

Les mouvements convulsifs, ainsi que ceux qui sont purement spasmodiques, arrivent souvent par un défaut de la tension ordinaire. Van Swieten rapporte qu'une jeune dame que les plus légères impressions faisaient tomber en convulsion, fut guérie en soutenant son corps avec des ligatures.

M. Cullen n'a pas cru devoir traiter séparément de la convulsion, parce qu'elle dépend des mêmes causes que l'épilepsie, et qu'en conséquence, les indications sont les mêmes. *Voyez* § 1345 et 1346.

(1) La convulsion des muscles, accompagnée d'un état soporeux, constitue le caractère distinctif de l'épilepsie. N. C. Genre LIII.

M. Cullen rapporte à ce genre l'épilepsie ou la convulsion des enfants, que Sauvages nomme *eclampsia*, et qui, suivant lui, diffère de l'épilepsie ordinaire, parce qu'elle est aiguë, quelquefois rémittente, ou même continue. Comme il est très-difficile d'établir partout des limites exactes entre les maladies aiguës et les maladies chroniques, et que communément l'éclampsie ressemble parfaitement à l'épilepsie, tant par les causes qui y donnent lieu, que par ses phénomènes, M. Cullen ne croit pas que l'on doive en faire un genre différent de la première.

Les espèces sont idiopathiques ou symptomatiques.

Les espèces d'épilepsie idiopathique sont, I l'épilepsie *cérébrale*, II l'épilepsie *sympathique*, III l'épilepsie *occasionelle*.

I. L'épilepsie *cérébrale* survient tout à coup sans aucune cause

1283. Le type général ou les circonstances principales de cette maladie se ressemblent beaucoup chez les diffé-

---

évidente ; elle n'est précédée d'aucune sensation désagréable, à moins que ce ne soit quelquefois un vertige léger ou la scotomie.

On doit rapporter à cette espèce , 1º l'épilepsie pléthorique produite par la suppression des règles ou du flux hémorrhoïdal , par l'excès de nourriture ou des liqueurs spiritueuses. 2º L'éclampsie pléthorique, qui est l'effet des mêmes causes. 3º L'épilepsie cachectique. M. Cullen doute cependant que l'on puisse rapporter ici cette espèce. Suivant Sauvages , elle peut être produite , premièrement, par les obstructions et la surabondance de sérosité ; ce qui donne lieu de la confondre avec l'épilepsie séreuse d'Hoffmann et de Pison ; secondement , par les humeurs âcres répercutées ; et l'on peut , par conséquent , la regarder comme la même que l'épilepsie exanthématique. 4º L'épilepsie produite par la terreur , dont parle Macbride.

II. L'épilepsie *sympathique* survient aussi sans cause évidente ; mais elle est précédée de la sensation d'une espèce de vapeur qui paraît s'élever d'une partie du corps , telle que le pied ou la main , et se porter à la tête.

III. L'épilepsie *occasionelle* est évidemment produite par une irritation , et cesse dès que l'irritation n'existe plus.

Cette espèce varie en raison de la nature de l'irritation. Elle peut être produite , 1º par les coups portés à la tête ; alors on la nomme épilepsie ou éclampsie traumatique. 2º La douleur , telle que les coliques violentes , l'otalgie , la dentition et les accouchements difficiles. 3º Les vers. 4º Les poisons , tels que les racines de ciguë , les baies de la belladone, du sumac. 5º La gale ou une autre humeur âcre répercutée. 6º Les crudités contenues dans l'estomac. 7º Les affections de l'ame. 8º Les hémorrhagies excessives. 9º La faiblesse ; telle est l'éclampsie des nouveau-nés.

Les espèces d'épilepsie symptomatique sont celles qui sont produites par les fièvres : on observe cette maladie, 1º dans la fièvre quarte ; 2º les exanthèmes, tels que la petite-vérole , la rougeole ; 3º les affections de l'utérus ; 4º les exostoses du crâne , qui surviennent dans la maladie vénérienne ; 5º l'hydrocéphale ; 6º l'ischurie.

rentes personnes qu'elle attaque. Elle vient par accès, souvent chez ceux qui jouissent en apparence d'une santé parfaite ; ces accès se dissipent après avoir duré quelque temps, et laissent les malades dans l'état de santé dont ils jouissaient avant : ils sont quelquefois précédés de certains symptômes qui, chez les personnes qui ont autrefois éprouvé de pareils accès, peuvent en indiquer les approches, comme nous l'expliquerons par la suite ; mais ces préludes mêmes ne paraissent pas communément long-temps avant l'attaque principale, qui, le plus souvent, survient tout à coup sans être nullement annoncée de cette manière.

Ceux qui sont attaqués d'épilepsie, perdent soudainement tout sentiment et tout mouvement ; de manière que, s'ils sont debout, ils tombent sur-le-champ, ou même sont jetés par terre avec des convulsions. Dans cette situation, ils sont agités de convulsions vives, qui excitent différents mouvements des extrémités et du tronc. Communément les membres d'un côté sont dans une agitation plus violente ou plus considérable que ceux de l'autre (1). Dans tous les

---

(1) Il y a communément, pendant que les membres sont ainsi agités, une grande difficulté de respirer, accompagnée d'un sifflement et d'une palpitation de cœur très-considérables ; souvent les malades se donnent de grands coups avec la main sur la poitrine ; le visage est boursouflé et livide, la bouche ouverte, le pouls petit et irrégulier ; la langue se goufle, les urines, les excréments, et même la semence, sortent involontairement.

Le paroxysme est quelquefois précédé de douleur de tête, d'un sentiment de pesanteur et de lassitude par tout le corps ; communément le ventre se gonfle, il sort des vents par la bouche, et l'on entend des borborygmes.

Lorsque l'accès est dissipé, le malade reste quelque temps rêveur, engourdi, et comme stupide. Il se plaint d'être fort affaibli et abattu, il sent une lassitude par tout le corps, une douleur et une pesanteur d'estomac, accompagnées de gonflement du bas-ventre, et il a quelquefois comme un mouvement de fièvre.

cas , les muscles de la face et des yeux sont très-affectés , et
produisent dans la physionomie différentes contorsions violentes. La langue est souvent dans un état convulsif, et
poussée hors de la bouche ; les muscles de la mâchoire inférieure sont en même temps affectés , et ferment la bouche
avec force, pendant que la langue est poussée entre les
dents , d'où il arrive que souvent cette dernière est blessée
grièvement.

Il sort communément de la bouche, pendant que ces
convulsions subsistent , une humidité mêlée d'écume. Ces
convulsions cessent pour quelques moments , mais se renouvellent tout à coup de nouveau avec une violence extrême. En général elles disparaissent entièrement au bout
d'un temps peu considérable ; et le malade reste quelques
minutes sans mouvement, mais dans un état d'insensibilité
absolue qui ressemble à un sommeil profond. Lorsque ce
sommeil apparent a duré quelque temps , le malade recouvre quelquefois subitement ses sens et la faculté de se
mouvoir ; néanmoins le plus souvent cela n'arrive que
par degrés , et il ne se rappelle rien de ce qui s'est passé
depuis le moment où il a été pris de l'accès. Pendant les
convulsions, le pouls et la respiration sont précipités et irréguliers ; mais lorsque les convulsions cessent, ces fonc-

---

Lorsque les paroxysmes d'épilepsie ont été fréquemment réitérés , les malades perdent la mémoire et deviennent entièrement
stupides.

L'épilepsie se guérit quelquefois chez les jeunes gens qui n'ont
pas encore acquis l'âge de vingt-cinq ans ; mais celle qui est héréditaire , ou qui affecte ceux qui sont d'un tempérament mélancolique , est incurable.

L'éruption des règles chez les femmes , a fréquemment dissipé
l'épilepsie.

Les paroxysmes d'épilepsie sont fort dangereux lorsque la difficulté de respirer est très-considérable.

tions se rétablissent et s'exécutent avec la régularité qui leur est ordinaire dans l'état de santé.

Tel est le type général de cette maladie ; les variétés que l'on y observe chez les différents individus, ou chez le même dans différentes circonstances, ne consistent qu'en ce que les phénomènes que je viens d'indiquer sont plus ou moins violents, ou plus ou moins longs.

1284. Je pourrais dire que la cause prochaine de cette maladie consiste dans une affection de l'énergie du cerveau, qui ordinairement dépend de la direction de la volonté, mais qui est, dans ce cas, mise en action par des causes surnaturelles, sans le concours de la volonté. Je suis obligé de m'arrêter ici ; car, comme je n'ai aucune connaissance distincte de l'état mécanique du cerveau nécessaire à l'exécution ordinaire de la volonté, je dois par conséquent ignorer aussi quel est l'état contre nature de la même énergie du cerveau, lorsqu'il y survient des mouvements irréguliers. Je ne dois donc pas tenter de former les indications curatives, d'après la connaissance de la cause prochaine de cette maladie ; mais je pense que nous pouvons souvent obtenir quelques instructions utiles pour nous diriger dans la curation, en apportant une attention scrupuleuse aux causes éloignées qui disposent d'abord à l'épilepsie et la déterminent. C'est pourquoi je vais présentement indiquer ces causes, et en faire l'énumération autant qu'il me sera possible.

1285. On peut considérer les causes éloignées de l'épilepsie comme occasionelles ou prédisposantes ; il y a, sans doute, certaines causes éloignées qui agissent indépendamment d'aucune disposition particulière ; mais comme il ne nous est pas toujours possible de les distinguer des autres, je les considérerai toutes sous les termes usités d'*occasionelles* ou *prédisposantes*.

1286. Les causes occasionelles peuvent, à ce que je crois,

convenablement se rapporter à deux chefs principaux ; le premier renferme les causes qui paraissent agir en stimulant et excitant directement l'énergie du cerveau ; et le second, celles qui paraissent agir en affaiblissant cette énergie. Je désignerai ces deux espèces de causes par les termes d'*excitement* et de *collapsus*, afin de pouvoir exprimer brièvement un fait, sans prétendre expliquer la manière dont il est produit. Je conviens, relativement à quelques-unes des causes dont je vais parler, qu'il peut être un peu incertain si elles agissent en occasionant l'excitement ou le collapsus ; mais ceci ne doit pas nous empêcher d'observer la manière d'agir des autres causes, lorsque nous pouvons le faire avec clarté ; car cela peut souvent être un moyen utile pour nous diriger dans la pratique.

1287. Premièrement, les causes occasionelles qui agissent par excitement, sont telles que leur action s'exerce immédiatement et directement sur le cerveau même ; ou bien leur nature est telle que, étant d'abord appliquées sur d'autres parties du corps, elles se communiquent de là au cerveau.

1288. Les causes d'excitement qui agissent immédiatement et directement sur le cerveau, peuvent se rapporter à quatre chefs, qui sont, 1° les stimulants mécaniques ; 2° les stimulants chimiques ; 3° les irritations mentales ; 4° le stimulus particulier de distension extraordinaire.

1289. Les stimulants mécaniques peuvent être les instruments capables de blesser, qui ont percé le crâne et pénétré dans la substance du cerveau ; les esquilles du crâne fracturé, qui agissent de la même manière ; les exostoses aiguës, qui tirent leur origine de la surface interne du crâne, où qui se sont formées dans les membranes du cerveau.

1290. Les stimulants chimiques (§ 1288) peuvent être les fluides, qui, par différentes causes, se sont épanchés dans certaines parties du cerveau, et y ont acquis de l'âcreté par la stagnation ou autrement.

1291. Les irritations mentales qui agissent par excitement, sont toutes les émotions violentes actives, telles que la joie et la colère. La première de ces irritations est évidemment une puissance capable de déterminer la maladie, qui agit vivement et immédiatement sur l'énergie du cerveau. Il est évident que la seconde est aussi une puissance qui agit de même. Mais il faut remarquer que la colère ne produit pas seulement ses effets de cette manière; elle agit encore fortement sur le système sanguin, et peut même produire le stimulus de distension extraordinaire; car, dans un accès de colère, le sang est poussé avec violence et en plus grande quantité dans les vaisseaux de la tête.

1292. On doit mettre au rang des irritations mentales, la vue de personnes attaquées d'un accès d'épilepsie, qui souvent en produit un du même genre sur le spectateur. On peut demander si cet effet peut être attribué à l'horreur qu'excite la vue d'une agitation des membres douloureuse en apparence, et des contorsions que l'on observe dans la figure de la personne épileptique, ou s'il est uniquement produit par la force de l'imagination. Il est possible que l'horreur occasione quelquefois cet effet; mais on doit certainement beaucoup attribuer à ce penchant pour l'imitation, qui, dans tous les temps, est si puissant, et domine tellement dans la nature humaine, et qui agit si souvent dans d'autres cas de maladies convulsives, qui n'offrent aucun spectacle d'horreur (1).

---

(1) C'est ainsi qu'il n'y a rien de si commun que de voir le bâillement être produit par sympathie. Souvent aussi le souvenir seul suffit pour exciter des mouvements que l'on a déjà éprouvés. Plusieurs personnes vomissent en voyant la fiole qui contenait le vomitif qu'ils ont pris. M. Cullen a connu une femme grosse qui,

1293. Je crois convenable de donner sous ce même chef, comme un exemple d'irritation mentale, l'*epilepsia simulata*, ou l'épilepsie simulée, dont on a si souvent parlé. Quoiqu'elle puisse avoir été d'abord entièrement feinte, je ne doute pas qu'étant souvent réitérée, elle ne soit devenue enfin réelle. L'histoire du quiétisme et des exorcismes me conduit à admettre cette opinion, qui est confirmée par ce que nous connaissons du pouvoir de l'imagination, pour renouveler les accès épileptiques et hystériques.

1294. Je passe au quatrième chef des irritations qui agissent immédiatement sur le cerveau, et que je pense être dues à la distension extraordinaire des vaisseaux sanguins de cet organe. Il est probable que cette cause a produit l'épilepsie, d'après l'ouverture des cadavres de ceux qui sont morts de cette maladie, où l'on découvre communément des marques qui indiquent qu'il a précédé une congestion dans les vaisseaux sanguins du cerveau. On pourrait peut-être supposer qu'elle est l'effet de l'accès qui a produit la mort : mais il y a lieu de présumer que la congestion existait avant ; car l'épilepsie est très-fréquemment jointe au mal de tête, à la manie, à la paralysie et à l'apoplexie ; maladies qui dépendent toutes d'une congestion dans les vaisseaux du cerveau. L'opinion générale est encore confirmée, en ce que l'on a souvent trouvé, chez ceux qui étaient morts d'épilepsie, des tumeurs et des épanchements

---

étant obligée de se tenir debout pour essayer une robe, fut prise d'un vomissement, auquel elle était sujette. On remit la partie au lendemain, et le vomissement revint. La même chose arriva cinq à six jours de suite ; de sorte que, pendant tout le temps de sa grossesse, elle ne put pas même voir sa robe sans vomir. Enfin l'histoire du magnétisme animal prouve que la vue seule de personnes attaquées de convulsions, suffit pour en renouveler les accès, surtout quand différentes circonstances capables de frapper l'imagination des spectateurs se trouvent réunies.

qui, quoiqu'ils ne parussent pas suffisants pour produire les maladies qui dépendent de la compression d'une portion considérable du cerveau; pouvaient cependant suffire pour comprimer un si grand nombre de vaisseaux, que les autres en devenaient plus sujets à être extraordinairement distendus, toutes les fois qu'il survenait une turgescence plus considérable que de coutume, ou que le sang était poussé avec plus de force dans les vaisseaux du cerveau.

1295. Ces considérations seules pourraient suffire pour donner une conjecture probable relativement aux effets de la distension extraordinaire des vaisseaux. Mais cette opinion n'est pas fondée seulement sur une conjecture. Il paraît qu'elle est encore confirmée par le fait ; car l'état de pléthore est favorable à l'épilepsie ; et toute turgescence accidentelle, ou toute impulsion extraordinaire du sang dans les vaisseaux du cerveau, telle qu'un accès de colère, la chaleur du soleil ou d'une chambre échauffée, l'exercice violent, les indigestions ou l'ivresse, sont fréquemment des causes qui produisent immédiatement les accès épileptiques.

1296. Je hasarderai de plus de remarquer que cette doctrine pourrait être confirmée par la théorie. J'ai prétendu plus haut, qu'un certain degré de plénitude et de tension des vaisseaux du cerveau, était nécessaire pour entretenir l'énergie ordinaire et constante de ce viscère requise pour la distribution de la puissance nerveuse ; il doit, en conséquence, être suffisamment probable que la distension extraordinaire de ces vaisseaux sanguins, peut devenir la cause d'un excitement violent.

1297. Je viens de faire l'énumération des différentes causes éloignées ou occasionelles de l'épilepsie, qui agissent par excitement, et affectent immédiatement le cerveau même. Celles qui agissent par excitement sur d'autres parties du corps, mais qui se communiquent de là au cerveau, sont toutes les impressions qui produisent un degré exquis ou considérable de plaisir ou de douleur.

Les impressions qui n'excitent ni plaisir ni douleur, sont rarement suivies d'effets semblables, à moins qu'elles ne soient portées à un degré violent; et alors on peut considérer leur manière d'agir comme un genre de douleur : il faut néanmoins remarquer que toutes les impressions fortes qui sont subites et qui surprennent, ou, pour me servir d'autres termes, toutes les impressions imprévues et inattendues, produisent fréquemment des accès d'épilepsie.

1298. Il y a certaines impressions qui agissent sur différentes parties du corps, que l'on ne sait dans quelle classe ranger, parce que souvent leur action ne produit aucune sensation : mais il est probable que la plus grande partie agissent par excitement, et doivent être par conséquent rapportées ici. Les principaux exemples de ces impressions sont, la dentition chez les enfants; les vers; l'acidité ou une autre acrimonie du canal alimentaire; les calculs des reins (1); les matières âcres des abcès ou des ulcères; ou l'acrimonie répandue dans la masse du sang, comme on le voit dans le cas de certaines contagions.

1299. Les médecins n'ont pas trouvé de difficulté à comprendre comment les stimulants directs, d'une certaine force, peuvent exciter l'action du cerveau, et produire l'épilepsie; mais ils ont jusqu'ici fait peu d'attention à certaines causes qui affaiblissent évidemment l'énergie du cerveau, et agissent, suivant ma manière de m'exprimer,

---

(1) Lieutaud rapporte avoir trouvé une pierre dans les reins d'un malade mort d'épilepsie. Ces deux maladies peuvent exister ensemble, comme le remarque van Swieten. Néanmoins, M. Cullen a vu la sortie d'un calcul guérir l'épilepsie. Tout ce qui produit une irritation considérable dans les premières voies, peut exciter des paroxysmes d'épilepsie.

par collapsus. Ces causes excitent cependant l'action du cerveau de manière à produire l'épilepsie. Je pourrais, à ce sujet, parler de la force médicatrice de la nature ; et on peut avec fondement se servir de ces expressions : mais comme je n'admets pas la doctrine de Stahl sur l'administration de l'âme, je ne fais usage de ces termes que pour exprimer un fait, et je ne voudrais pas les employer dans la vue de tenter d'expliquer la manière mécanique dont les causes de collapsus produisent leurs effets. Néanmoins, je soutiens en même temps qu'il y a certaines causes de collapsus qui deviennent réellement des stimulants, et produisent l'épilepsie.

. 1300. Plusieurs causes d'épilepsie sont de nature à produire fréquemment la syncope, que je suppose dépendre toujours de causes qui affaiblissent l'énergie du cerveau (§ 1176); d'où je conclus qu'il existe certaines puissances que l'on peut appeler stimulants indirects. On peuttrouver quelque difficulté à expliquer comment les mêmes causes occasionent tantôt la syncope, et d'autres fois la réaction qui se manifeste dans l'épilepsie ; je ne tenterai pas de rendre raison de ce fait : mais cela ne suffit pas, à ce que je pense, pour m'empêcher de supposer que ces causes agissent par collapsus. Les exemples particuliers que je vais donner prouveront, je crois, très-clairement que des causes semblables produisent l'épilepsie.

1301. Le premier exemple que je suppose être de ce genre, est l'hémorrhagie spontanée ou artificielle. On sait que la même hémorrhagie produit souvent en même temps la syncope et l'épilepsie ; il paraît, d'après un grand nombre d'expériences et d'observations, que les hémorrhagies qui sont assez considérables pour donner la mort, le font rarement sans produire d'abord l'épilepsie.

. 1302. Une autre cause qui agit, comme je le suppose, par collapsus, et qui, en conséquence, produit tantôt la syncope et d'autres fois l'épilepsie, est la terreur ; c'est-à-dire, la crainte de quelque accident terrible dont on se voit menacé tout à coup (1). Cette cause est plus fréquemment suivie de l'épilepsie que de la syncope, parce qu'elle excite en même temps une émotion subite et considérable (§ 1180).

1303. Une troisième cause, qui agit par collapsus et produit l'épilepsie, est l'horreur ; c'est-à-dire, une aversion forte subitement excitée par une sensation très-désagréable, et fréquemment due à une sympathie avec la douleur ou le danger qu'éprouve une autre personne. Comme l'horreur est souvent une cause de syncope, on ne peut guère avoir de doute sur sa manière d'agir quand elle produit l'épilepsie ; et il est peut-être possible de l'expliquer d'après ce principe général : de même que le désir excite l'action et donne de l'activité, ainsi l'aversion empêche d'agir, c'est-à-dire affaiblit l'énergie du cerveau : les plus hauts degrés d'aversion peuvent, en conséquence, produire la syncope ou l'épilepsie.

------

(1) Un marin qui était en mer, voyant le vaisseau qui le portait sur le point d'être brisé contre un rocher, fut tellement saisi de frayeur, que dès l'instant il eut une attaque d'épilepsie. Les retours de chaque accès étaient précédés d'une douleur, d'un gonflement de l'œil et du front, et d'une inflammation de la conjonctive ; ce qui prouve qu'il y avait congestion dans les vaisseaux du cerveau. Cet homme avait dix-neuf ans. M. Cullen lui prescrivit la diète végétale, appliqua des sangsues autour de l'œil, mit les laxatifs en usage ; ce qui fit cesser les accès pour quelques mois : mais ensuite le malade se mit entre les mains d'un frère qui était médecin, et qui le guérit en le saignant jusqu'à produire la défaillance ; ce qui prouve que l'épilepsie peut se guérir par des remèdes capables de diminuer la pléthore et la congestion du cerveau ; et que la peur peut, en dérangeant le système sanguin, donner lieu à une congestion dans les vaisseaux de la tête.

1304. Un quatrième ordre de causes d'épilepsie, que je suppose agir aussi par collapsus, sont certaines odeurs qui occasionent la syncope ou l'épilepsie ; quant à la syncope, j'ai exposé les raisons (§ 1182) qui me portent à supposer que les odeurs agissent dans ce cas, plutôt comme des substances désagréables, que comme sédatives. Je pense que ces mêmes raisons peuvent s'appliquer ici ; peut-être même pourrait-on regarder tout ce qui est relatif aux odeurs comme des exemples de l'effet de l'horreur, qui, par conséquent, appartiennent au dernier ordre de causes.

1305. Le cinquième chef des causes qui produisent l'épilepsie par collapsus, est l'action de beaucoup de substances que l'on regarde comme poisons, et dont la plupart sont avec raison considérées comme telles. Un grand nombre de ces substances ne donnent la mort qu'après avoir occasioné l'épilepsie. Il est vrai que l'on pourrait dans quelques cas attribuer cet effet à l'inflammation que ces substances excitent quelquefois dans l'estomac et dans d'autres parties du canal alimentaire ; mais la plus grande partie des poisons végétaux manifestent particulièrement une puissance narcotique, ou fortement sédative ; d'où il est probable que c'est par cette puissance qu'ils produisent l'épilepsie, et qu'ils appartiennent en conséquence à ce chef de causes qui agissent par collapsus.

1306. On doit rapporter à cette classe des causes éloignées de l'épilepsie, une cause particulière dont l'action est accompagnée de ce qu'on appelle *aura epileptica*, vapeur épileptique, qui consiste dans la sensation de quelque chose qui se met en mouvement dans quelque partie des extrémités ou du tronc, et de là monte par degrés vers la tête ; lorsque cette vapeur y est parvenue, la personne est sur-le-champ privée de sentiment, et tombe dans un accès d'épilepsie. Les malades décrivent ce mouvement par le sentiment qu'ils éprouvent ; quelquefois c'est celui d'une vapeur froide, d'autres fois celui d'un fluide qui coule, et, dans d'autres cas, d'un petit insecte qui rampe le long de leur corps; mais très-souvent ils ne peuvent donner aucune idée distincte de leur sensation, qu'en disant en général qu'ils ressentent quelque chose qui se meut le long du corps. On pourrait supposer que cette sensation est produite par quelque affection de l'extrémité ou d'une autre partie d'un nerf sur lequel agit quelque matière irritante; et qu'en conséquence, la sensation suit le cours de ce nerf : mais je n'ai pas encore observé qu'elle suivît directement le cours d'aucun nerf; et elle paraît généralement passer le long des téguments. On a observé que cette sensation était, dans quelques circonstances, produite par la pression ou l'irritation d'un nerf; ou qu'elle était même la conséquence d'une contusion ou d'une plaie : mais ces exemples sont plus rares ; et l'effet le plus ordinaire des contusions et des plaies est le tétanos. Les plaies produisent ce dernier effet, sans exciter aucune sensation de vapeur, ou d'une autre espèce de mouvement, qui, des parties blessées, se porte à la tête ; au contraire, la vapeur qui produit l'épilepsie commence souvent dans une partie qui n'a pas été blessée avant, ou contuse, et dans laquelle on ne peut que rarement découvrir la nature de l'irritation (1).

Il est naturel d'imaginer que cette vapeur épileptique est la preuve d'une irritation ou d'un stimulus direct, qui agissant sur la partie, se communique de là au cerveau, et que l'on aurait dû, en conséquence, mettre au nombre des causes qui agissent par excitement : mais la différence remarquable que l'on observe dans des causes semblables en apparence

-----

(1) Le globe hystérique paraît agir d'une manière analogue à la vapeur épileptique : il commence par un sentiment de distension globuleuse dans la partie gauche du colon, et se communique par degrés jusqu'au cerveau.

qui produisent le tétanos, laisse quelque doute sur cet objet.

1307. Après avoir fait l'énumération des causes occasio-nelles de l'épilepsie, je vais considérer les causes prédis-posantes. Entre celles dont j'ai parlé plus haut, il y en a un si grand nombre qui n'agissent que sur certaines personnes, qu'on doit supposer qu'il existe chez celles-ci une disposition particulière : mais il n'est pas aisé de déterminer en quoi elle consiste.

1308. Un grand nombre de causes occasionelles con-sistent dans des impressions faibles, qui souvent ne produi-sent que peu ou point d'effet sur la plupart des hommes ; d'où je conclus que ceux qui sont affectés par ces causes, sont plus faciles à émouvoir que les autres, et qu'en con-séquence, il y a dans ce cas une certaine mobilité qui produit la disposition à la maladie. Je rendrai peut-être ce sujet plus clair, en prouvant d'abord qu'il y a une plus grande mobilité de constitution chez certaines personnes que chez d'autres.

1309. Cette mobilité se reconnaît particulièrement par l'état de l'esprit. Les personnes chez qui elle domine sont aussi facilement animées par l'espérance, qu'accablées par la crainte ; elles passent aisément et promptement d'un état à l'autre ; il faut peu de chose pour leur plaire, et elles sont portées à la gaieté ; mais elles se mettent en colère, et prennent de l'humeur avec autant de facilité ; les moindres impressions les émeuvent vivement, et cependant aucune ne les affecte long-temps : cet état constitue le tempéra-ment de l'enfance, *qui colligit ac ponit iram temerè; et mu-tatur in horas ;* c'est le tempérament variable et changeant des femmes, *varium et mutabile femina* ; et il n'y a per-sonne qui n'aperçoive et ne reconnaisse chez les enfants et chez les femmes une certaine mobilité d'esprit. Mais cela tient nécessairement à un état analogue du cer-veau, c'est-à-dire à une mobilité pour toute espèce d'im-

pression; qui, en conséquence, rend cet organe sujet à
éprouver facilement une vicissitude d'excitement et de
collapsus, qui sont tous deux portés à un degré considérable.

1310. Il y a, en conséquence, chez certaines personnes,
une mobilité de constitution, qui tire généralement son origine de l'état des fibrilles primitives, et cette mobilité est
plus parfaite à une certaine période de la vie, que dans d'autres; mais quelquefois elle est produite, et particulièrement
modifiée, par certaines circonstances qui se rencontrent
dans le cours de la vie.

1311. Cette mobilité consiste dans un degré plus considérable de sensibilité ou d'irritabilité. Les médecins regardent ces conditions comme tellement unies, qu'on peut considérer les constitutions où elles se trouvent comme n'en
formant qu'une seule qui est de la même nature : néanmoins
je crois qu'elles diffèrent entre elles, et que la mobilité
peut dépendre tantôt de l'augmentation d'irritabilité, et
d'autres fois de l'augmentation de sensibilité : si, par exemple,
une action qui a déjà eu lieu, devient, quand elle est réitérée, plus aisée à exciter, et agit avec plus de force, je ne
considère ce cas que comme un accroissement d'irritabilité.
Je n'irai pas plus loin sur cet objet, parce qu'il suffisait d'indiquer le cas dont je viens de parler pour expliquer comment l'épilepsie et les convulsions de tout genre, sont excitées plus aisément, deviennent facilement habituelles, et
sont en conséquence plus difficiles à guérir quand elles sont
souvent réitérées.

1312. De quelque manière que l'on distingue la sensibilité et l'irritabilité, il paraît que la mobilité qui est la cause
prédisposante de l'épilepsie, dépend plus particulièrement
de la faiblesse, ou d'un état de pléthore du corps.

1313. Il est aisé de voir jusqu'à quel point la faiblesse
peut contribuer à cet effet, peut-être en augmentant la sen-

sibilité, en observant que les enfants, les femmes et les autres personnes chez lesquelles il y a une faiblesse évidente, sont plus fréquemment sujettes à cette maladie que d'autres.

1314. On ne peut douter que l'état de pléthore ne dispose à cette maladie; ses effets sont évidents; elle affecte fréquemment les personnes pléthoriques : elle est communément déterminée, comme je l'ai dit plus haut, par des causes capables de produire une turgescence extraordinaire du sang; et on l'a fréquemment guérie en diminuant l'état de pléthore.

Différentes considérations peuvent nous faire concevoir comment l'état de pléthore doit disposer à cette maladie.

Premièrement, cet état suppose le plus communément, un relâchement des solides, et en conséquence une certaine faiblesse des fibres motrices; deuxièmement, quand l'état de pléthore existe, le ton des fibres motrices dépend davantage de leur tension, que de leur puissance inhérente. Or, comme cette tension dépend de la quantité des fluides contenus dans les vaisseaux sanguins, et de l'impétuosité de la circulation, qui sont l'une et l'autre très-susceptibles de changements, et fréquemment altérées par un grand nombre de causes, ces changements fréquents doivent donner lieu à la mobilité; troisièmement, l'état de pléthore, en favorisant la congestion du sang dans les vaisseaux du cerveau, doit les rendre plus susceptibles d'être affectés par toute turgescence générale du sang dans le système, et produire en conséquence une plus grande disposition à cette maladie.

1315. Une autre circonstance du corps qui dispose à l'épilepsie, et dont il ne m'est pas aussi aisé de rendre raison, c'est l'état de sommeil : mais, quoi qu'il en soit, il paraît que dans le fait, cet état produit la disposition dont je parle; car, chez plusieurs personnes sujettes à cette maladie, les accès n'arrivent que dans le temps du sommeil, ou dans l'instant même de leur réveil. De Haen rapporte une observation, dans laquelle il est évident que la disposition à l'épilepsie dépendait entièrement de l'état du corps pendant le sommeil.

1316. Après avoir ainsi considéré, en général, les causes éloignées de l'épilepsie, je vais parler sur-le-champ de sa curation; car ce n'est, comme je l'ai dit, que d'après la connaissance de ces causes, que nous pouvons établir des règles capables de nous diriger dans le traitement de cette maladie.

J'observerai d'abord que la maladie peut être considérée comme sympathique ou comme idiopathique; je vais en conséquence parler séparément de ces deux cas, et je crois convenable de commencer par le premier.

1317. Lorsque l'épilepsie est vraiment sympathique, et qu'elle dépend d'une affection primitive de quelque autre partie du corps, telle que l'acidité ou les vers contenus dans le canal alimentaire, la dentition ou d'autres causes semblables, il est évident qu'il faut, pour obtenir la cure, détruire ces affections primitives; mais ce serait nous écarter de notre objet, que de dire ici comment on doit traiter ces maladies primitives.

1318. Il y a néanmoins un cas particulier d'épilepsie sympathique, c'est-à-dire celui où elle est accompagnée de l'*aura epileptica*, qui s'annonce de la manière que j'ai décrite (§ 1206), et qui indique évidemment qu'il existe une affection particulière dans l'endroit d'où elle s'élève; mais comme dans beaucoup de cas semblables il ne nous est pas possible de découvrir de quelle nature est cette affection, je ne puis qu'offrir les règles générales suivantes.

Premièrement, lorsque la partie peut être détruite entièrement sans danger, nous devons tâcher de le faire, en la coupant, ou bien en la détruisant par le moyen du cautère actuel ou potentiel (1).

Deuxièmement, lorsque l'on ne peut convenablement détruire la partie, il faut tenter de corriger l'affection morbifique qui y réside, en appliquant un vésicatoire, ou en établissant un cautère perpétuel sur cette partie.

Troisièmement, lorsque ces moyens sont impraticables ou ne réussissent pas, et que la maladie semble naître de l'extrémité d'un nerf particulier qu'il est facile de pouvoir saisir dans son cours, il faut couper ce nerf en travers, comme je l'ai proposé plus haut au sujet du tétanos (2).

Quatrièmement, lorsque l'on ne peut connaître si l'*aura* part d'un lieu ou d'un point déterminé, de manière à pouvoir se diriger dans les opérations dont je viens de parler, mais qu'il est cependant possible de s'apercevoir de ses progrès le long du membre, on peut fréquemment prévenir l'épilepsie en appliquant une ligature sur le membre, au-dessus de la partie d'où commence l'*aura* : il est bon d'employer toujours ce moyen (3), parce qu'en prévenant

---

(1) On trouve, dans les Essais d'Edimbourg, l'exemple d'un épileptique qui fut guéri en détruisant la tumeur d'où l'*aura epileptica* semblait prendre son origine. On doit recourir au cautère actuel ou potentiel, lorsqu'il n'y a pas de tumeur apparente. On a vu aussi la carie du gros orteil produire des attaques d'épilepsie, que l'on ne put prévenir qu'en guérissant la carie. Les Indiens brûlent dans cette maladie, avec succès, le talon jusqu'au tendon d'Achille, et tiennent long-temps le cautère ouvert.

(2) M. Cullen a vu un gentilhomme qui, à la suite d'une blessure du pouce, fut attaqué d'une épilepsie dont l'*aura* commençait par ce pouce, et qui fut guéri en coupant le nerf de la partie.

(3) M. Cullen se servit de ce moyen pour un jeune homme dont l'*aura* commençait par la main : il fit appliquer constamment un tourniquet au-dessous du coude ; par ce moyen, il prévint souvent

l'accès on interrompt l'habitude de la maladie, et que d'ailleurs les compressions fréquentes rendent les nerfs moins propres à propager l'*aura*.

1319. La cure de l'épilepsie idiopathique doit, comme je l'ai dit plus haut, être dirigée par la connaissance des causes éloignées. Il y a, en conséquence, deux indications générales à remplir; la première consiste à éviter les causes occasionelles; et la seconde, à détruire ou corriger les causes prédisposantes.

Cette méthode, néanmoins, n'est pas toujours uniquement palliative; car, dans beaucoup de cas, on peut considérer la cause prédisposante comme l'unique cause prochaine, et en conséquence notre seconde indication peut être souvent regardée comme vraiment curative.

1320. Il est évident, d'après l'énumération que j'ai faite plus haut, que la plupart des causes occasionelles qui sont en notre puissance (1), demandent uniquement à être connues, afin de pouvoir les éviter; et les moyens de le faire sont assez aisés à connaître. C'est pourquoi je me contenterai de proposer ici un petit nombre de remarques.

1321. Une des causes occasionelles les plus fréquentes, est la distension extraordinaire des vaisseaux (§ 1314). Je dirai par la suite comment on doit l'éviter lorsqu'elle dépend de l'état de pléthore du système. Mais comme non-seulement chez les pléthoriques, mais même chez ceux qui sont

---

l'accès, en augmentant la compression dès que l'*aura* commençait à paraître.

Quelques auteurs ont recommandé, dans la même vue, d'appliquer les cautères et les vésicatoires entre la tête et la partie d'où part la vapeur; mais lorsque l'épilepsie est ancienne, et que la tête est affectée idiopathiquement, il paraît plus avantageux d'appliquer les cautères et les vésicatoires près de la tête.

(1) L'auteur s'exprime ainsi, parce que plusieurs de ces causes sont incurables, telles que les exostoses, etc.

d'une constitution facile à émouvoir, la turgescence occa-sionelle est un moyen fréquent de produire l'épilepsie, on doit surtout s'occuper très-constamment d'éviter cette tur-gescence chez les personnes sujettes à cette maladie.

1322. Les autres causes occasionelles les plus fréquentes sont toutes les impressions violentes qui agissent subite-ment sur les sens : ces impressions, dans les constitutions faciles à émouvoir, interrompent la force ordinaire, la vélo-cité, et l'ordre des mouvements du système nerveux, et produisent, en conséquence, facilement l'épilepsie. Il faut donc que les personnes sujettes à cette maladie, prennent les plus grandes précautions pour se mettre en garde contre ces impressions, et spécialement contre celles qui sont de nature à exciter quelque émotion ou quelque passion de l'ame.

1323. Il y a un grand nombre de cas où il n'est pas possible de corriger ni de détruire la cause prédisposante de l'épilepsie ; on ne peut alors qu'en prévenir le retour, en évitant, avec la plus grande attention, les causes occasio-nelles ; et comme la fréquence des accès et l'habitude rendent souvent la maladie plus rebelle, il est de la plus grande importance, pour obtenir la guérison, d'en prévenir les retours fréquents.

Tel est le petit nombre de remarques que je puis offrir relativement aux causes occasionelles ; et il me reste à ob-server que, le plus souvent, on n'obtient la cure com-plète, ou, suivant l'expression commune, la cure radicale, qu'en détruisant ou en corrigeant la cause prédispesante.

1324. J'ai dit plus haut que la cause prédisposante de l'épilepsie était une mobilité particulière du sensorium, qui dépendait de la pléthore, ou d'un certain état de faiblesse du système.

1325. J'ai exposé fort au long, § 1283 et suivants, com-ment on doit corriger l'état de pléthore du système ; et il est inutile de répéter ici ce que j'ai dit. J'ajouterai seulement que l'on y parviendra, surtout en dirigeant convenablement l'exercice et le régime ; et, quant au dernier, il faut particulièrement observer qu'un genre de vie abstème a fréquemment été le moyen le plus certain de guérir l'épilepsie.

1326. On peut, en considérant la nature de la matière que rendent les cautères, supposer qu'ils sont un moyen continuel de prévenir l'état de pléthore du système ; c'est peut-être pour cette raison qu'ils ont été si souvent utiles dans l'épilepsie : il est même possible que les avantages que l'on en retire dans ce cas, soient dus à ce que les cautères déterminent des turgescences accidentelles dans l'endroit où ils sont ouverts, et qu'en conséquence, ils détournent jusqu'à un certain point l'action de ces dernières sur le cerveau (1).

1327. On pourrait croire que la saignée serait le moyen le plus efficace de corriger l'état de pléthore du système ; elle l'est en effet lorsque cet état est porté à un degré considérable, et menace vivement de produire des effets morbifiques. La saignée est donc convenable et nécessaire dans des circonstances semblables ; mais nous avons observé plus haut, qu'elle n'était pas le moyen propre de prévenir le retour de l'état de pléthore, et qu'au contraire elle le favorisait souvent : en conséquence, on ne peut pas conseiller ce remède dans toutes les circonstances d'épilepsie.

____

(1) On a vu des ulcères survenus accidentellement opérer la guérison. Ainsi Willis parle d'une fille qui, étant tombée dans le feu, n'eut point d'attaque tant que les plaies restèrent ouvertes ; mais elle y fut sujette de nouveau quand la cicatrice fut fermée. Septal a appliqué avec succès de larges vésicatoires sur toute la tête, lorsque l'épilepsie était causée par la lésion de cet organe. D'autres ont guéri par l'application d'un cautère sur la suture sagittale ou derrière la tête.

Il y a néanmoins un cas où le retour périodique ou accidentel de plénitude et de turgescence du système sanguin, donne lieu à la maladie de reparaître. Alors, si l'on a négligé les moyens de prévenir la pléthore, ou que ces moyens aient été sans efficacité, il est absolument nécessaire d'observer le retour de ces turgescences, et de prévenir leurs effets par l'unique moyen certain que nous connaissions, c'est-à-dire par des saignées copieuses.

1328. La seconde cause de mobilité que nous avons admise, est l'état de faiblesse. Cet état peut être incurable lorsqu'il est dû, comme il arrive fréquemment, à la conformation originelle; mais quand il est survenu dans le cours de la vie, on peut parvenir à le corriger; et, dans tous les cas, il ne faut rien négliger pour arrêter et prévenir ses effets.

1329. Les moyens de corriger la faiblesse, autant qu'il est possible, consistent à exposer souvent le malade à l'air frais, à user fréquemment du bain froid, à faire un exercice proportionné à la force et à la constitution du malade, et peut-être à recourir aux astringents et aux toniques.

Ces remèdes conviennent pour fortifier la puissance inhérente des solides ou des fibres motrices; mais comme leur force dépend aussi de leur degré de tension, on peut, lorsque la faiblesse est produite par l'inanition, y remédier, en rétablissant la plénitude et la tension des vaisseaux par un régime nourrissant; et j'ai vu des exemples qui prouvent que cette pratique est convenable et heureuse (1).

____

(1) M. Cullen eut à traiter un jeune homme fort et vigoureux, sujet à l'épilepsie; il lui prescrivit une diète végétale et l'abstinence du vin, pour prévenir la pléthore; mais ce fut sans succès: à la fin il guérit, en changeant de régime et en prenant beaucoup de nourriture; ce qui prouve que l'inanition peut être une des causes éloignées de l'épilepsie. M. Cullen a vu aussi un cas où la

133o. Les moyens d'arrêter les effets de la faiblesse et
de la mobilité qui en dépend , consistent dans l'usage des
toniques et des antispasmodiques.

Les toniques sont la crainte , ou un certain degré de
terreur, les astringents, certains végétaux et certains minéraux toniques , et le bain froid.

1331. La crainte, ou un certain degré de terreur, peut
être utile pour prévenir l'épilepsie : nous en avons une
preuve remarquable dans la manière dont Boërhaave guérit
l'épilepsie qui régnait à Haerlem dans l'hôpital des pauvres
orphelins. *Voyez* le traité de Kaw Boërhaave , intitulé *Im-
petum faciens* , § 4o6 (1). J'ai vu aussi plusieurs autres exemples du même genre.

---

saignée et les purgatifs avaient nui , et où la guérison fut opérée
par les toniques. Galien rapporte l'observation d'un grammairien
qui était attaqué d'épilepsie toutes les fois qu'il faisait des efforts
pour parler, s'il avait jeûné trop long-temps. Galien soupçonna
que l'épilepsie était causée sympathiquement par l'affection de
l'estomac ; il ordonna au malade de boire du vin blanc , et lui fit
manger un morceau de pain toutes les quatre heures.

(1) Une jeune fille qui demeurait dans cet hôpital , étant saisie
de frayeur , fut attaquée de convulsions, qui revinrent par paroxysmes. Plusieurs enfants spectateurs de son état furent affectés
de la même maladie, et le nombre en augmentait de jour en jour :
tous les remèdes étant inutiles pour arrêter les progrès de cette
espèce de contagion, Boërhaave fit apporter des réchauds pleins
de feu dans la chambre où étaient les malades, et annonça, avec
fermeté, que l'on appliquerait un fer rouge sur le bras de celui
qui serait le premier attaqué de convulsions. Tous, effrayés d'un
remède aussi cruel, firent de tels efforts sur leur imagination, lorsqu'ils sentirent les approches du paroxysme, qu'ils en empêchèrent
entièrement le retour. Ceci prouve combien il est important que
les personnes faibles évitent d'en voir d'autres attaquées de maladies convulsives : toutes les fois que l'on a réuni ces sortes de

Comme la manière d'agir de l'horreur est, à beaucoup d'égards, analogue à celle de la terreur, on a employé contre l'épilepsie plusieurs remèdes qui paraissent superstitieux ; et, s'ils ont jamais réussi, je pense qu'on doit l'attribuer à l'horreur qu'ils ont inspirée.

1332. Le plus célèbre de tous les astringents dont on a fait usage pour la cure de l'épilepsie, est le gui de chêne ; il est possible que, donné à grande dose, il soit utile ; mais je pense que son utilité a été plus réelle dans les anciens temps, où il était un objet de superstition. Dans le petit nombre de cas où je l'ai vu employer, il n'a produit aucun effet.

1333. On doit mettre les amers au rang des toniques végétaux ; et c'est, je crois, à raison de cette qualité, que les feuilles d'oranger ont été utiles : mais elles ne le sont pas toujours.

1334. Le tonique végétal qui, d'après son usage dans des cas analogues, promet le plus, est l'écorce du Pérou : ce remède a été quelquefois utile ; mais il a aussi été souvent sans succès. Il convient particulièrement dans les épilepsies qui reviennent à certaines périodes, sans retour d'état de pléthore ou de turgescence du sang ; le quinquina, employé quelque temps avant le retour de l'accès, peut

---

malades, on a aggravé le mal, et on l'a souvent rendu entièrement incurable.

De plus, toutes les impressions soudaines, telles que le moindre bruit, suffisent souvent pour rappeler la maladie quand elle est due à la mobilité. M. Cullen a vu un jeune homme qui était attaqué de convulsions et d'épilepsie chaque fois qu'il entendait du bruit. Le bruit d'un cheval qui passait l'affectait avant que personne eût pu l'entendre ; le son des cloches lui était très-nuisible : il partit pour la campagne, où il guérit en prenant des remèdes capables de fortifier son estomac, et en évitant les passions vives.

3.   4

être utile dans ces cas d'épilepsie périodique ; mais il faut le donner en grande quantité , et le plus près possible du temps où l'on attend le retour de l'épilepsie.

1335. Les toniques métalliques , dont un grand nombre ont été mis en usage , semblent être plus puissants que ceux qui sont tirés des végétaux.

On a employé même l'arsenic pour guérir l'épilepsie , et son usage dans les fièvres intermittentes , fournit une analogie en sa faveur (1).

Autrefois on a recommandé les préparations d'étain pour la guérison de l'épilepsie, et de l'affection hystérique, qui est une maladie analogue : différentes considérations rendent probables les vertus de l'étain dans ces maladies ; mais je ne l'ai pas vu employer dans ces cas.

On trouve un tonique métallique beaucoup moins dangereux dans les préparations du fer; mais quoique j'aie vu faire usage de quelques-unes dans l'épilepsie, je ne les ai jamais trouvées efficaces : je pense néanmoins que cela doit être attribué à ce qu'on ne les a pas toujours employées dans des circonstances convenables , et qu'on n'en a pas donné la quantité nécessaire.

1336. Le tonique métallique le plus célèbre, et celui qui a été le plus fréquemment employé , est le cuivre et ses différentes préparations : je n'ose décider quelle est la préparation de ce métal la plus efficace ; mais on a observé depuis peu que le *cuprum ammoniacum* réussissait souvent (2).

---

(1) Nous avons observé , § 211 , en note , que l'arsenic devait être entièrement banni de la médecine. M. Cullen avait même coutume de dire , dans ses leçons, qu'il ne conseillait pas ce remède, et qu'il n'en parlait que pour expliquer l'action de l'étain, que l'on a recommandé dans l'épilepsie, et dont il pense que les effets, s'ils sont réels , doivent être attribués à l'arsenic qu'il contient.

(2) Arétée a recommandé le cuivre : il le donnait même à dose assez grande pour qu'il pût agir comme vomitif et purgatif.

1337. Les fleurs de zinc (oxide blanc de zinc) ont été recommandées nouvellement par des personnes d'un grand mérite, comme utiles dans toutes les maladies convulsives ; mais je n'ai pas encore remarqué que ce médicament ait été avantageux dans le cas d'épilepsie.

1338. On a eu depuis peu quelques exemples de guérison d'épilepsie par l'usage accidentel du mercure ; et si les dernières observations de la cure du tétanos par ce remède se confirment, l'on sera fondé à le tenter pour guérir quelques cas d'épilepsie (1).

1339. Il faut observer, relativement à l'usage de tous les remèdes toniques dont j'ai parlé jusqu'ici, qu'il est vraisemblable qu'ils seront sans efficacité, et même très-nuisibles, dans tous les cas où l'épilepsie dépendra d'un état de pléthore constant ou accidentel du système, si l'on ne procure pas en même temps des évacuations suffisantes (2).

Van Helmont et Paracelse, l'avaient conseillé dans les affections convulsives, et ils lui trouvaient une vertu légèrement narcotique. Boërhaave et Hoffmann assurent que les préparations de cuivre sont beaucoup plus calmantes que l'opium. Van Swieten parle d'une préparation de cuivre qui a guéri l'épilepsie sans produire aucune évacuation, en excitant uniquement un sentiment de formication dans tout le corps. M. Cullen a guéri une épilepsie avec le vitriol bleu (sulfate de cuivre) donné à petite dose ; il en a également guéri avec le *cuprum ammoniacale*.

(1) Stahl a vanté le cinnabre (sulfure rouge de mercure) ; Vogel l'a donné seul à une dose assez considérable, et il en a vu de bons effets ; Crato l'a regardé comme le plus puissant de tous les anti-épileptiques. Le cinnabre forme la base de plusieurs poudres que l'on a décorées du nom de spécifiques contre l'épilepsie : on l'a souvent uni au camphre et à l'opium. L'expérience m'a appris que l'on pouvait donner ce remède à grande dose sans inconvénient ; mais ses effets ne m'ont pas paru répondre aux éloges qu'on lui a donnés.

(2) Le bain froid est aussi un tonique très-utile : van Helmont assure avoir guéri des épileptiques en les plongeant dans l'eau, et

1340. La seconde classe des médicaments que nous avons indiqués comme capables d'arrêter les effets de la mobilité trop considérable du système, renferme ceux que l'on a nommés *antispasmodiques*. On trouve dans les matières médicales une très-longue liste de ces remèdes, que l'on a recommandés pour la guérison de l'épilepsie. Néanmoins le plus grand nombre de ceux qui sont tirés du règne végétal sont évidemment sans action et inutiles. La racine même de valériane sauvage soutient à peine la réputation dont elle jouit (1).

1341. Certaines substances tirées du règne animal paraissent être beaucoup plus actives; la principale, et celle qui semble avoir le plus d'action, est le musc, qui a souvent été un remède efficace quand on a pu en avoir de naturel et qu'on l'a donné à une dose convenable (2).

---

les y tenant long-temps pour qu'ils puissent craindre d'être suffoqués; dans ce cas, il y a apparence que la guérison a été l'effet de la frayeur. Néanmoins on peut regarder d'ailleurs les bains froids comme un moyen très-convenable pour prévenir la mobilité, pourvu que l'on ait la précaution de diminuer la pléthore avant de les employer. Il faut aussi que le malade plonge sa tête dans l'eau; ou qu'il s'y jette de manière que toutes les parties de son corps en ressentent l'action en même temps.

(1) M. Cullen a observé que la racine de valériane sauvage manquait plus de cent fois sur une où elle réussissait. Il a pris toutes les précautions possibles pour l'avoir bonne. Il en a donné jusqu'à une demi-once en vingt-quatre heures : elle n'a produit aucun effet, si ce n'est quand elle purgeait; et il s'est alors aperçu que son action dépendait de sa vertu purgative.

On a beaucoup vanté aussi la pivoine mâle et femelle; mais rien ne paraît confirmer les avantages qu'on lui attribue.

(2) Le musc a été employé avec beaucoup de succès par le docteur Wall; mais comme il est rare de l'avoir naturel, il n'est souvent utile que donné à grande dose. Schenckius rapporte que ce remède avait déjà été recommandé par George Kufuerus, comme

Il est encore probable que l'*huile animale* (huile animale de Dippel), suivant sa dénomination ordinaire, peut être un remède efficace, lorsqu'on la donne dans son état le plus pur, et dans le temps convenable.

1342. L'opium est certainement, dans beaucoup de maladies, l'antispasmodique le plus puissant; mais les médecins ne sont pas d'accord sur ses propriétés dans l'épilepsie. Il est vraisemblable que l'usage de ce remède doit être très-nuisible quand la maladie dépend d'un état de pléthore où la saignée peut être nécessaire; mais lorsqu'il n'y a pas d'état de pléthore où inflammatoire actuel, et que la maladie paraît dépendre d'irritation ou d'irritabilité augmentée, il y a apparence que l'opium doit être le remède le plus certain. Quels que soient les effets que l'on a attribués, dans cette maladie et dans d'autres du même genre, à la jusquiame, il est probable qu'il sont dus à une puissance narcotique, semblable à celle de l'opium, dont jouit cette plante.

1343. Il faut observer, relativement à l'usage des antispasmodiques, qu'ils sont toujours très-utiles, et peut-être uniquement utiles, lorsqu'on les donne dans le temps où les accès d'épilepsie reviennent fréquemment, ou aux approches des accès qui reparaissent après des intervalles considérables.

1344. Je me contenterai d'ajouter, au sujet de la cure de l'épilepsie, que cette affection continue très-souvent, uni-

---

un moyen très-efficace dans l'épilepsie des enfants : il en faisait prendre deux ou trois fois par jour dans du vin blanc. J'observerai même, que si jamais la poudre de Guttette a produit quelque soulagement, on doit l'attribuer à la quantité de musc qu'elle contenait, comme on le voit dans la recette qu'en donne Rivière. Depuis que l'on en a retranché cette substance, on doit la regarder comme un farrago entièrement dépourvu de vertu.

quement par la puissance de l'habitude, qui contribue toujours beaucoup à augmenter la mobilité, et à entretenir par conséquent la maladie ; d'où il est vraisemblable qu'un puissant remède pour la guérir est de rompre cette habitude, et de changer toute la constitution du système. C'est pourquoi un changement considérable de climat, de régime, et d'autres circonstances dans la manière de vivre, ont souvent guéri l'épilepsie.

1345. Après avoir traité de l'épilepsie, je pourrais parler ici des convulsions particulières qui en diffèrent, parce qu'elles sont plus partielles ; c'est-à-dire, qu'elles affectent uniquement certaines parties du corps sans être accompagnées de la perte du sentiment, et elles ne se terminent pas par un état comateux tel que celui qui survient toujours dans l'épilepsie.

1346. Les médecins ont observé et décrit un grand nombre d'exemples différens de pareilles affections convulsives. Mais la plupart sont évidemment des affections sympathiques, que l'on ne peut guérir qu'en attaquant la maladie primitive d'où elles dépendent, et qui ne doivent pas, en conséquence, trouver ici leur place : ou bien un grand nombre de celles qui sont de nature à ne pouvoir être rapportées à une autre maladie, n'ont aucun caractère distinctif qui se rencontre chez les différens individus ; je suis donc obligé de renvoyer pour le traitement aux principes généraux que j'ai établis pour l'épilepsie, ou que j'établirai en m'occupant par la suite des maladies convulsives dont je pense qu'il est nécessaire de parler plus particulièrement, parce qu'elles ont très-constamment un caractère propre qui s'observe chez les différentes personnes qui en sont affectées.

CHAPITRE III.

De la Danse de Saint-Weit, *chorea Sancti-Viti* (1).

1347. Cette maladie est commune aux deux sexes, et affecte presque uniquement les jeunes personnes. Elle survient en général de dix ans à quatorze ans. Elle paraît tou-

---

(1) Les Français ont nommé cette maladie danse de Saint-Guy, les Allemands lui ont donné celui de Saint-Weit, du nom d'une chapelle près de Ulm en Souabe, dédiée à ce saint, que l'on allait invoquer tous les ans au mois de mai pour être guéri de ce mal, parce que l'on prétend qu'il en avait été attaqué lui-même.

M. Cullen avait donné, dans la première édition de sa Nosologie, la danse de Saint-Weit comme une espèce de convulsion ; mais il en a fait depuis un genre particulier, parce qu'elle diffère beaucoup de toute autre espèce, en raison de l'âge de ceux qu'elle attaque, et des mouvements qu'elle produit : il en donne en conséquence le caractère suivant.

Cette maladie consiste dans des mouvements convulsifs, qui sont en partie volontaires, et qui attaquent les enfants des deux sexes qui n'ont pas encore atteint l'âge de puberté, particulièrement ceux qui sont entre dix et quatorze ans : ces mouvements affectent communément le bras et la main d'un seul côté, et ressemblent aux gesticulations des histrions ; communément les malades traînent en marchant l'un des pieds plutôt qu'ils ne l'élèvent. N. C. Genre LI.

Cette maladie est celle que Sydenham a décrite dans la partie de ses ouvrages qui porte le titre de *Schedula-Monitoria* ; Sauvages l'appelle *Scelotyrbe Sancti-Viti*.

On doit regarder comme une variété de ce genre la scelotyrbe, que Sauvages appelle *instabilis*, qui a succédé à une affection rhumatisante chez un enfant de douze ans, accoutumé au café et aux liqueurs spiritueuses, et qui consistait en un mouvement involontaire de tout le corps ; de manière que, pendant deux mois, le

jours avant l'âge de puberté, et continue rarement au delà
de cette époque.

---

malade remuait continuellement, sans le savoir et malgré lui, le
bras, le pied, la tête, ou une autre partie du corps lorsqu'il était
éveillé : il semblait jouer en exécutant ces mouvements ; ils n'é-
taient pas plus considérables d'un côté que de l'autre, et ne ces-
saient que quand l'esprit et la voix commençaient à s'affaiblir ;
le malade se plaignait alors d'une douleur légère au pied.

On peut rapporter encore à ce genre la scelotyrbe intermittente, dont les accès reviennent de deux jours l'un.

M. Cullen a admis dans sa Nosologie, à la suite de la danse de
Saint-Weit, un genre qu'il nomme *raphania*, d'après Linné, qui
pense que cette maladie, qu'on a vue épidémique en Suède, était
produite par le *raphanistrum*, qui croît en grande quantité parmi
l'orge dans ce pays : Linné s'est même convaincu que le *raphanistrum* était la cause de cette maladie, en nourrissant des poules
avec la graine de cette plante. M. Cullen en donne le caractère
suivant.

La raphania est une contraction spastique des articulations, accompagnée d'une agitation convulsive, et d'une douleur très-violente, périodique. N. C. Genre LII.

Il est douteux que la convulsion occasionée par le seigle ergoté
soit du même genre.

On a observé, en Suède, que la raphania régnait l'automne,
que les paysans et les pauvres étaient affectés de cette maladie,
mais que les riches et les enfants à la mamelle ne l'avaient jamais.

Les symptômes qui annoncent cette maladie sont un prurit et
une sensation de brûlure semblable à celle qu'exciteraient des étin-
celles de feu, accompagnée d'un sentiment de formication et de
douleur de dos. Il y a défaut d'appétit, vomissement et nausée ;
les pieds et les mains deviennent roides et tendus : ce n'est qu'a-
vec la plus grande peine que les malades portent leurs mains à la
bouche ; les doigts sont fléchis en arrière et les yeux contournés.
Les malades jettent de grands cris, et courent çà et là comme des
furieux. La bouche est affectée d'un spasme cynique, la langue est
déchirée, et les yeux sont en convulsion jusqu'à ce que le poison

1348. Elle est particulièrement caractérisée par des mouvements convulsifs, un peu variés chez les différents individus, mais à peu près du même genre chez tous ; ces mouvements affectent la jambe et le bras du même côté, et généralement un seul côté uniquement.

1349. Ces mouvements convulsifs attaquent d'abord communément la jambe et le pied. Quoique l'extrémité soit en repos, le pied est souvent agité de mouvements convulsifs, qui le font mouvoir alternativement en avant et en arrière. Lorsque le malade veut marcher, la jambe affectée est rarement élevée comme il est d'usage dans la marche, mais elle est traînée de même que si l'extrémité était paralytique ; et s'il tente de l'élever, il ne peut exécuter ce mouvement avec assurance, à cause des mouvements convulsifs irréguliers qui alors agitent le membre.

1350. Le bras du même côté est généralement affecté en même temps, et il est fréquemment agité de différents mouvements convulsifs, lors même qu'on ne tente aucun

---

ait cessé d'agir. Quelquefois il y a un engorgement considérable du foie avec crachement de sang ; ce qui est un pronostic funeste. L'épilepsie, la paralysie, quelquefois même l'apoplexie, l'hémorrhagie, la phthisie, succèdent à cette affection. Lorsque les symptômes les plus graves ont cessé, les malades éprouvent pendant quelques semaines des vertiges, des tintements d'oreilles, de la surdité, le tétanos. Lorsque la maladie dure long-temps, elle se change en épilepsie. Il est rare que ceux qu'elle a rendus sourds recouvrent leurs sens. La convulsion de la poitrine y est presque toujours mortelle.

On a employé contre cette maladie la saignée chez les hommes forts et pléthoriques, surtout dans les cas où le pouls était plein et que la tête et la poitrine étaient affectés. Les vomitifs ont réussi dans le commencement de la maladie ; on a ensuite donné les légers purgatifs et les demi-bains. L'exercice a été avantageux aux convalescents.

mouvement volontaire. Mais c'est surtout lorsqu'on veut exécuter les mouvements volontaires; qu'on ne peut le faire convenablement, parce qu'ils sont diversement précipités ou interrompus par des mouvements convulsifs qui s'exécutent dans une direction contraire à celle qu'ou se propose. L'exemple le plus commun de ceci se voit chez les malades qui tentent de porter un verre de liquide à leur bouche : ils ne peuvent y parvenir qu'après des efforts réitérés, qui sont interrompus par des mouvements convulsifs fréquents, qui éloignent et détournent la main de la bouche.

1351. Il me paraît que la volonté cède souvent à ces mouvements convulsifs comme à une espèce de penchant, et qu'en conséquence ils augmentent fréquemment, parce que les malades semblent se plaire à augmenter la surprise et l'amusement que leurs contorsions produisent chez les spectateurs.

1352. L'esprit est souvent affecté, dans cette maladie, de quelque degré de fatuité, et offre fréquemment les mêmes émotions passagères, variées et déraisonnables que l'on observe dans l'affection hystérique.

1353. Telles sont les circonstances les plus communes de cette maladie; néanmoins elle varie quelquefois chez différentes personnes : on observe quelque différence dans les mouvements convulsifs, particulièrement dans ceux qui affectent la tête et le tronc. Il semble y avoir dans cette maladie différents penchants au mouvement; c'est pourquoi les accès varient chez ceux qui en sont affectés, par leur manière de sauter et de courir. On a vu cette maladie, caractérisée par de semblables mouvements convulsifs, paraître comme épidémique dans certains cantons d'une province (1);

____

(1) Ceci est particulièrement arrivé dans les endroits où un grand nombre de personnes se trouvaient réunies et étaient témoins des

alors des personnes de différents âges en sont attaquées, ce qui paraît faire une exception à la règle générale que nous avons établie plus haut; mais dans ces cas même les personnes affectées sont, le plus souvent, des jeunes gens des deux sexes, et surtout ceux qui sont évidemment d'une constitution plus aisée à émouvoir.

1354. On a proposé différentes méthodes pour guérir cette maladie. Sydenham recommande de saigner et de purger alternativement. J'ai vu quelques pléthoriques à qui les saignées ont été utiles; mais j'ai souvent remarqué que les évacuations réitérées, et spécialement là saignée, avaient été très-nuisibles.

Dans un grand nombre de cas, j'ai vu la maladie continuer plusieurs mois, malgré les remèdes de toute espèce; mais j'ai observé aussi qu'elle cédait facilement aux toniques, tels que l'écorce du Pérou et les ferrugineux (1).

M. de Haen, a vu plusieurs personnes attaquées de cette maladie guérir par l'électricité.

---

mouvements convulsifs de ceux qui allaient invoquer l'intercession de quelque saint pour la guérison de cette maladie, comme on l'a vu à Ulm dans le temps de la fête de saint Weit, et dans les montagnes des Cévennes, à la fête de la sainte Vierge; ce qui prouve, comme nous l'avons observé plus haut, combien il est pernicieux de réunir en un même lieu ceux qui sont affectés de maladies convulsives, ou doués d'une constitution très-aisée à émouvoir.

(1) J'ai prescrit dans cette maladie la panacée mercurielle (muriate de mercure) avec succès, à un enfant que l'on soupçonnait attaqué de vers : il guérit sans en rendre ; ce qui donne lieu de croire que cette préparation a plutôt agi comme tonique.

SECTION II.

Des affections spasmodiques des fonctions vitales.

CHAPITRE IV (1).

De la Palpitation du cœur.

1355. On donne le nom de palpitation (2) à une contraction ou une systole du cœur, qui s'exécute avec plus de rapidité, et même en général avec plus de force que de coutume; quelquefois le cœur frappe avec une violence extraordinaire contre l'intérieur des côtes, de manière à produire souvent un son considérable.

1356. Ce mouvement, ou cette palpitation, est l'effet de causes fort variées ; M. Senac et d'autres se sont

---

(1) J'ai cru convenable de diviser ce livre en sections; mais je pense qu'il est nécessaire , pour la facilité des citations , de nombrer les chapitres depuis le commencement du livre. (*Note de M. Cullen.*)

(2) Tout mouvement violent du cœur contre nature , se nomme palpitation.

M. Cullen observe , dans sa Nosologie , que si les différentes causes de palpitation pouvaient se distinguer par des signes externes, on pourrait admettre , avec Sauvages , plusieurs espèces de palpitations , en raison de la diversité des causes capables de les produire. Mais comme il n'est pas possible de reconnaître ces dernières , il croit que l'on ne doit admettre qu'une seule espèce de palpitation idiopathique , qu'il désigne par le caractère suivant :

La palpitation idiopathique dépend de l'affection du cœur même; elle est presque continuelle , ou au moins elle revient souvent , sans aucune autre maladie évidente. N. C. Genre LIV.

donné beaucoup de peine pour en faire l'énumération ; néanmoins, comme il ne m'est pas possible de suivre tous les détails dans lesquels ils sont entrés, de manière à pouvoir suffisamment reconnaître les causes qu'ils ont admises, je tenterai uniquement de rapporter tous les différents cas de cette maladie à un petit nombre de chefs généraux.

1357. Le premier comprend les palpitations produites par l'action du stimulus ordinaire sur la contraction du cœur; c'est-à-dire, celles où le sang veineux se porte avec plus de vélocité, et, en conséquence, en plus grande quantité que de coutume dans les cavités du cœur. Il paraît que c'est de cette manière que l'exercice violent produit la palpitation.

1358. Le second chef de palpitations renferme celles où un obstacle quelconque empêche les ventricules du cœur de se vider complétement et librement. Ainsi la ligature de l'aorte produit des palpitations des plus violentes. Il est aisé d'imaginer des résistances semblables dans l'aorte ou dans l'artère pulmonaire, et l'on en a souvent trouvé de telles dans les cadavres de ceux qui, pendant leur vie, avaient été fort sujets aux palpitations.

On doit rapporter à ce chef tous les cas de palpitation dont les causes sont l'effet de l'accumulation du sang dans les gros vaisseaux voisins du cœur.

1359. Le troisième chef de palpitations comprend celles qui sont produites par une affluence plus forte et plus rapide de la puissance nerveuse dans les fibres musculaires du cœur. C'est de cette manière que je suppose que différentes causes qui agissent sur le cerveau, et particulièrement certaines émotions de l'esprit, produisent la palpitation.

1360. Le quatrième chef de palpitations renferme celles qui sont dues à des causes qui occasionent une faiblesse dans l'action du cœur, en diminuant l'énergie du cerveau sur cet organe. Je présume que ces causes produisent la palpitation, parce que toutes celles que j'ai indiquées plus haut (§ 1177 *et suiv.*) et qui excitent de cette manière la syncope, donnent souvent lieu à la palpitation : c'est pour cette raison que ces deux maladies se rencontrent fréquemment chez la même personne; car les mêmes causes peuvent occasioner l'une ou l'autre affection, suivant la force de chacune de ces causes et la mobilité des personnes sur lesquelles elles agissent; c'est, il me semble, une loi de l'économie animale, qu'un degré de faiblesse survenant dans une fonction quelconque, en augmente souvent la vigueur, ou au moins produise un effort pour l'augmenter qui se fait communément d'une manière convulsive.

Je pense que l'action convulsive, qui se termine fréquemment par un degré de spasme, donne lieu au pouls intermittent qui accompagne si souvent la palpitation.

1361. Le cinquième chef de palpitations peut comprendre celles qui sont produites par une irritabilité ou une mobilité particulière du cœur. En effet, cette mobilité peut être considérée uniquement comme une cause prédisposante, qui détermine l'action de la plus grande partie des causes dont j'ai fait l'énumération plus haut. Néanmoins il est bon d'observer que cette disposition constitue souvent la partie principale de la cause éloignée; de manière qu'un grand nombre de causes qui donnent lieu à la palpitation, ne peuvent produire cet effet que chez ceux qui y sont particulièrement disposés. En conséquence, ce chef de palpitations exige souvent d'être distingué de tous les autres.

1362. Après avoir ainsi désigné les différents cas et les différentes causes de palpitations, je pense qu'il est nécessaire, pour diriger la curation de cette maladie, d'observer que ses causes peuvent se réduire à deux chefs. Le premier renferme celles qui dépendent de certaines affections organiques du cœur même, ou des gros vaisseaux qui y sont unis immédiatement; le second renferme les causes qui dépendent de certaines affections qui existent et agissent dans d'autres parties du corps, et dont l'effet est dû à la force de la cause qui agit, ou est une conséquence de la mobilité du cœur.

1363. Quant aux cas qui dépendent du premier ordre de causes, je dois répéter ici ce que j'ai dit des cas semblables de syncope, que je ne connais aucun moyen de les guérir. On peut cependant les pallier jusqu'à un certain point; premièrement, en évitant toutes les circonstances qui peuvent accélérer la circulation du sang; et secondement, en employant tous les moyens d'éviter l'état de pléthore du système, ou toute turgescence accidentelle du sang. Dans un grand nombre de cas semblables, la saignée peut produire un soulagement momentané ; mais il y a apparence que ce remède doit nuire dans ceux ou il y a faiblesse et mobilité.

1364. Les cas qui dépendent du second ordre de causes, peuvent être variés, et exigent des remèdes fort différents : mais je puis dire ici, en général, que l'on peut considérer ces cas comme formant deux genres, dont l'un dépend d'affections primitives des autres parties du corps, qui agissent par la force des causes particulières ; et l'autre dépend d'un état de mobilité du cœur même. Il est évident que l'on peut obtenir la cure du premier genre de palpitation en guérissant l'affection primitive; dont il n'est pas de notre objet de parler ici. Le second genre exige d'une part, pour obtenir la guérison, que l'on évite avec soin les causes occasionelles ; et de l'autre, qui est le principal objet que l'on doit avoir en vue, que l'on corrige la mobilité du système et en particulier celle du cœur : nous avons parlé ailleurs des moyens propres à remplir ces indications.

CHAPITRE V.

De la Dyspnée, ou de la difficulté de respirer (1).

1365. L'EXERCICE de la respiration et des organes dont elle dépend, a une connexion si constante et si grande avec la plupart des autres fonctions et des autres parties du corps humain, que la respiration doit être affectée dans presque toutes les maladies. C'est pourquoi la gêne et le trouble de cette fonction sont, dans le fait, des symptômes qui accompagnent très-généralement les maladies.

1366. Les symptômes que produit la difficulté de respirer, méritent, par la raison que je viens d'exposer, d'occuper une place particulière, et d'être considérés en détail dans un système général de pathologie ; mais je trouve qu'il est difficile de déterminer jusqu'à quel point on doit y faire attention dans un traité de médecine pratique.

1367. Il est nécessaire, en traitant cet objet, de distinguer d'abord les affections idiopathiques des symptomatiques, c'est-à-dire qu'il ne faut pas confondre les difficultés de respirer qui dépendent d'une affection primitive des poumons mêmes, avec celles qui ne sont que les symptômes d'une affection plus générale, ou d'une maladie qui existe

---

(1) La dyspnée est une difficulté de respirer continuelle, dans laquelle le malade n'éprouve pas un resserrement, mais plutôt un sentiment de réplétion et d'embarras dans la poitrine. La toux est fréquente dans tout le cours de la maladie. N. C. Genre LVI.

Les nosologistes ont regardé l'orthopnée comme un genre distinct ; elle ne diffère de la dyspnée que par le degré de force, la respiration y étant beaucoup plus gênée : mais les différents degrés d'une maladie ne suffisent pas pour établir des espèces, et encore moins des genres.

primitivement dans d'autres parties que dans les organes de la respiration ; j'ai tâché, dans ma nosologie méthodique (1), de faire l'énumération des différents cas de dyspnée

---

(1) M. Cullen distingue, dans sa Nosologie, les différentes espèces de dyspnées en idiopathiques et en symptomatiques. Il admet huit espèces de dyspnées idiopathiques ; savoir :

I. La dyspnée *catarrhale*, dans laquelle il y a une toux fréquente, suivie d'une expectoration abondante d'un mucus visqueux.

On doit rapporter à cette espèce, 1º l'asthme catarrhal, qui se reconnaît par le coryza, le raucedo, l'angine, l'éternument et les douleurs catarrhales qui l'accompagnent, surtout à son début ; 2º l'asthme pituiteux d'Hoffmann, dans lequel il y a une toux humide et une expectoration de mucus visqueux, qui tourmente jour et nuit les malades, quelque position qu'ils prennent ; 3º l'asthme que Sauvages appelle *pneumodes*, où les malades font des efforts continuels pour tousser, et ne rendent qu'une petite quantité de matière blanche, épaisse, ronde, et d'une certaine consistance.

II. La dyspnée *sèche*, accompagnée communément d'une toux sèche. Ses causes sont variées et difficiles à connaître. On peut regarder comme des variétés de cette espèce, les difficultés de respirer, produites, 1º par les tubercules squirrheux qui affectent les glandes des bronches ; 2º par les stéatomes, qui diffèrent des tubercules en ce qu'ils se forment dans différentes parties du poumon, et qu'ils sont moux ; 3º par les hydatides ; 4º par les concrétions polypeuses des bronches ; 5º par le lipome contenu dans la cavité de la poitrine.

III. La dyspnée *aérienne*, qui augmente par le moindre changement de la température de l'air. Cette espèce est produite par l'air dispersé dans le tissu cellulaire des poumons ; Storck l'a nommée phthisie aérienne, Sauvages *dyspnæa à pneumatica*.

IV. La dyspnée *terreuse*, dans laquelle il sort, avec la toux, une matière terreuse ou calculeuse.

V. La dyspnée *aqueuse*. Dans cette espèce, les urines sont en petite quantité ; il y a œdème des jambes, sans fluctuation dans

symptomatique, et il sera aisé de voir qu'ils sont de nature à ne pouvoir trouver place ici.

la poitrine, ni aucun des autres signes qui caractérisent l'hydro-thorax.

On doit rapporter à cette espèce la dyspnée et l'orthopnée pro-duites par l'œdème du poumon.

VI. La dyspnée *graisseuse*, qui attaque les personnes extrême-ment grasses.

VII. La dyspnée *thorachique*, produite par la lésion ou la mau-vaise conformation des parties qui environnent le thorax.

Les variétés de cette espèce sont, 1º la dyspnée traumatique; 2º l'orthopnée traumatique; 3º la dyspnée produite par la faiblesse, que l'on observe chez les convalescents, et que Sauvages nomme dyspnée galénique, parce que Galien a remarqué que l'on pou-vait produire cette dyspnée en liant ou coupant les nerfs qui se portent au diaphragme; 4º la dyspnée des rachitiques, qui est l'effet de l'ossification de l'extrémité des côtes, ou de la mauvaise conformation du sternum; 5º l'asthme auquel les bossus sont sujets.

VIII. La dyspnée *externe*, produite par des causes externes évi-dentes.

Ses variétés sont, 1º l'asthme qu'occasione la poussière qui s'élève dans l'air, comme on l'observe chez les paveurs, les tail-leurs de pierre, les mesureurs de grain, les perruquiers, etc.; 2º l'asthme métallique, qui est dû aux vapeurs du plomb, de l'ar-senic et des autres minéraux; 3º l'orthopnée produite par les va-peurs, telles que celles du soufre allumé ou de la chaux vive; 4º l'orthopnée produite par les corps étrangers arrêtés dans l'œsophage, ou même dans la glotte; 5º l'orthopnée que l'on a observée chez ceux qui avaient mangé des champignons véné-neux; 6º l'orthopnée produite par l'antipathie que quelques per-sonnes, et surtout les femmes hystériques, ont pour quelques ob-jets, tels que du fromage, un chat ou tout autre animal; 7º l'or-thopnée produite par le bronchocèle.

Les dyspnées symptomatiques sont des symptômes, I, de mala-dies du cœur ou des gros vaisseaux; II, de tumeurs contenues dans l'abdomen; III, de maladies de différents genres.

I. Les variétés des espèces de dyspnées qui sont des symptômes

1368. J'ai aussi indiqué dans ma nosologie les cas, ou au moins la plus grande partie des cas de dyspnée pro-

---

des maladies du cœur ou des gros vaisseaux, sont, 1° la dyspnée due à l'augmentation du volume du cœur, aux polypes dont il est rempli, à l'anévrysme de l'oreillette. 2° L'asthme produit par le polype du cœur : ces deux affections sont accompagnées de palpitations considérables et de l'intermittence du pouls. 3° L'orthopnée polypeuse, qui ne diffère de la variété précédente que par le degré. 4° L'orthopnée cardiaque. On confond communément cette espèce avec l'apoplexie, parce que la respiration devient stertoreuse, et le malade est tout à coup suffoqué ; néanmoins la maladie est produite par l'engorgement des ventricules ou des oreillettes du cœur, qui, donnant lieu au sang de s'accumuler dans les poumons, est suivie d'une difficulté de respirer, de l'intermittence du pouls et d'une mort subite, qui est précédée de mouvements convulsifs. Quelques auteurs ont désigné cette maladie sous le nom de catarrhe suffocant. Gaspard Hoffmann l'appelle syncope cardiaque. 5° La dyspnée anévrysmale, produite par l'anévrysme de l'aorte. 6° L'orthopnée anévrysmale : elle est due à la même cause que l'espèce précédente, et n'en diffère que par le degré. 7° La dyspnée produite par le rétrécissement de l'aorte, observée par Morgagni, *Epist.* xix, 51.

II. Les variétés des espèces de dyspnées qui sont des symptômes de tumeurs contenues dans l'abdomen, sont, 1° la dyspnée que Sauvages nomme *à phisconia*, qui est produite par le volume du foie ou de la rate, qui refluent vers le diaphragme, par la grosseur des reins, par une tumeur considérable du mésentère ou quelque autre cause du même genre ; 2° la dyspnée des femmes grosses ; 3° la dyspnée occasionée par les vents contenus dans les intestins ; 4° la dyspnée stomacale, produite par des corps étrangers contenus dans les ventricules, ou par un abcès de ce viscère ; 5° et 6° la dyspnée et l'orthopnée, qui sont l'effet de la hernie du ventricule.

III. Les variétés des espèces de dyspnées qui sont des symptômes de maladies de différents genres, sont l'asthme et l'orthopnée, que l'on observe dans les maladies fébriles, dans les in-

prement idiopathique; mais je pense que l'on verra facilement par l'énumération que j'en ai faite, qu'un petit nombre; et à peine même quelques-uns, sont de nature à exiger
que nous nous en occupions beaucoup ici.

1369. La dyspnée sèche, *espèce seconde;* la dyspnée
aérienne, *espèce troisième;* la dyspnée terreuse, *espèce quatrième;* et la dyspnée thorachique, *espèce septième*, sont
des affections dont quelques-unes ne peuvent être connues
qu'avec difficulté, et que je regarde toutes comme incurables: en conséquence, je suis obligé de me borner à dire
ici, qu'il est possible de les pallier jusqu'à un certain point;
et je pense qu'on y parviendra particulièrement, en évitant
l'état de pléthore des poumons, et tout ce qui est capable
de précipiter la respiration.

1370. Quant à la dyspnée externe, *espèce huitième*, je
ne puis que recommander d'éviter soigneusement toutes les
causes externes indiquées dans ma nosologie, et peut-être
quelques autres qui pourraient produire des effets semblables; ou lorsque ces causes ont produit leurs effets, il faut
pallier la maladie par les moyens indiqués dans le dernier
paragraphe.

1371. Les autres espèces que l'on a mises au rang des
dyspnées idiopathiques, ne peuvent guère être considérées
comme telles, ou comme de nature à être traitées ici.

La dyspnée catarrhale, *espèce première*, peut être regardée comme une espèce de catarrhe, et doit être certainement traitée par les mêmes remèdes que l'espèce de catarrhe qui dépend plutôt d'une trop grande quantité de

---

flammations du poumon, la petite-vérole, le scorbut, l'hydrothorax, l'empyème, la vomique, l'hydrocéphale, et enfin dans
le cas où il y a des vers dans l'œsophage, ou même dans le ventricule.

mucus déterminée vers les bronches, que de leur état inflammatoire.

La dyspnée aqueuse, *espèce cinquième*, doit certainement être considérée comme une espèce d'hydropisie, et
exige les mêmes remèdes que les autres espèces de maladies
de ce genre.

La dyspnée graisseuse, *espèce sixième*, doit être de
même considérée comme un symptôme ou comme un effet
local de la polysarcie, ou de la surabondance de graisse,
et ne peut se guérir qu'en corrigeant le vice général du
système.

1372. D'après cet exposé des cas idiopathiques de dyspnée, qui sont peut-être tous ceux que je puis convenablement ranger sous ce titre, il est aisé de voir qu'il ne m'est
guère possible d'en parler ici : mais il y a encore un cas de
difficulté de respirer, que l'on a avec raison distingué de
tout autre, sous le titre d'*asthme*, et que je vais considérer
ici séparément, parce qu'il exige une attention particulière.

CHAPITRE VI.

De l'Asthme (1).

1373. Le vulgaire, et même un grand nombre de ceux
qui ont écrit sur la médecine pratique, se servent communément du terme d'*asthme* pour exprimer toute sorte de

---

(1) L'asthme est une difficulté de respirer qui revient par intervalle, qui est accompagnée d'un resserrement de la poitrine, et
d'une respiration stertoreuse avec sifflement. Il n'y a point de toux
au commencement du paroxysme, ou elle est difficile : vers la
fin, la toux est aisée, et il y a une expectoration de mucus souvent abondante. N. C.

difficulté de respirer, c'est-à-dire toute espèce de dyspnée.
Les nosologistes méthodistes ont aussi particulièrement, et

Il faut observer que le resserrement de la poitrine ne suffit pas
pour caractériser la maladie, et qu'il y a des asthmes où la difficulté de respirer est continuelle. Les asthmatiques mêmes ne respi-
rent jamais aussi librement que les autres personnes. Ainsi M. Cullen, en disant que dans l'asthme, la difficulté de respirer revient
par intervalle, veut seulement dire que les malades ont du relâche
lorsque le temps du paroxysme est passé ; et il avouait, dans ses
leçons, qu'il n'était pas satisfait du caractère qu'il a donné de cette
maladie.

L'asthme est idiopathique ou symptomatique.

M. Cullen admet trois espèces d'asthmes idiopathiques ; savoir :
I, l'asthme *spontané* ; II, l'asthme *exanthématique* ; III, l'asthme
pléthorique.

I. L'asthme *spontané* est celui qui survient sans aucune cause
évidente ou sans autre maladie.

On doit regarder comme des variétés de cette espèce, 1° l'asthme
humide, qui se termine par une abondante expectoration de mucus. Floyer l'appelle asthme flatulent, parce que, pendant l'accès, l'estomac est distendu par des vents. Le terme d'asthme humide
ne doit se prendre que pour distinguer l'asthme qui se termine par
une expectoration abondante, de celui où il n'y a que peu ou point
d'expectoration. C'est mal à propos que quelques auteurs se sont
servis de ces termes pour exprimer une toux pituiteuse et une difficulté de respirer, qui n'est qu'une maladie catarrhale. 2° L'asthme
convulsif. Cette variété diffère de la précédente, en ce que l'accès
survient tout à coup, et commence par une douleur de poitrine ;
ses symptômes sont en outre plus violents, et il est toujours précédé ou accompagné de la convulsion de quelque autre partie.
3° L'asthme hystérique, auquel sont sujettes les femmes hystériques
qui désespèrent de leur guérison. Cet asthme est accompagné d'un
sentiment de froid et de quelque douleur au sommet de la tête.
4° l'asthme stomachique : cette espèce ne diffère de l'asthme humide, qu'en ce que l'estomac est plus vivement affecté. 5° L'orthopnée spasmodique : on a donné ce nom à une suffocation qui

presque uniquement distingué l'asthme de la dyspnée, en ce que le premier est une affection plus considérable. Aucune de ces significations ne me paraît exacte ou convenable. Je pense que le terme d'asthme pourrait mieux s'appliquer, et devrait même être borné au cas de difficulté de respirer qui se distingue par des symptômes particuliers, et qui dépend d'une cause prochaine particulière, que j'espère pouvoir assigner avec assez de certitude : c'est de cette maladie que je vais parler; elle est à peu de chose près celle que les auteurs qui ont écrit sur la médecine pratique ont géné-

---

dépend de l'état convulsif des poumons ou plutôt du larynx, ou bien du spasme du diaphragme. 6° L'orthopnée hystérique, qui est cet état de suffocation, accompagnée d'une respiration laborieuse, précipitée et fréquente, que l'on observe souvent chez les femmes hystériques.

II. L'asthme *exanthématique*, produit par la répercussion de la gale ou de quelque autre éruption, ou par un épanchement âcre.

Les variétés de cette espèce sont, 1° l'asthme exanthématique d'Hoffmann, qui succède à l'érysipèle, à la rougeole, aux pustules scorbutiques, à la gale, à la teigne que l'on a fait rentrer par l'usage des répercussifs. 2° L'asthme cachectique. Cet asthme est produit, chez les cachectiques, par la surabondance de sérosité qui se porte sur les poumons, sans qu'il y ait néanmoins hydropisie de poitrine : il succède fréquemment à l'œdème des jambes, qui disparaît surtout pendant l'accès de froid des fièvres intermittentes.

III. L'asthme *pléthorique*, qui est l'effet de la suppression d'une évacuation habituelle de sang, ou de la pléthore spontanée.

Cette espèce se reconnaît aux signes de pléthore, à la rougeur du visage, et à la fièvre éphémère qui en accompagne les premiers accès. Dover a observé que quand le vent d'est soufflait, cet asthme se modérait, et que les malades commençaient à cracher.

On doit regarder comme symptomatiques les espèces d'asthmes produites par l'affection hypochondriaque, la goutte, le vice vénérien.

ralement distinguée par le titre d'asthme spasmodique, ou d'*asthma convulsivum*. Néanmoins, faute de distinguer avec une exactitude suffisante cette affection des autres cas de dyspnée, ils ont mis beaucoup de confusion dans leurs traités sur cet objet.

1374. La maladie dont je vais parler, ou l'asthme proprement dit, est souvent héréditaire. Il paraît rarement dans les premières années de la vie, et ne se manifeste guère que vers le temps de la puberté, ou passé ce temps. Les deux sexes y sont sujets, mais plus fréquemment les hommes. Je n'ai pas observé que l'asthme attaquât plus souvent certains tempéraments que d'autres; et il ne paraît pas dépendre d'un tempérament général du corps, mais uniquement d'une constitution particulière des poumons. Il affecte fréquemment ceux qui sont replets; mais il est très-rare que ses accès soient réitérés pendant un temps un peu considérable, sans produire l'émaciation de tout le corps.

1375. Les accès de cette maladie surviennent en général la nuit, ou aux approches de la nuit; mais on les a aussi observés quelquefois dans le cours de la journée. Dans quelque temps qu'ils paraissent, ils commencent le plus souvent tout à coup (1), par un sentiment de compression et de

---

(1) Dans cette espèce d'asthme, les malades ont une agitation considérable quelques nuits avant l'accès. La veille, ils sont agités, ils ressentent une anxiété, une lassitude, un malaise, surtout vers la poitrine et l'abdomen; une heure ou deux après le dîner, il y a un gonflement d'estomac, des rapports acides, mal de tête, assoupissement; le vin, le feu, le tabac, produisent un sentiment de chaleur que les boissons froides modèrent; le mal de tête augmente vers le soir, mais n'empêche pas le malade de se coucher; entre minuit et deux heures, il est réveillé par un sentiment d'étranglement et de constriction dans la poitrine; il éprouve un malaise au bas du sternum, et ressent comme si quelque chose empêchait le diaphragme de descendre et semblait le lier. Il est

resserrement à travers la poitrine, et par une gêne des poumons qui empêche l'inspiration. Si le malade est alors dans une situation horizontale, il est sur-le-champ obligé de prendre une position légèrement droite, et recherche l'air libre et froid. La difficulté de respirer augmente pendant quelque temps ; l'inspiration et l'expiration se font lentement, et avec une espèce de sifflement. Dans les accès violents, la parole est difficile et embarrassée. Il y a souvent une disposition à la toux, mais le malade ne peut tousser que difficilement.

1376. Ces symptômes continuent souvent plusieurs heures de suite, et surtout depuis minuit jusque fort avant dans la matinée ; alors communément la rémission se manifeste par degré, la respiration devient moins laborieuse et plus pleine, le malade parle et tousse avec plus de facilité ; et si la toux produit une expectoration de mucus, la rémission devient sur-le-champ plus considérable, et le malade tombe dans le sommeil qu'il désirait vivement.

1377. Pendant ces accès, le pouls conserve souvent son état naturel ; mais ils sont quelquefois accompagnés de fréquence du pouls, de chaleur et de soif, qui indiquent un degré de fièvre. Si l'on rend des urines au commencement de l'accès, elles sont communément fort abondantes, et elles ont peu de couleur ou d'odeur ; mais dès que l'accès est dissipé, elles coulent dans leur quantité ordinaire, elles sont d'une couleur plus foncée, et quelquefois déposent un sédiment. Il y a des malades qui ont pendant l'accès

---

obligé de s'asseoir sur son séant, de sortir du lit, de respirer l'air frais ; il lui faut un grand air, une grande chambre, les fenêtres ouvertes. La difficulté de respirer est plus grande durant l'inspiration. La respiration est plutôt lente que fréquente, mais surtout l'expiration, qui est accompagnée d'un bruit de la glotte. Les poumons sont alors rigides et sans mouvement.

le visage légèrement rouge et gonflé, mais le plus communément il est un peu pâle et retiré.

1378. Le malade, après avoir un peu dormi dans la matinée, continue le reste du jour à avoir la respiration plus libre et plus aisée, mais il est rare qu'elle le soit entièrement. Il sent encore quelque resserrement à travers la poitrine, il ne peut respirer facilement dans une position horizontale, et supporte à peine un mouvement quelconque du corps, sans que sa respiration devienne plus difficile et plus laborieuse. Après le dîner il ressent une flatulence extraordinaire de l'estomac, et un assoupissement auquel il n'est pas accoutumé; très-souvent ces symptômes précèdent les premières attaques de la maladie. Mais que ces symptômes se manifestent ou non, la difficulté de respirer reparaît vers le soir, et augmente alors quelquefois par degrés, jusqu'à ce qu'elle devienne aussi considérable que la nuit précédente; ou si la difficulté de respirer a été modérée le jour, et que le malade ait dormi un peu pendant la première partie de la nuit, il est néanmoins réveillé vers minuit, ou entre minuit et deux heures du matin, et est alors subitement attaqué d'un accès d'asthme qui dure autant que celui de la nuit précédente.

1379. Les accès reviennent plusieurs nuits de suite de cette manière; mais généralement, au bout de quelques nuits semblables, les rémissions sont plus considérables; ce qu'on observe surtout quand il se fait dans la matinée une expectoration plus abondante, qui continue à reparaître de temps en temps pendant le jour. Les asthmatiques chez lesquels cette expectoration a lieu, ont, long-temps après, non-seulement des jours moins laborieux, mais jouissent même la nuit d'un sommeil qui n'est pas interrompu, et n'ont point de rechute.

1380. Néanmoins, lorsque cette maladie s'est une fois manifestée comme je l'ai décrit plus haut, elle est sujette à revenir de temps en temps pendant tout le reste de la vie. Ces retours ont lieu cependant avec des circonstances variées chez différents individus (1).

1381. Les accès sont facilement renouvelés chez quelques personnes par la chaleur externe, telle que celle de l'air ou d'une chambre chaude, et particulièrement d'un bain chaud. Dans ces cas, les accès sont plus fréquents l'été et particulièrement les jours caniculaires, que dans les autres saisons plus froides. Les mêmes personnes sont aussi facilement affectées par les changements de l'atmosphère, surtout par ceux qui se font subitement du froid au chaud, ou, ce qui est communément la même chose, lorsque l'atmosphère devient plus légère. Tout ce qui diminue la capacité du thorax, comme une ligature, ou même un emplâtre appliqué sur la poitrine ; le volume de l'estomac augmenté par une quantité considérable de nourriture, ou par l'air qui y est renfermé, produisent le même effet ; l'exercice, ou tout ce qui peut accélérer la circulation du sang, nuit aussi beaucoup à ces sortes de malades.

1382. Ainsi les accès d'asthme semblent dépendre d'un degré de plénitude des vaisseaux des poumons ; d'où il est probable que la suppression de la transpiration, et la détermination moins considérable du sang vers la surface du corps, peuvent favoriser une accumulation dans les poumons, et exciter, en conséquence, l'asthme. Tel est, à ce qu'il paraît, le cas de ceux qui ont des accès plus fréquents l'hiver, et qui communément souffrent davantage de l'affection catarrhale, qui, chez eux, accompagne l'asthme ;

―――――――――――――――――――――――――――

(1) M. Cullen a connu un gentilhomme qui avait des paroxysmes toutes les après-midi, quoiqu'il fût le matin assez bien pour aller voir ses amis.

c'est pourquoi ils en sont attaqués plus fréquemment l'hiver, et ils le sont plus évidemment par l'action du froid.

1383. Outre ces cas où l'asthme est produit par la chaleur ou le froid, il y en a d'autres où les accès sont particulièrement dus à des puissances qui agissent sur le système nerveux, telles que les passions de l'ame (1), les odeurs particulières; ou à des substances irritantes, telles que la fumée et la poussière (2).

Cette maladie est une affection du système nerveux, et dépend de la mobilité des fibres motrices du poumon, comme on le voit évidemment en ce qu'elle est fréquemment unie à d'autres affections spasmodiques qui dépendent de mobilité; telles que l'affection hystérique, l'hypochondrie, la dyspepsie, et la goutte atonique.

1384. D'après l'ensemble de l'histoire que je viens de donner, je pense que l'on verra facilement que la cause prochaine de l'asthme consiste dans une constriction contre nature, et jusqu'à un certain point spasmodique, des fibres musculaires des bronches, laquelle s'oppose non-seulement à la dilatation des bronches, nécessaire pour que l'inspiration soit libre et entière, mais produit aussi une rigidité qui

---

(1) J'ai connu des personnes extrêmement sensibles, chez lesquelles une mauvaise nouvelle produisait un véritable accès d'asthme, quoiqu'elles ne fussent pas d'ailleurs sujettes à cette maladie.

(2) J'ai vu un homme fort et replet, qui avait un accès d'asthme lorsque l'on battait du riz dans le voisinage de la maison qu'il habitait. M. Cullen a connu la femme d'un apothicaire qui était attaquée d'asthme chaque fois que l'on pulvérisait chez elle de l'ipécacuanha, quoiqu'elle se retirât dans l'endroit le plus éloigné de sa maison. Floyer parle d'une dame d'une faible constitution, à qui la moindre odeur occasionait un accès d'asthme. Il y a quelques personnes qui ne peuvent parler long-temps sans rappeler l'accès.

empêche que l'expiration ne se fasse librement et complétement. Cette constriction contre nature, de même que beaucoup d'autres affections convulsives et spasmodiques, est facilement excitée par la turgescence du sang, ou par d'autres causes capables de donner lieu à une plénitude et à une distension extraordinaire des vaisseaux des poumons.

1385. Comme cette maladie vient par accès, on peut généralement la distinguer de la plupart des autres espèces de dyspnées, dont les causes agissant plus constamment, produisent en conséquence une difficulté plus constante de respirer. Néanmoins il peut y avoir quelque erreur à ce sujet, car quelques-unes de ces causes peuvent être de nature à augmenter et à diminuer, et la dyspnée qu'elles produisent paraître revenir par accès ; mais je crois qu'il est rare que ces derniers ressemblent entièrement aux véritables accès d'asthme dont j'ai donné la description plus haut. Néanmoins il y a peut-être un autre cas capable d'embarrasser davantage ; c'est celui où un véritable accès d'asthme serait produit par quelques-unes des causes que nous avons assignées comme causes de différentes espèces de difficulté de respirer, que l'on doit rapporter à la dyspnée comme à leur genre ; je ne sais si cela peut arriver à d'autres qu'à ceux qui n'ont pas une disposition particulière à l'asthme ; et je ne puis en conséquence déterminer si, dans des cas semblables, l'asthme doit être considéré comme symptomatique, où si on doit encore, dans tous les cas de cette nature, le regarder et le traiter comme une maladie idiopathique.

1386. L'asthme menace souvent d'une mort prochaine, mais il est rare qu'il la produise ; et un grand nombre de personnes ont vécu long-temps avec cette maladie. Néanmoins, dans beaucoup de cas, il est mortel ; quelquefois très-promptement, et peut-être l'est-il toujours à la longue. On l'a vu se terminer en peu de temps chez quelques jeunes gens, par la phthisie pulmonaire. Lorsque l'asthme a duré long-temps, il finit souvent par l'hydropisie de poitrine; et communément il devient mortel, en occasionant quelque anévrysme du cœur ou des gros vaisseaux.

1387. Il est rare que l'on ait parfaitement guéri l'asthme; je ne puis donc proposer aucune méthode curative qui ait été adoptée d'après l'expérience comme généralement heureuse. Mais la maladie peut être modérée, à différents égards, par l'usage des remèdes; et je vais me borner particulièrement à donner quelques remarques sur le choix et l'usage de ceux que l'on a communément employés.

1388. Le danger de l'accès d'asthme, qui menace de suffocation, est particulièrement dû à la difficulté que le sang trouve à passer dans les vaisseaux du poumon; le moyen qui, en conséquence, paraît le plus propre à prévenir ce danger est la saignée : c'est pourquoi les praticiens y ont eu recours dans tous les accès violents. Dans les premières attaques, spécialement chez les jeunes gens et les pléthoriques, la saignée paraît être très-nécessaire, et on peut communément l'admettre; mais il est également évident, que quand les accès reviennent fréquemment, la saignée ne peut être souvent réitérée sans trop épuiser et affaiblir le malade. Il faut de plus observer que la saignée n'est pas aussi nécessaire qu'on pourrait l'imaginer; car le passage du sang à travers les poumons n'est pas autant interrompu qu'on le suppose communément. Je crois pouvoir tirer cette conclusion particulièrement de ce que, dans les accès d'asthme, le visage est souvent retiré et pâle au lieu d'être rouge, comme il arrive communément lorsque cette interruption du sang a lieu. D'ailleurs la saignée ne procure pas communément autant de soulagement dans les accès d'asthme qu'on pourrait en attendre, en admettant la supposition contraire.

1389. J'ai avancé plus haut que la turgescence du sang

était fréquemment la cause qui déterminait les accès d'asthme ;
on pourrait, en conséquence, supposer que l'état de pléthore
du système contribue beaucoup à produire la turgescence
du sang dans les poumons, et en conclure spécialement que
la saignée pourrait être un remède convenable dans l'asthme.
Je conviens que cela est ainsi dans les premières attaques
de la maladie ; mais en continuant, elle détruit en général
l'état pléthorique du système; et je prétends, en conséquence,
que quand elle a subsisté quelque temps, la saignée y devient
de jour en jour moins nécessaire.

1390. On pourrait, en supposant qu'il y a un état de
pléthore chez les asthmatiques, croire que les purgatifs leur
sont convenables; mais cette supposition n'est pas communément bien fondée, et il est rare que les purgatifs diminuent l'embarras des vaisseaux de la poitrine; c'est pourquoi
ces remèdes n'ont pas paru convenir aux asthmatiques, et
l'on a toujours remarqué que les évacuations considérables
leur faisaient beaucoup de mal. Néanmoins, comme ces malades souffrent toujours de la stagnation et de l'accumulation
des matières contenues dans le canal alimentaire, il faut
éviter la constipation; et la liberté du ventre est utile. On a
éprouvé que, pendant le temps des accès, les lavements
émollients et légèrement laxatifs, produisaient un grand
soulagement.

1391. La flatulence de l'estomac, et les autres symptômes de mauvaise digestion qui accompagnent très-souvent
l'asthme et gênent beaucoup les malades, rendent l'usage
fréquent des doux vomitifs convenable dans cette maladie,
tant pour écarter ces symptômes, que pour détruire toute
détermination qui pourrait se faire vers les poumons. Dans
certains cas, où l'on avait lieu de s'attendre qu'il surviendrait
un accès dans le cours de la nuit, un vomitif donné le soir
a paru fréquemment le prévenir.

1392. On a souvent appliqué le vésicatoire entre les

épaules ou sur la poitrine , pour soulager les asthmatiques ;
mais j'ai rarement observé que ce moyen fût utile dans
l'asthme purement spasmodique dont nous parlons ici ,
pour prévenir ou modérer les accès (1).

1393. Les cautères sont certainement utiles pour prévenir
la pléthore ; mais cette indication n'a pas communément
lieu dans l'asthme : c'est pourquoi on les a rarement vus
réussir dans cette maladie.

1394. Les accès d'asthme sont fréquemment occasionés
par la turgescence du sang ; les praticiens se sont en conséquence occupés de tout temps d'arrêter et de modérer cette
turgescence par l'usage des acides et des sels neutres. Voy.
le *Traité de l'Asthme* , par Floyer.

1395. L'état de pléthore du système semble disposer à
l'asthme, et la turgescence accidentelle du sang paraît fréquemment être la cause qui détermine les accès ; néanmoins
il est évident que la maladie doit être surtout produite par
une constitution particulière des fibres motrices des bronches, qui les dispose à éprouver dans différentes occasions
une constriction spasmodique ; et qu'en conséquence on
ne peut espérer de guérison parfaite de cette maladie qu'en
corrigeant cette disposition , ou en détruisant la mobilité ou
l'irritabilité contre nature des poumons à cet égard.

1396. La cure doit être difficile et peut être impossible
dans les cas où cette disposition dépend d'une conformation
originelle ; mais on peut espérer de la modérer par l'usage
des antispasmodiques. On emploie communément , dans
cette vue, différents remèdes de ce genre, et particulièrement les gommes fétides ; mais je ne les ai pas trouvés fort
efficaces, et j'ai observé qu'ils étaient quelquefois nuisi-

---

(1) Les vésicatoires réussissent cependant quelquefois, surtout
lorsque la maladie est récente.

bles, parce qu'ils échauffaient trop (1). Il y a quelques autres antispasmodiques, tels que le musc, que l'on pourrait regarder comme actifs ; mais l'on n'en a pas encore fait d'essais convenables. On a remarqué que l'éther vitriolique (éther sulfurique) procurait du soulagement ; mais ses effets ne sont pas durables.

1397. L'opium est dans cette maladie, de même que dans les autres affections de ce genre, le plus certain et le plus puissant des antispasmodiques. Je l'ai souvent trouvé efficace, et généralement sans danger ; je suis même persuadé que les doutes que l'on a élevés sur la sécurité avec laquelle on peut le donner, sont dus à ce que l'on a confondu certains cas de dyspnée, improprement appelée *asthme*, qui étaient l'effet d'un état de pléthore et d'inflammation, avec l'asthme vraiment spasmodique dont il est question ici (2).

1398. Dans beaucoup de cas, cette maladie dépend d'une disposition particulière, que l'art ne peut corriger ; alors on

----

(1) M. Cullen a vu l'esprit de corne de cerf causer presque la suffocation. Floyer pense que toutes les substances fétides sont nuisibles : il dit que le sel d'absinthe, et les sels alcalins volatils, augmentent la strangulation.

(2) On a encore recommandé, dans l'asthme, les toniques et les amers. Floyer a remarqué que le quinquina procurait beaucoup de soulagement. Ce remède prévient quelquefois le retour de l'accès dans l'asthme périodique : mais, dans le cas de pléthore, son usage est douteux ; il faut observer en outre que ses effets sont passagers et cessent quelques heures après qu'on l'a pris ; ainsi, dans les fièvres intermittentes, il ne réussit pas quand on le donne trop long-temps avant l'accès ; c'est pourquoi il faut toujours le donner peu avant le retour du paroxysme. Par exemple, si on l'attend avant la nouvelle lune, il faut donner le quinquina la veille ; alors il produit toujours une longue intermission ou modère les symptômes de l'accès. Les amers sont moins puissants que le quinquina , et ne soulagent qu'en remédiant à la dyspnée. Les ferrugineux nuisent toujours, excepté quand ils sont laxatifs.

3.   6.

ne peut s'y soustraire qu'en évitant les causes occasionelles ou déterminantes que nous avons tâché d'indiquer
plus haut. Néanmoins il est difficile d'établir ici aucune
règle générale, parce que les causes externes agissent dif-
féremment en raison de l'idiosyncrasie particulière de ceux
qui sont attaqués d'asthme. Ainsi les uns se trouvent soulagés d'habiter au milieu d'une grande ville, et d'autres ne
peuvent respirer que dans l'air libre de la campagne. Dans
ce dernier cas néanmoins, la plupart des asthmatiques supportent mieux l'air d'un terrain bas, pourvu qu'il soit suffisamment libre et sec, que celui des montagnes.

1399. Il faut aussi établir pour le régime quelque différence, relativement aux différents asthmatiques. Aucun
d'eux ne supporte beaucoup de nourriture, ou des aliments
qui se dissolvent lentement et difficilement dans l'estomac;
mais un grand nombre se trouvent bien d'une nourriture
animale légère prise avec modération. L'usage des végétaux
qui produisent facilement des vents, est toujours très-nuisible. Un régime modéré, léger et rafraîchissant, est convenable, et communément nécessaire, dans l'asthme ré-
cent, surtout chez les jeunes gens et les pléthoriques; cependant, lorsque la maladie a duré des années, les asthmatiques supportent communément, et même exigent un
régime suffisamment nourrissant; mais une nourriture fort
abondante est dans tous les cas très-nuisible.

1400. L'eau, ou les liqueurs aqueuses rafraîchissantes,
sont l'unique boisson dont les asthmatiques puissent faire
usage sans danger et qui leur convienne : toutes les liqueurs capables de fermenter et de produire des vents,
leur sont nuisibles. Peu d'asthmatiques peuvent supporter aucune espèce de liqueur forte, et tout excès de ce
genre leur est toujours très - pernicieux. Le thé, le café ne
conviennent pas dans cette maladie, parce que les boissons chaudes ou tièdes nuisent communément aux asth-

matiques, et que tous les liquides affaiblissent les nerfs de l'estomac.

1401. Communément les asthmatiques ne supportent facilement que les mouvements du corps les plus doux. Néanmoins il leur est souvent très-utile de monter à cheval, d'aller en voiture, et surtout de naviguer.

CHAPITRE VII.

De la Coqueluche (1).

1402. CETTE maladie est communément épidémique et évidemment contagieuse. Elle paraît dépendre d'une contagion d'une nature particulière, et d'une qualité singulière. Elle n'engendre pas nécessairement la fièvre, de même que la plupart des autres contagions, et n'occasione aucune éruption, ou ne produit d'ailleurs aucun changement évident dans l'état des fluides. Elle a de commun, avec la contagion catarrhale, et avec celle de la rougeole, une certaine détermination vers les poumons ; mais dont il résulte des effets particuliers, fort différens de ceux que l'on observe dans les deux autres maladies, comme on en jugera par l'histoire que je vais donner de la coqueluche.

1403. Cette contagion, de même que toutes les autres,

---

(1) La coqueluche est une maladie contagieuse, caractérisée par une toux convulsive, accompagnée de strangulation, d'une inspiration sonore, réitérée ; il y a souvent vomissement. N. C. Genre LVII.

Sauvages a décrit cette maladie sous les noms de *tussis ferina* et de *tussis convulsiva*. On doit regarder comme une variété de la même maladie l'*amphimerina tussiculosa*, ou la fièvre catarrhale et vermineuse des enfants, qui est épidémique, et dans laquelle il y a un redoublement tous les jours avec crachement de sang.

n'affecte qu'une seule fois la même personne pendant le cours de la vie ; en conséquence , les enfants y sont nécessairement plus communément sujets : cependant il y a plusieurs exemples qu'elle a attaqué des personnes fort avancées en âge, quoiqu'il soit probable que plus on est âgé, moins on est exposé à en être affecté (1).

1404. La maladie se manifeste communément par les symptômes ordinaires d'un catarrhe occasioné par le froid ; souvent elle conserve entièrement cette apparence plusieurs jours ; j'ai même vu des exemples où la maladie , quoique évidemment produite par la contagion de la coqueluche, n'a jamais pris d'autre forme que celle d'un catarrhe ordinaire.

Cependant cela arrive rarement ; car, en général , la seconde semaine , ou au plus tard la troisième après l'attaque , la maladie prend son symptôme particulier et caractéristique de toux convulsive, qui consiste en ce que les mouvements d'expiration , particuliers aux efforts que l'on fait pour tousser , sont plus fréquents , plus rapides et plus violents que de coutume. Néanmoins ces circonstances se manifestent à des degrés très-différents , dans les diverses espèces de toux : on ne peut, en conséquence , établir des limites exactes pour déterminer quand la toux peut être strictement appelée convulsive ; il faut donc faire particulièrement attention à une autre circonstance , pour distinguer la coqueluche de toute autre forme de toux. Cette circonstance consiste en ce que, quand il s'est fait plusieurs mouvements d'expiration convulsifs, et que l'air a été chassé

____

(1) La coqueluche règne durant les temps mous qui succèdent aux grands froids , et commence avec le dégel ; elle est plus ou moins grave en raison de l'humidité de l'air et de l'inconstance de la saison : souvent l'épidémie se manifeste à la fin de janvier , est dans toute sa force au mois de mars, et finit en avril. (B.)

par-là en grande quantité des poumons , il succède nécessairement et tout à coup une inspiration entière, qui produit un son particulier , parce que l'air passe avec une vélocité extraordinaire à travers la glotte. Lorsque cette inspiration sonore, qui varie suivant les différents cas , a lieu,
la toux convulsive se renouvelle , et continue de la même
manière qu'avant , jusqu'à ce qu'il sorte une certaine quantité de mucus des poumons, ou que les matières contenues
dans l'estomac soient rejetées par le vomissement. L'une ou
l'autre de ces évacuations termine communément la toux ,
et le malade en est débarrassé pour quelque temps. Quelquefois ce n'est qu'après plusieurs accès alternatifs d'efforts pour tousser , et du bruit particulier qui leur succède ,
que l'expectoration ou le vomissement ont lieu ; mais ils surviennent communément après le second effort pour tousser,
et mettent fin à l'accès.

1405. Lorsque la maladie a pris de cette manière son
type particulier, elle continue généralement long - temps
après , communément depuis un jusqu'à trois mois ; mais
quelquefois elle dure beaucoup plus long-temps , et est accompagnée de circonstances fort variées (1).

1406. Les accès de toux reparaissent à différents intervalles , et observent rarement des périodes exactes. Ils
viennent fréquemment le jour, et encore plus souvent la
nuit. Le malade ressent communément quelque annonce de
leur approche ; et , pour éviter la commotion violente et
douloureuse que la toux produit dans tout le corps , il s'at-
tache fortement à tout ce qui est près de lui , ou demande à
être retenu par quelque personne qu'il trouve.

Lorsque l'accès est passé , la respiration est quelquefois

---

(1) Cette toux dure quelquefois plusieurs années. M. Cullen a
connu un malade qui, sept ans après avoir eu une toux semblable ,
ne gagnait jamais un catarrhe sans éprouver le retour de la toux.

précipitée, et le malade paraît fatigué quelque temps après ; mais, chez un grand nombre, ceci est très-peu sensible ; et, communément, les enfants sont tellement rétablis, qu'ils retournent sur-le-champ à leur jeu, ou à ce qui les occupait avant.

1407. Si l'accès de coqueluche se termine par le vomissement des matières contenues dans l'estomac, le malade est communément affamé immédiatement après, il demande de la nourriture, et mange avec beaucoup d'avidité.

1408. Il n'y a quelquefois, dans le commencement de cette maladie, aucune expectoration, ou uniquement une expectoration d'un mucus limpide : tant que cela est ainsi, les accès sont plus violents et durent plus long-temps ; mais, communément, l'expectoration devient bientôt considérable, et l'on rejette souvent une grande quantité de mucus très-épais ; et plus ce mucus est expectoré facilement, plus les accès de toux sont courts.

1409. Les accès violents de toux interrompent fréquemment le passage libre du sang à travers les poumons, et gênent en conséquence le retour de celui qui vient de la tête ; ce qui donne lieu à la turgescence et à la rougeur du visage, qui accompagnent communément les accès : la même cause semble occasioner aussi les hémorrhagies du nez, et même des yeux et des oreilles, qui arrivent quelquefois dans cette maladie.

1410. Cette maladie a souvent lieu de la manière que nous venons de décrire, sans être accompagnée d'aucune pyrexie ; Sydenham dit l'avoir rarement observée : néanmoins je l'ai très-fréquemment vue réunie à la coqueluche, quelquefois même dès son commencement ; mais le plus souvent cela n'arrive que quand cette maladie a duré quelque temps. Je n'ai pas remarqué que cette pyrexie se manifestât sous aucune forme intermittente régulière : elle est continue jusqu'à un certain point ; mais elle a des redoublements évidents vers le soir, qui ne cessent que le lendemain matin.

1411. La difficulté de respirer est un autre symptôme qui accompagne très-fréquemment la coqueluche : ce symptôme ne survient pas seulement immédiatement avant et après les accès de toux, il est continuel ; mais ses degrés varient suivant les différents malades. J'ai à peine vu un exemple de coqueluche mortelle où il n'y eût constamment, pendant quelque temps, un degré considérable de pyrexie et de dyspnée.

1412. Lorsque la contagion a une fois produit la maladie, les accès de toux sont souvent réitérés, sans être déterminés par aucune cause évidente ; néanmoins on peut, dans beaucoup de cas, considérer la contagion comme produisant uniquement une disposition à la maladie ; et la fréquence des accès dépend, jusqu'à un certain point, de différentes causes qui peuvent les déterminer, telles que l'exercice violent, une nourriture trop abondante, des aliments de difficile digestion, les irritations des poumons produites par la poussière, la fumée ou des odeurs fortes désagréables ; mais particulièrement toute émotion considérable de l'esprit.

1413. Telles sont les principales circonstances qui caractérisent cette maladie : l'événement en est varié ; néanmoins on peut communément le prévoir, en faisant attention aux observations suivantes.

Plus les enfants sont jeunes, plus ils courent de danger dans cette maladie ; et parmi ceux à qui elle est fatale, on en voit un plus grand nombre au-dessous de deux ans qu'au-dessus.

Plus les enfants sont avancés en âge, plus ils sont à l'abri d'un événement fâcheux ; je regarde même cette règle comme très-générale, en avouant cependant qu'elle souffre plusieurs exceptions.

Les enfants nés de parents phthisiques et asthmatiques, courent le plus grand danger dans cette maladie.

Lorsque la maladie, après avoir commencé sous la forme d'un catarrhe, est accompagnée de fièvre et de difficulté de respirer, et d'une expectoration médiocre, elle est souvent mortelle, sans prendre le caractère de la coqueluche ; mais, dans la plupart de ces cas, la toux convulsive et l'inspiration sonore dissipent en général le danger lorsqu'elles surviennent, et procurent en même temps une expectoration plus libre.

Il n'y a point de danger dans la coqueluche lorsque, cette maladie ayant parfaitement pris le type qui lui est propre, les accès ne sont ni fréquents ni violents, que l'expectoration est modérée, et que, pendant l'intervalle des accès, le malade ne sent pas de malaise, conserve son appétit, dort, et n'a ni fièvre, ni difficulté de respirer ; si même ces symptômes deviennent de jour en jour plus favorables, la maladie se termine très-promptement sans aucun secours.

Une expectoration très-médiocre ou très-copieuse est dangereuse, surtout si la dernière circonstance est accompagnée d'une grande difficulté de respirer.

Il n'y a pas en général de danger lorsque les accès se terminent par le vomissement et sont immédiatement suivis d'une faim extraordinaire.

Une hémorrhagie modérée du nez est souvent salutaire, mais les hémorrhagies très-considérables sont généralement fort nuisibles.

Lorsque cette maladie attaque des personnes très-affaiblies, l'événement en est très-généralement fâcheux.

Le danger de la coqueluche est souvent dû à la violence des accès, qui produit l'apoplexie, l'épilepsie, ou une suffocation subite ; mais ces accidents sont très-rares, et le danger de la maladie semble en général proportionné à la fièvre et à la dyspnée qui l'accompagnent.

1414. La cure de cette maladie a toujours été regardée comme difficile, soit que l'on se propose de prévenir sa tendance fatale lorsqu'elle est violente, ou uniquement d'en abréger le cours lorsqu'elle est bénigne. Lorsque la contagion est récente et continue à agir, nous ne connaissons aucun moyen de la corriger ni de l'expulser ; en conséquence, la maladie dure nécessairement quelque temps : mais il est probable que dans ce cas la contagion cesse enfin d'agir, comme cela arrive dans les autres contagions, et qu'alors la maladie continue de même que les autres affections convulsives, par la puissance seule de l'habitude.

1415. D'après cette manière de considérer cet objet, je prétends que l'on doit varier le traitement, et suivre deux indications différentes, selon la période de la maladie. Dans le commencement, et quelque temps après, on doit employer des remèdes capables d'en arrêter les effets violents, et la tendance fatale ; mais lorsqu'elle a duré quelque temps sans être accompagnée d'aucun symptôme violent, les seuls remèdes qui conviennent sont ceux qui peuvent interrompre son cours, et la faire cesser entièrement plus tôt qu'elle ne l'aurait fait spontanément.

1416. La saignée est nécessaire pour remplir la première indication chez les sujets pléthoriques ou chez d'autres, lorsqu'il paraît, d'après les circonstances qui accompagnent la toux et ses accès, que le sang passe difficilement à travers les poumons ; il peut même être nécessaire de la réitérer, surtout dans le commencement de la maladie (1) ;

____

(1) On ne doit point redouter la saignée lorsque la maladie commence avec violence, quel que soit l'âge des malades ; la saignée ne peut être nuisible que quand la coqueluche a duré plusieurs semaines, et qu'une faiblesse extrême se trouve réunie à la dyspnée.

mais comme les affections spasmodiques ne permettent pas communément de saigner beaucoup, il convient rarement dans la coqueluche de réitérer souvent ce remède.

1417. Il est nécessaire de prévenir ou détruire par de doux laxatifs la constipation qui accompagne fréquemment cette maladie : il est en général utile d'entretenir la liberté du ventre ; mais les évacuations considérables de ce genre sont communément nuisibles.

1418. Le vésicatoire est souvent utile pour prévenir ou détruire la détermination inflammatoire, qui, dans cette maladie, se porte quelquefois aux poumons ; on l'a même réitéré avec avantage : mais les cautères ne produisent pas autant d'effet, et ne doivent nullement empêcher de réitérer les vésicatoires lorsqu'ils sont indiqués. Il est plus efficace, lorsque ces derniers conviennent, de les appliquer sur le thorax que sur toute autre partie éloignée.

1419. Les émétiques sont les plus utiles de tous les remèdes dans cette maladie (1) ; ils agissent d'une manière géné-

---

La pyrexie, l'hémorrhagie, la contraction des extrémités, les douleurs de poitrine, la dureté du pouls, le gonflement du visage, sont des symptômes qui indiquent des congestions considérables dans les vaisseaux sanguins, et qui exigent toujours la saignée.

L'ouverture des cadavres de ceux qui ont péri de la coqueluche, a appris que la plupart des viscères étaient enflammés ou dans un état de suppuration, particulièrement la plèvre, les ramifications de la trachée-artère, les poumons et le foie. Le seul moyen de prévenir ces suites fâcheuses, est de recourir à la saignée avant que les symptômes d'étisie se soient manifestés : ce remède calme communément les accidents les plus violents, lors même que la maladie a duré quelque temps, pourvu que les enfants ne soient pas trop affaiblis.

(1) Les vomissements spontanés sont utiles, et forment en général la crise de chaque paroxysme. En imitant la nature, on abrège les accès, et l'on en rend les retours moins fréquents. D'ailleurs,

rale en interrompant le retour des affections spasmodiques, et d'une manière particulière en excitant une détermination très-puissante vers la surface du corps, et détruisant par ce moyen les déterminations qui se font vers les poumons. Je pense qu'il faut, pour obtenir ces avantages, employer fréquemment le vomissement complet, et qu'il est utile, dans les intervalles que l'on doit nécessairement laisser entre les vomissements, de donner les émétiques antimoniaux à des doses capables d'exciter la nausée. Je n'ai jamais remarqué que le *soufre doré d'antimoine*, si vanté par Clossius, fût un remède convenable, à cause de l'incertitude de sa dose : le tartre émétique, employé de la manière qui a été indiquée par le docteur Fothergill, m'a paru être plus utile (1).

le vomitif est l'expectorant le plus efficace, parce qu'il a l'avantage d'exprimer le mucus contenu dans les glandes bronchiques : on doit le réitérer en raison des forces du malade et de la quantité de matière muqueuse qu'il rend à la fin de chaque accès. Quelques auteurs veulent qu'on ne donne les émétiques qu'à une petite dose suffisante pour exciter la nausée. Frédéric Clossius, *de variol. mech. med.*, s'imaginait avoir trouvé un remède souverain pour la toux convulsive, dans le soufre doré d'antimoine, donné de manière qu'il ne produisît aucun effet sensible sur l'estomac. On a prescrit souvent en France l'ipécacuanha et le kermès minéral à très-petite dose, dans la même vue ; mais tous ces remèdes n'ont d'effet sensible qu'autant qu'ils excitent le vomissement.

(1) Le docteur Fothergill, dans le troisième volume des *Observations des médecins de Londres*, recommande de mêler exactement deux grains de tartre stibié avec un demi-gros de poudre d'écrevisse. Son but, dans cette composition, est de pouvoir diviser facilement et avec précision le tartre stibié en très-petites doses : il faisait prendre à un enfant d'un an un grain de cette poudre, qui contient un seizième de grain de tartre émétique, dans une petite cuillerée de lait ou d'eau ; lorsque cette quantité ne suffisait pas, il l'augmentait le lendemain, jusqu'à ce qu'il pût exciter le vomissement ; et il réitérait tous les jours ce vomitif à la même heure, c'est-à-dire avant midi, entre le déjeuner et le dîner. Il

1420. Tels sont les remèdes convenables dans la première
période de la maladie, pour prévenir sa tendance fatale et la

---

avait adopté ce temps, parce qu'il craignait que le vomitif donné
à jeun n'irritât trop, et que le soir il ne privât l'enfant d'une trop
grande quantité de nourriture.

Lorsque la fièvre était violente, Fothergill faisait prendre un
demi - grain de cette composition, qu'il joignait avec quelques
grains de nitre et de poudre de contrayerva : ce remède procurait en général une diaphorèse agréable, et dissipait une partie
de l'humidité qui aurait pu augmenter l'irritation et l'embarras des
poumons.

Ce médecin prescrivait cette composition dans tous les temps
de la maladie, et il dit avoir eu rarement besoin de la saignée ou
de quelque autre évacuation, si ce n'était de procurer une selle ou
deux par jour. Lorsque le remède indiqué ne produisait pas cet
effet, alors il donnait le soir, à l'heure où le malade allait se coucher, une dose convenable de magnésie mêlée avec la préparation
antimoniale ; ce qui suffisait en général pour remplir le but qu'on
se proposait.

Quelquefois ce procédé ne procure pas un avantage fort sensible
pendant plusieurs jours ; mais il faut continuer tant qu'il n'en résulte aucun inconvénient considérable.

Le premier avantage que l'on en retire communément, consiste
en ce que les accès de toux deviennent moins fréquents, la fièvre
se modère, et la respiration n'est pas aussi gênée ; la violence des
accès ne paraît pas d'abord fort diminuée pendant quelques jours ;
mais enfin la toux est moins forte, et chacun des autres symptômes se calme. Alors Fothergill prescrit de prendre deux jours
de suite la poudre et de s'en abstenir le troisième ; peu de temps
après il n'en donne que de deux jours l'un, et ensuite une fois ou
deux la semaine, jusqu'à ce que la toux disparaisse entièrement.

Pendant l'usage de ce remède, il faisait prendre aux malades
le lait d'ânesse, il leur prescrivait des nourritures légères, telles
que le bouillon et le lait, et recommandait d'être surtout très-sé-
vère sur la quantité des aliments ; car plus l'estomac est souvent

rendre bénigne. Mais dans la seconde période, où je suppose que la contagion a cessé d'agir, et que la maladie ne continue que par la puissance de l'habitude, l'indication cesse d'être la même, et il faut employer des remèdes différents.

1421. Je pense que cette maladie, qui est souvent longue, ne subsiste pas tout ce temps par la contagion. Il me paraît probable que la coqueluche est entretenue long-temps après que la contagion a cessé d'agir, par la puissance de l'habitude seule; car la terreur, et tout changement considérable dans l'état du système, tel que l'éruption de la petite vérole, ont souvent guéri cette maladie; enfin les toniques

---

chargé au point de produire l'oppression la plus légère, plus la maladie continue de temps et est violente.

Cette composition a l'avantage de ne pas avoir de goût, d'être moins échauffante et moins irritante qu'aucun des remèdes que l'on a prescrits dans cette maladie, et d'agir néanmoins avec autant de certitude, et peut-être plus d'énergie : elle est surtout un puissant diaphorétique. On a objecté que les testacés privaient le tartre stibié de son acide et le dépouillaient de ses vertus; mais cela n'arrive que quand on garde la poudre long-temps; et Fothergill recommande de la renouveler souvent.

Ce remède convient particulièrement lorsque la fièvre est continue; il remplit les mêmes vues que l'ipécacuanha et l'oxymel scillitique; mais il est plus efficace. L'auteur ne pense pas cependant qu'il doive être employé dans tous les temps et dans toutes les circonstances, à l'exclusion des autres. Il convient qu'il y a certaines constitutions épidémiques où le quinquina, le musc, le castoréum et les cantharides même peuvent être utiles.

On a recommandé dans la coqueluche les pectoraux, tels que la scille et la gomme ammoniaque; mais ils y ont été peu utiles. La scille n'agit qu'en excitant le vomissement; et il est inutile de recourir à un médicament aussi désagréable, puisque le tartre stibié remplit les mêmes vues.

Les mucilages doux font plus de mal que de bien, lorsqu'on les emploie constamment; ils affaiblissent l'estomac et ôtent l'appétit.

et les antispasmodiques l'ont également dissipée. Or on ne peut supposer qu'aucun de ces moyens corrige ou chasse la matière morbifique, quoiqu'ils conviennent évidemment pour changer l'état et les habitudes du système nerveux.

1422. Cette manière de voir nous conduit à l'indication que l'on peut former, et en grande partie aux remèdes que l'on doit employer dans ce que je suppose être la seconde période de la coqueluche. On pourrait peut-être objecter que cette indication d'en abréger le cours, n'est pas fort importante ou fort nécessaire, parce qu'elle suppose que la violence du mal et le danger sont dissipés, et en conséquence que la maladie cessera promptement d'elle-même. Mais cette dernière supposition n'est pas bien fondée; la coqueluche, de même que beaucoup d'autres affections convulsives et spasmodiques, peut continuer long-temps par la puissance de l'habitude seule, et être suivie d'effets fâcheux par le retour réitéré des paroxysmes; ce qui doit arriver plus facilement lorsque la violence des paroxysmes, et par conséquent leurs effets pernicieux, sont considérablement aggravés par différentes causes externes qui peuvent survenir accidentellement. Notre indication est donc convenable, et nous allons examiner les différents remèdes que l'on peut employer pour la remplir.

1423. La terreur peut être un remède puissant; mais il est difficile d'en mesurer le degré nécessaire; et je ne puis proposer d'y recourir, parce qu'un degré léger de terreur peut n'être d'aucune efficacité, et un degré considérable être dangereux.

1424. Les autres remèdes que je regarde comme propres à remplir la seconde indication que j'ai admise, et que l'on a en effet fréquemment employés dans cette maladie, sont les antispasmodiques ou les toniques.

Entre les antispasmodiques, le castoréum a été particulièrement recommandé par le docteur Morris (1) ; mais j'en ai fait plusieurs essais sans le trouver efficace.

On a employé le musc avec plus de probabilité ; néanmoins il ne m'a pas réussi communément, et je ne puis déterminer si cela est dû à ce que je n'ai pu en obtenir de véritable, ou à ce que je ne l'ai pas donné à une dose assez considérable. Le plus puissant de tous les antispasmodiques est certainement l'opium : il est souvent utile, lorsqu'il n'y a ni fièvre ni difficulté de respirer considérable, pour modérer la violence de la coqueluche ; mais je n'ai pas vu de cas où l'on ait entièrement guéri cette maladie par son usage.

Si la ciguë a été un remède efficace dans cette maladie, comme nous devons le croire d'après les observations du docteur Butter, je conviens avec cet auteur, que l'on doit la regarder comme antispasmodique. D'après cette supposition, on peut un peu compter sur ce remède ; et il paraît, par ce qu'en ont dit le docteur Butter et quelques autres, qu'il a souvent été utile : mais, dans les essais que j'en ai fait, il n'a souvent eu aucun succès ; peut-être cela était-il dû à ce qu'il n'avait pas toujours été convenablement préparé (2).

----

(1) Le docteur Morris paraît avoir peu compté sur le castoréum seul, car il l'a toujours employé conjointement avec le quinquina et les vésicatoires. Voyez les *Observations des médecins de Londres*, V, III, art. 28.

(2) Le remède dont l'efficacité m'a paru la plus incontestable, soit dans la première, soit, mieux encore, dans la seconde période de la coqueluche, c'est la racine de belladone, administrée par fractions de grain jusqu'à la dose de deux à cinq grains par jour. Constamment je l'ai vue diminuer d'abord par degrés l'expectoration et la toux, et faire ensuite cesser, dans l'espace de huit à dix jours, la coqueluche la mieux caractérisée. D'autres pra-

1425. Je regarde comme toniques, le *muscus pyxidatus* (1), autrefois fort célèbre , ainsi que l'écorce de gui de chêne : mais je n'ai aucune expérience sur ces deux remèdes, parce que je me suis toujours fié à l'écorce du Pérou , que je considère comme le moyen le plus certain de guérir la coqueluche lorsqu'elle est parvenue à son second degré ; et

---

ticiens, parmi lesquels je citerai M. Marc , le premier qui l'ait fait connaître en France, n'en ont pas obtenu de moindres avantages ; et toutefois ce médicament est encore presque inusité. (D. L.)

(1) Dioscoride , Galien et tous les médecins anciens , ont souvent recommandé différentes espèces de mousses comme des remèdes utiles dans tous les cas où il était avantageux de resserrer et de fortifier. Ils ont en général mis en usage les mousses blanches et odorantes qui croissent sur le chêne et le peuplier ; néanmoins ils n'ont pas négligé celles qui rampent à terre , et surtout l'espèce que J. Bauhin désigne par les termes de *muscus pyxidatus*, que les modernes ont mise dans la classe des lichens : Tournefort l'a nommée *lichen pyxidatus major*, et Linné, *lichen scyphifer simplex , crenulatus, tuberculis fuscis.* Willis , dans son traité *de Operationibus medicamentorum*, avoue que souvent les bonnes femmes réussissent mieux à guérir la coqueluche que les médecins ; il ajoute que le *muscus pyxidatus* est le premier des remèdes empiriques , et qu'il s'en est servi avec succès. On pourrait en effet le préférer aux autres astringents , et même au quinquina , parce qu'il est avantageux de donner aux enfants un remède qui n'ait pas d'amertume et qu'ils puissent prendre facilement. Tournefort dit aussi que l'infusion de cette plante dans quelque boisson convenable , guérit la toux convulsive des enfants. Il paraît que ce remède ne réussit que donné à grande dose ; car les anciens en faisaient prendre une forte infusion. M. van Woensel, médecin des cadets de Pétersbourg , l'a aussi employé avec succès dans la coqueluche , lorsque tous les autres antispasmodiques avaient été inutiles ; il en faisait bouillir trois gros dans une suffisante quantité d'eau pour être réduite à dix onces.

quand il y a peu de fièvre, il est rare que le quinquina (1),
donné en quantité suffisante, ne termine pas promptement
la maladie.

1426. On a observé que dans les cas où les affections con-

---

(1) Le quinquina convient surtout quand la fièvre qui accompagne la coqueluche est intermittente ou rémittente ; mais, en 1738,
le docteur Burton a cru augmenter beaucoup l'action de ce remède
en le joignant aux cantharides ; il proposa, en conséquence, de
mêler un scrupule de cantharides et autant de camphre avec trois
gros d'extrait de quinquina. Il faisait prendre aux enfants huit ou
dix grains de ce mélange toutes les trois ou quatre heures, suivant les circonstances, dans une cuillerée de quelque eau simple
ou de julep, dans laquelle il faisait dissoudre un peu de baume de
copahu. Sutcliff, dans un temps où régnait la coqueluche, trou-
vant le remède de Burton extrêmement difficile à faire prendre aux
enfants, en changea la forme, sans altérer les qualités des dro-
gues, de la manière suivante. Il prenait une once et demie de teinture de quinquina, une demi-once d'élixir parégorique et un gros
de teinture de cantharides qu'il faisait mêler ensemble. Il donnait
cette teinture, à petite dose, trois ou quatre fois par jour, et
l'augmentait jusqu'à ce qu'il survînt une légère strangurie ; alors
il en diminuait la dose ou la faisait prendre à des intervalles plus
longs. La strangurie survenait communément vers le troisième
jour, et la cure ne durait guère que six jours après l'administration de ce remède. Quelquefois il produisait ses effets salutaires
sans exciter la strangurie ; mais lorsque celle-ci survenait, la
cure était plus prompte, soit que l'on unît ou non le quinquina
aux cantharides. Ce praticien fit usage, avec beaucoup de succès,
de ce remède pendant vingt ans ; mais il ne le prescrivait qu'après
avoir fait précéder les évacuations convenables. Letson dit aussi
l'avoir employé avec beaucoup d'avantage, et ajoute que Millar,
qui en craignait d'abord les effets, le tenta et en éprouva toujours
du succès. Néanmoins ce remède paraît fort dangereux ; il exige
beaucoup de circonspection et de jugement ; et M. Cullen a observé que le quinquina seul procurait tous les avantages que l'on
pouvait attendre de ce prétendu spécifique.

3.   7

vulsives semblaient ne continuer que par la force de l'habitude, ces maladies avaient guéri par un changement considérable dans toutes les circonstances de la vie et dans
la manière de vivre : on s'est conduit de même par analogie dans la coqueluche ; on a en conséquence conseillé le
changement d'air, et l'on a cru qu'il avait été utile. Je l'ai
également remarqué dans plusieurs cas ; mais ses effets ne
m'ont jamais paru durables, ou suffisants pour guérir entièrement la maladie.

SECTION III.

Des Affections spasmodiques des fonctions naturelles.

CHAPITRE VIII.

De la Pyrosis, ou maladie vulgairement appelée le fer chaud.

1427. Il y a différentes espèces de sensations douloureuses
que l'on rapporte à l'estomac, et qui vraisemblablement
sont produites par des affections réelles de cet organe. Il
est probable que ces sensations sont dues à des affections
de différentes natures ; on devrait, en conséquence, les
distinguer par des noms différents : mais je suis obligé
d'avouer qu'il est difficile de mettre une très-grande précision dans cette matière. J'ai cependant tenté de le faire
dans mon essai de *Nosologie méthodique* : car j'ai donné le
nom de gastrodynie aux douleurs aiguës et pongitives, et à
celles qui sont accompagnées d'un sentiment de distension ou de constriction, mais où il n'y a en même temps
aucun sentiment d'acrimonie ou de chaleur. Pour ex-

primer les sensations douloureuses ou incommodes qui paraissent produites par un sentiment d'acrimonie qui irrite la partie, ou par un sentiment de chaleur semblable à celui que cause souvent l'application externe ou interne des acides, je me sers du terme de cardialgie, sous lequel je comprends particulièrement les sensations que l'on désigne vulgairement sous le nom de fer chaud. Je pense que le terme de *soda* a été communément employé par les praticiens pour exprimer une affection accompagnée de sensations du dernier genre.

1428. Outre les douleurs désignées par les termes de gastrodynie, de périodynie, de cardialgie et de soda, il y a, je pense, une autre sensation douloureuse différente de toutes les précédentes, que M. Sauvages appelle *pyrosis suecica*; il l'a décrite d'après Linné, qui la nomme *cardialgia sputatoria*. M. Sauvages a formé, sous le titre de pyrosis, un genre, dont toutes les espèces, excepté la huitième, qu'il désigne sous le titre de *pyrosis suecica*, doivent se rapporter à la gastrodynie ou à la cardialgie; et, si l'on doit former un genre de la pyrosis, je crois que l'on ne peut y comprendre que les espèces dont j'ai parlé : je conviens que, dans ce cas, l'expression n'est pas fort exacte; mais j'ai tant d'aversion pour introduire de nouveaux termes, que je continuerai à me servir de celui de M. Sauvages.

1429. Je pense que la gastrodynie et la cardialgie sont presque toujours des affections symptomatiques ; c'est pourquoi je n'en dirai rien dans cet ouvrage : mais je vais parler de la pyrosis (1), comme maladie idiopathique, et dont on

____

(1) Le caractère de la pyrosis ou du fer chaud, consiste dans une douleur brûlante de l'épigastre, accompagnée d'éructation d'une quantité d'humeur aqueuse, communément insipide, quelquefois âcre. N. C. Genre LVIII.

n'a pas encore fait mention dans aucun corps complet de médecine.

M. Cullen ne reconnaît qu'une seule espèce de pyrosis, qui est celle que Linné a décrite sous le nom de *cardialgie sputatoire*, et que Sauvages appelle *pyrosis des Suédois*; néanmoins cette maladie n'est-pas b rnée à la Laponie et à la Suède, comme on l'a cru; elle règne aussi dans d'autres contrées, mais déguisée sous les noms de *soda* et de *cardialgie*. Elle ressemble en effet et est quelquefois combinée avec la cardialgie; mais elle existe souvent sans elle, et en diffère en ce qu'elle affecte fréquemment les personnes fortes et laborieuses, qui ne sont point sujettes à la dyspepsie; la cardialgie, au contraire, est souvent un symptôme de dyspepsie. Le sentiment de contraction de l'estomac que les malades éprouvent dans la pyrosis, ressemble au morsus ventriculi, mais est porté à un degré plus considérable.

M. Cullen regarde comme symptomatiques les espèces suivantes de pyrosis admises par Sauvages.

1° La pyrosis vulgaire, connue sous les noms d'*aigreurs d'estomac*, de *fer chaud*. Cette espèce dure peu de temps, à moins qu'elle ne survienne chez les hypochondriaques : elle est produite par les aliments acescents, difficiles à digérer, et se dissipe dès que la digestion est faite. Les aliments qui contiennent beaucoup d'huile, tels que les châtaignes, les fritures faites avec de l'huile ou de la graisse rances, et les liqueurs fermentées, la bière surtout, donnent lieu à cette maladie. Elle se reconnaît à un sentiment d'aigreur et de chaleur qui se fait particulièrement sentir dans la gorge, se répand dans tout l'œsophage, et est accompagné d'une excrétion fréquente de salive qui paraît acide; il y a, vers l'épigastre, un malaise semblable qui excite souvent le vomissement; l'esprit est aussi affecté d'un certain malaise, qui donne lieu à la colère et à l'humeur, et produit des distorsions du visage.

2° La pyrosis produite par la conception. Elle survient quelquefois immédiatement après la conception, et en est un signe chez quelques femmes; on l'a vue durer dans quelques cas jusqu'au temps de l'accouchement.

3° La pyrosis bilieuse. Elle accompagne souvent la fièvre et la

1430. La pyrosis est une maladie fréquente parmi le bas peuple; néanmoins elle attaque aussi, quoique plus rarement, ceux d'une condition plus relevée. Elle est commune en Écosse, mais il s'en faut bien qu'elle le soit autant qu'en Laponie, selon le rapport de Linné. Elle affecte assez généralement ceux qui sont au-dessous du moyen âge, et rarement ceux qui n'ont pas encore atteint l'âge de puberté. Quand on en a une fois été attaqué, la moindre cause la fait facilement revenir long-temps après; cependant on l'observe rarement chez les personnes fort avancées en âge. Elle affecte les deux sexes, mais plus fréquemment les femmes que les hommes. Elle attaque quelquefois les femmes grosses, quelques-unes même ne ressentent cette indisposition que pendant leur grossesse. Les filles en sont plus souvent affligées que les femmes mariées; et, parmi ces dernières, les femmes stériles en sont plus fréquemment attaquées. J'ai eu occasion d'observer plusieurs fois cette maladie chez des femmes qui avaient des fleurs blanches.

1431. C'est ordinairement le matin et avant midi, lorsque l'estomac est vide, que les accès de cette maladie

---

cardialgie. Elle se reconnaît par le défaut d'appétit, l'amertume de la bouche, le vomissement bilieux. Elle est commune aux personnes d'un tempérament bilieux, surtout si elles font usage d'aliments âcres, tels que les ognons, l'ail, le vieux fromage.

4° La pyrosis produite par l'inflammation des viscères du basventre, comme on l'observe dans la gastrite, l'hépatite, la cystite, la métrite.

5° La pyrosis ulcéreuse. Elle est entretenue par l'ulcère du pylore, qui excite une douleur brûlante des plus vives dans l'épigastre vers le pylore; les aliments salés ou âcres, le vin, le bouillon, augmentent la douleur. Cette douleur ressemble à celle qu'exciterait un charbon ou un fer rouge : le malade est obligé de comprimer l'épigastre avec la main, et ne peut s'empêcher de pousser des gémissements.

paraissent ; le premier symptôme est une douleur au creux de l'estomac, jointe à un sentiment de constriction de ce viscère, comme s'il était tiré vers le dos ; la douleur augmente lorsque l'on veut se tenir droit ; c'est pourquoi le corps est, pendant les accès, penché en avant. Cette douleur est souvent très-vive, et suivie, après avoir duré quelque temps, d'une éructation d'une quantité considérable d'une eau claire, qui quelquefois a un goût acide, mais qui est presque toujours absolument insipide. Cette éructation se réitère fréquemment pendant quelque temps, et ne modère pas sur-le-champ la douleur qui l'a précédée ; mais elle produit cet effet au bout d'un certain temps, et met fin à l'accès.

1432. Les accès de pyrosis surviennent communément sans être déterminés par aucune cause évidente ; et je n'ai pas observé que cette maladie dépendît absolument d'une manière de vivre particulière. Elle attaque les personnes qui vivent de nourriture animale ; mais plus fréquemment, à ce que je crois, celles qui se nourrissent de lait et de farineux. Elle semble souvent être déterminée par l'action du froid sur les extrémités inférieures, ou par une vive émotion de l'ame. Elle survient fréquemment sans aucun symptôme de dyspepsie.

1433. La nature de cette affection n'est pas fort aisée à connaître ; je pense cependant qu'on peut l'expliquer de la manière suivante : elle semble commencer par le spasme des fibres musculaires de l'estomac. Ce spasme se communique ensuite d'une certaine manière, aux vaisseaux sanguins et aux vaisseaux exhâlants de façon à augmenter l'impétuosité avec laquelle les fluides se portent dans ces vaisseaux, tandis que leurs extrémités sont dans un état de constriction : en conséquence, pendant que la force de la circulation qui est augmentée, détermine une plus grande quantité de fluides à se porter dans ces vaisseaux, l'état de constriction de leurs extrémités ne permet le passage qu'aux parties aqueuses les plus déliées, d'une manière analogue, à tous égards, si je ne me trompe, à ce qui arrive dans le diabétès hystérique.

1434. La cure de cette maladie est aussi difficile que sa théorie. On ne peut modérer le paroxysme avec certitude que par l'usage de l'opium. Les autres antispasmodiques, tels que l'éther vitriolique (éther sulfurique) et l'alcali volatil (ammoniaque liquide), sont quelquefois utiles ; mais ils ne le sont jamais aussi constamment. L'opium et les autres antispasmodiques, calment les accès, néanmoins ils n'ont pas la vertu d'en empêcher les retours. On a employé sans succès tous les remèdes indiqués contre la dyspepsie. Je n'ai pas eu occasion d'essayer la noix vomique dont Linné dit avoir fait usage (1).

CHAPITRE IX.

De la Colique (2).

1435. LE principal symptôme de cette maladie est une douleur qui se fait sentir dans le bas-ventre ; cette douleur est rarement fixe dans une partie et pongitive ; mais il y a une

(1) Linné dit que quelques malades prenaient jusqu'à un scrupule de noix vomique en poudre, ce qui est une dose énorme.

(2) Le caractère de la colique consiste dans une douleur de l'abdomen, qui se fait particulièrement sentir autour du nombril, et est accompagnée d'un sentiment de tortillement ; il y a en même temps vomissement, constipation. N. C. Genre LIX.

On comprend communément sous le nom de colique, toutes les douleurs du bas-ventre ; mais M. Cullen borne ce terme aux douleurs des intestins, qui se reconnaissent particulièrement en ce qu'elles se font sentir vers l'ombilic, et qu'il n'y a d'ailleurs aucune douleur dans la région des autres viscères, tels que l'estomac, le foie et la rate ; il exclut, par conséquent, du genre des

distension douloureuse qui s'étend jusqu'à un certain point sur tout l'abdomen, et est particulièrement caractérisée par

---

coliques, celles que l'on a nommées hépatiques, néphrétiques, et il comprend sous le même nom, non-seulement la colique proprement dite, mais même la passion iliaque et la rachialgie ou colique des peintres.

L'omentum, le pancréas, le péritoine peuvent être affectés de douleurs semblables à la colique, et rendre le diagnostic douteux; mais ces affections sont en général inflammatoires, ce qui les distingue des coliques, dont le caractère est de se manifester sans pyrexie ni affection locale.

Lorsque les signes particuliers à la colique paraissent douteux, il faut faire attention au vomissement et à la constipation. Néanmoins ces symptômes ne sont pas toujours sûrs. Le premier peut être produit par la néphrétique, le second par la constriction des pores biliaires. Mais, dans ce dernier cas, la cause devient bientôt évidente par la jaunisse qui survient.

La colique attaque souvent une des deux courbures du colon; de manière qu'il est difficile de la distinguer de la néphrétique: néanmoins on peut y parvenir jusqu'à un certain point, en examinant l'urine, qui, dans la néphrétique, est limpide, et dans la colique, trouble et colorée. En outre, la douleur ne se porte point jusqu'au testicule, et l'urine n'est pas si fréquemment supprimée que dans la néphrétique.

La colique est idiopathique ou symptomatique.

Des Coliques idiopathiques.

M. Cullen admet sept espèces de coliques idiopathiques; savoir: I, la colique *spasmodique*; II, la colique de *Poitou* ou *des peintres*; III, la colique *stercorale*; IV, la colique *accidentelle*; V, la colique *méconiale*; VI, la colique *calleuse*; VII, la colique *calculeuse*. (Voyez, § 1440, le jugement que porte Cullen de sa propre classification. (D. L.))

I. La colique *spasmodique* se reconnaît à la rétraction de l'ombilic et aux spasmes des muscles de l'abdomen.

On doit regarder comme des variétés de cette espèce, 1° la colique spasmodique proprement dite, ou la colique convulsive, qui

un sentirent de tortillement autour du nombril. Lorsque cette douleur existe, le nombril et les téguments du bas-

---

est quelquefois accompagnée de convulsions, et que Hoffmann regarde comme produite par une sérosité âcre qui irrite les intestins.

2° La colique flatulente ou venteuse. Cette espèce se reconnaît en ce que les douleurs diminuent quand le malade rend des vents par bas, quand il prend des lavements ou qu'il va à la selle; ce qui n'arrive pas dans la gastrodynie flatulente; d'ailleurs la douleur n'augmente pas dans cette colique en comprimant l'abdomen : quand le paroxysme est violent, l'urine se supprime, la verge se contracte et se roidit; mais il n'y a ni douleur des reins, ni envies continuelles d'uriner; les urines ne sont point ardentes et ne changent pas de couleur comme dans la néphralgie. Il y a constipation, et les excréments sont durs.

3° L'iléus physodes de Rolfincius. Cette variété se distingue par les borborygmes et une grande quantité de vents que le malade rend par la bouche; la douleur est au-dessus du nombril, et il ne sort point d'excréments par bas, mais des vents.

4° La colique bilieuse. Elle affecte les jeunes gens vifs, colères, d'un tempérament bouillant, qui abusent des liqueurs spiritueuses, et les hommes bilieux, qui sont échauffés par la chaleur de l'été; la pyrexie est passagère ou ne se manifeste pas. Les symptômes de cette colique sont une voix rauque, la cardialgie, le défaut d'appétit, des vomissements bilieux porracés, le hoquet, l'amertume de la bouche, accompagnée de soif et de chaleur; l'urine est en petite quantité et brune; le ventre n'est pas toujours resserré, il y a même, chez quelques malades, des déjections bilieuses fréquentes; la douleur affecte souvent un des petits intestins, tel que le duodénum; l'abdomen n'est pas tendu ni brûlant comme dans l'entérite; les urines coulent, la tête est affectée de vertiges; le pouls n'est ni dur ni tendu, quoique fréquent : cette maladie est aiguë; souvent la jaunisse survient.

M. Cullen regarde comme réellement *spasmodique* cette espèce de colique, que les médecins ont nommée bilieuse, uniquement d'après le vomissement de bile; car il pense que tout vomissement violent et souvent répété, fait communément sortir la bile.

ventre se retirent ordinairement en dedans; souvent les
muscles sont dans un état de contraction spasmodique, et

5° La colique pituiteuse ou glaireuse, que l'on croit produite
par les glaires inhérentes dans les gros intestins. Dans cette espèce, la douleur est fixe, et ressemble à celle qu'occasionerait un
pieu que l'on enfoncerait dans la partie; le ventre est distendu de
vents, l'hypochondre gauche est particulièrement affecté; cette
colique est très-difficile à dissiper.

M. Cullen pense que les glaires qui s'amassent quelquefois dans
une partie des intestins, sont toujours l'effet du spasme qui les
bouche; et il regarde, en conséquence, comme une variété de la
colique spasmodique, celle qui est connue sons le nom de glaireuse
ou pituiteuse.

6° L'iléus occasioné par les glaires qui remplissent le colon.
Dans cette affection, le malade a toujours froid, il n'y a point de
fièvre, les douleurs sont très-vives, il survient d'abord des vomissements de bile et de glaires, et ensuite de matières féculentes.

7° L'iléus des Indes. Cette variété est commune à Goa et à la
Chine : elle se reconnaît aux signes de saburre, aux vomissements
violents, aux tranchées cruelles, et à l'affaiblissement des sens.
Quelques auteurs l'ont désignée sous le nom de *cholera morbus*.
Les Français l'appellent fer chaud, parce qu'on la guérit à la Chine
en appliquant un fer rouge aux pieds.

La colique spasmodique varie en raison des symptômes qui l'accompagnent.

1. Les malades vomissent leurs excréments ou les matières que
l'on a injectées dans le rectum ; ainsi, dans l'iléus spasmodique, on
a vu les malades rendre, non-seulement les lavements, mais même
les suppositoires. Cette colique accompagne quelquefois les accès
d'épilepsie, d'apoplexie et d'hystéricisme : on peut regarder comme
une variété de cette espèce l'iléus volvulus, produit par l'intus-
susception des intestins ; mais il n'y a aucun signe qui puisse indiquer cette affection : je l'ai vue s'annoncer chez un enfant par
des douleurs très-vives, qui cessèrent en peu de temps ; le malade restait continuellement couché sur le ventre, ne voulait répondre à aucune question ni rien prendre, et demandait qu'on

se divisent en portions distinctes, de manière à donner au ventre la figure d'un sac rempli de pelotons.

---

le laissât tranquille ; le pouls était petit et précipité , le visage très-coloré : il périt en trente-six heures. L'ouverture du cadavre indiqua la cause de la mort ; non-seulement il y avait intus-susception et gangrène des petits intestins, mais ils paraissaient comme noués.

2. L'inflammation est réunie à la colique, 1° dans l'iléus inflammatoire ; 2° dans la colique inflammatoire. Ces deux affections sont caractérisées par la fièvre et autres signes qui indiquent l'inflammation ; quelquefois il y a dans l'endroit où réside la douleur, une tumeur rénitente oblongue, qui imite une corde tendue ; la prostration de forces est considérable, la respiration est précipitée, le ventre est tendu , le malade ne peut retenir même la boisson, il y a des hoquets accompagnés de sueurs , et quelquefois des convulsions ; l'urine est supprimée.

La douleur de l'abdomen, ou la colique accompagnée du vomissement de matières stercorales peut exister sans inflammation ; en conséquence, M. Cullen croit que l'iléus ne diffère de la colique que par le degré. L'inflammation peut, il est vrai, succéder à la colique ; mais ce symptôme accidentel ne change point le genre de la maladie : si , au contraire, l'inflammation accompagne dès le commencement la douleur de l'abdomen et le vomissement, on doit regarder la maladie comme une inflammation des intestins.

L'iléus qui est sans fièvre et sans inflammation , se guérit facilement par les lavements ; dans le cas contraire, les malades périssent en peu de temps par la gangrène : cela arrive quelquefois à la suite des coliques souvent réitérées ; mais alors la maladie a changé de nature. Pringle semble cependant insinuer qu'il y a toujours plus ou moins d'inflammation dans la colique , et dit que cette inflammation peut exister dans les intestins, quoique d'une manière obscure et difficile à distinguer : il en juge par les marques qu'il a trouvées dans les cadavres de ceux qui en ont péri. Sauvages dit aussi avoir vu des taches rouges semblables à des pustules , dans le ventricule et les intestins de M. de Charancy , évêque de

1436. Il survient quelquefois dans les cas de diarrhée et de cholera morbus, des douleurs qui approchent beaucoup

---

Montpellier, qui mourut d'une colique venteuse ; mais il y a apparence que, dans ce cas, l'inflammation a succédé à la maladie primitive.

II. La colique *de Poitou* ou *des peintres*, est précédée d'un sentiment de pesanteur ou de malaise dans l'abdomen, particulièrement autour du nombril ; ensuite il survient une douleur de colique d'abord légère, qui n'est pas continuelle, et qui augmente principalement après le repas ; cette douleur devient enfin plus vive et presque continuelle ; elle est accompagnée d'une douleur des bras et du dos, qui se termine enfin par la paralysie.

M. Cullen pense que cette colique, que Sauvages et Astruc ont désignée sous le nom de *rachialgie*, est du même genre que les autres coliques, parce qu'elle est toujours accompagnée des symptômes qui constituent essentiellement la colique, et ceux qui y surviennent quelquefois accidentellement, ne peuvent qu'en changer l'espèce et non le genre.

La colique de Poitou varie en raison des causes éloignées : ainsi elle est produite,

1° Par un poison métallique : elle se nomme alors rachialgie métallique, colique des peintres, de plomb, des potiers. On prétend qu'elle diffère de la colique végétale ou de Poitou, en ce que les douleurs ne surviennent pas par degrés, mais tout à coup ; l'ombilic est retiré dès le commencement de la maladie ; la pression de l'abdomen n'augmente pas les douleurs dans le temps où elles sont des plus vives ; la pyrexie, la soif, le délire, surviennent lorsque la maladie est portée à son plus haut degré. C'est à tort que l'on ajoute que, dans cette maladie, les extrémités supérieures seules sont affectées de paralysie, et jamais les inférieures : il paraît constant qu'un des effets particuliers du plomb, est de produire la paralysie des extrémités, tant supérieures qu'inférieures. C'est surtout dans cette espèce que le nombril se retire, que les excréments sont durcis et en crottins, que les malades deviennent pâles, tremblants et faibles.

2° La colique de Poitou, proprement dite, peut être, à ce que

de celles que produit la colique ; mais elles sont moins violentes et de plus courte durée ; on les appelle tranchées ;

---

l'on croit, uniquement produite par les aliments acides. Dans cette
maladie, il y a une angoisse considérable ; le pouls est faible, inégal ; la langue chargée, l'haleine fétide ; il y a des sueurs froides,
et une douleur semblable à la néphralgie, qui s'étend à l'ombilic,
aux lombes, au dos, jointe à un sentiment de pesanteur dans le
périnée ; lorsque l'urine coule, elle est épaisse ; l'abdomen est dans
un état de contraction spasmodique ; les cuisses et les jambes sont
douloureuses ; les extrémités et les intestins sont alternativement
affectés de douleurs très-vives : la maladie se termine fréquemment
par des pustules rouges qui surviennent sur la peau.

La rachialgie végétale, qui est particulièrement produite par le
vieux cidre, qui tourne à la fermentation acide, diffère des autres espèces de coliques, en ce que l'abdomen est très-douloureux
lorsqu'on le comprime ; ce qu'on n'observe pas dans la colique
métallique : en outre, la maladie augmente par degrés ; les malades
sont d'abord pâles, languissants ; le visage prend une couleur
jaune plombée ; il y a une pesanteur de l'estomac, à laquelle succèdent la nausée, les rots, les douleurs des intestins. Les genoux
et les jambes s'affaiblissent ; le pouls devient faible, inégal ; il survient des vomissements d'une matière verte, acide, amère ; la langue est sèche, blanche ; le hoquet succède à ces symptômes ; alors
la douleur du ventre augmente, devient insupportable, et s'étend
jusqu'au nombril, qui n'est nullement retiré ; l'abdomen ne peut
supporter la moindre compression ; il y a une constipation rebelle ; les jambes, les genoux et les bras sont affectés de douleurs
accompagnées d'un état de stupeur ; il survient une douleur insupportable des lombes, lorsque celle du bas-ventre diminue : la
pyrexie, la soif, le délire, ne se manifestent que dans la seconde
période de la maladie.

3° La colique de Poitou peut être produite par le froid. Telle
est la colique de Surinam, ainsi appelée parce qu'elle est commune dans ce pays, où les habitants, qui sont accablés le jour par
une chaleur extrême, s'exposent imprudemment et avec avidité au
froid pendant la nuit, qui est rafraîchie par les vents du nord. Cette

ce n'est que quand elles sont plus aiguës, plus permanentes, et accompagnées de constipation, qu'elles constituent la

---

maladie est due à la suppression de la transpiration insensible ; elle dégénère souvent en accès épileptiques ou en paralysie.

4° Cette colique peut être aussi produite par les coups portés sur l'épine du dos : elle se nomme alors rachialgie traumatique. Elle est l'effet de la compression de la moelle épinière, qui donne lieu à la douleur du ventre, à la constipation et aux autres symptômes de la colique. On peut manier et comprimer le ventre avec les mains sans que les malades ressentent aucune douleur, parce que les intestins sont dans un état d'atonie, et le défaut du mouvement péristaltique, qui en est la conséquence, donne lieu à la constipation.

III. La colique *stercorale* survient après une longue constipation chez les personnes dont le ventre est paresseux. Les excréments endurcis produisent, dans ce cas, des douleurs violentes qui ne sont pas accompagnées de fièvre ; il y a quelquefois des déjections sanglantes : cette maladie se reconnaît assez facilement au toucher.

On doit regarder comme une variété de cette espèce, l'affection iliaque produite par la même cause ; on sent aussi au tact que les intestins sont gorgés d'excréments ; elle succède à la constipation ; la douleur n'est pas fort vive ; le malade se plaint d'un sentiment de pesanteur dans l'abdomen ; bientôt la tension devient considérable, les vents sortent par la bouche ; il n'y a en général point de fièvre ; mais il survient des vomissements bilieux et glaireux qui, quand la maladie est portée à son plus haut degré, sont mêlés de matières stercorales.

(J'ai vu, à l'Hôtel-Dieu, un amas de matières stercorales en imposer à un praticien fort exercé, pour une affection organique du bas-ventre : après plusieurs jours de tâtonnements, une évacuation spontanée mit fin aux accidents, d'ailleurs modérés, qu'éprouvait le malade, et fit disparaître la tumeur dont le caractère avait paru si redoutable. (D. L.))

IV. La colique *accidentelle* est produite par l'ingestion de matières âcres. Ses variétés sont :

olique. Cette dernière est aussi communément jointe au vomissement, qui, dans beaucoup de cas, est fréquemment réi-

---

1° La colique accidentelle proprement dite, laquelle comprend, *a* celle que l'on nomme colique d'indigestion, qui est produite par des aliments venteux ou pris en trop grande quantité : lorsqu'elle est accompagnée de tranchées, elle se termine par la diarrhée ; mais s'il y a nausée, céphalalgie, vertige, souvent il survient une cardialgie, à laquelle succède un vomissement qui met fin à la maladie. *b* La colique qui attaque ceux qui marchent pieds nus sur le carreau froid : elle se dissipe par l'application de briques chaudes aux pieds.

2° La colique des Japonais, dont parle Kœmpfer, qui est si commune dans ce pays que, sur six adultes, à peine en trouve-t-on un qui n'en ait pas été attaqué. Elle se distingue des autres espèces de coliques en ce que, non-seulement elle affecte les intestins, mais que même elle excite des mouvements convulsifs dans les aines. Les muscles de l'abdomen sont douloureux ; souvent toute la région abdominale est affectée de convulsions depuis les aines jusqu'au cartilage xiphoïde, et les malades sont menacés de suffocation comme dans l'affection hystérique. Cette maladie se termine, après avoir duré long-temps, par des tumeurs qui naissent dans différents endroits ; elle est quelquefois remplacée, chez les hommes, par un sarcocèle qui devient fistuleux, et chez les femmes, par un amas hideux de tubercules et de poireaux qui naissent sur les bords de l'anus et de la vulve : ces poireaux, au reste, sont communs et endémiques dans le Japon, et s'observent même chez ceux qui n'ont point eu cette colique.

3° La colique des enfants qui tettent. Cette colique survient passé les six premières semaines de la naissance, et ne dépend pas du méconium, puisqu'il est alors entièrement évacué. Elle se reconnaît aux cris que jette tout à coup l'enfant, à la tension de l'abdomen et à sa sensibilité, qui augmente par le tact ; les excréments sont verdâtres, et il y a des vomissements sans signes de dentition.

4° L'iléus produit par les poisons, tels que l'arsenic et autres. Les malades se plaignent d'un sentiment de chaleur considérable

téré, surtout lorsque le malade a avalé quelque chose : alors il rejette non-seulement les matières contenues dans

---

dans l'intérieur de la bouche et du ventricule ; il y a refroidissement des extrémités, et sueurs froides ; le visage est livide, plombé ; il survient des hoquets fréquents, une soif que rien ne peut apaiser, une anxiété extrême ; le pouls est petit, rare, lent, intermittent ; il y a des vomissements continuels et autres symptômes qui ne laissent aucun doute sur la nature de la maladie. On doit regarder comme une variété de cette espèce,

5° Le cholera morbus sec, accompagné de jaunisse, produit par des champignons vénéneux. Dans cette maladie, le ventre est gonflé, le malade se plaint de douleurs des lombes ; il y a des nausées, des vomissements, des déjections bilieuses, et prostration des forces.

V. La colique *méconiale* affecte les nouveau-nés chez lesquels le méconium est retenu. On la désigne vulgairement sous la dénomination de tranchées des enfants : elle se reconnaît aux cris que jette l'enfant les six premières semaines de sa naissance, et à la couleur verdâtre des excréments.

VI. La colique *calleuse* est accompagnée d'un sentiment de rétrécissement dans quelque partie des intestins : ce sentiment est souvent précédé de vents qui s'amassent avec douleur et se dissipent en passant insensiblement par l'endroit rétréci ; le ventre est constipé, et il n'en sort qu'une petite quantité d'excréments liquides avec peine.

On doit rapporter à cette espèce l'iléus produit par le rétrécissement du colon, devenu calleux, dont on peut voir des exemples dans Bonnet et Morgagni.

VII. La colique *calculeuse* se reconnaît à une dureté fixe dans une partie de l'abdomen, chez ceux qui ont rendu des calculs par l'anus.

L'iléus produit par la même cause, n'est qu'une variété de cette espèce.

Des Coliques symptomatiques.

On doit regarder comme symptomatiques,

1° Les coliques qui accompagnent les fièvres intermittentes ou

l'estomac, mais même celles qui sont dans le duodénum ; c'est pourquoi il rend souvent beaucoup de bile.

---

rémittentes, ou qui succèdent à ces fièvres lorsqu'elles paraissent guéries : on les a vues quelquefois épidémiques et accompagnées de la jaunisse. Ces coliques sont sujettes aux récidives, et se terminent fréquemment par la paralysie des extrémités, de même que la colique de Poitou, à laquelle elles ressemblent par leurs symptômes.

2° La colique hystérique, dans laquelle la douleur est telle que le tact le plus léger l'augmente. Elle a coutume de revenir au bout de certains intervalles, sans aucune cause évidente ; mais la sensibilité du bas-ventre subsiste, même en grande partie, pendant ces intervalles : cette colique est souvent alternativement remplacée par l'obscurcissement de la vue, la syncope, l'abattement de l'esprit. Les déjections sont verdâtres ; mais ce qu'il y a de particulier dans cette espèce, c'est que les douleurs ne tendent point à exciter ces déjections, mais se portent tout à coup tantôt dans un endroit de l'abdomen, tantôt dans un autre.

3° La colique des femmes grosses. Cette espèce varie : chez celles qui sont constipées, la douleur s'étend transversalement au-dessus du nombril, et revient au bout de certains intervalles, alors cette colique est produite par la flatulence ; mais chez les femmes d'un tempérament bilieux, les peines, les chagrins, la colère, les mauvais aliments, et particulièrement ceux qui sont échauffants, produisent une douleur pongitive qui affecte l'estomac et les intestins, et est accompagnée de vomissements de matière bilieuse, verdâtre, et d'une douleur du foie, avec fièvre.

4° La rachialgie arthritique, qui remplace alternativement les douleurs de la goutte.

5° La rachialgie scorbutique, qui se manifeste lorsque les symptômes du scorbut sont portés à un degré considérable.

6° L'iléus herniaire ou occasioné par les hernies. Cette maladie est souvent produite par le bubonocèle, qui est la plus fréquente des hernies. Quelquefois il arrive, surtout chez les femmes grosses, que l'intestin iléum est pincé dans l'anneau des muscles transverses ou dans l'ouverture ombilicale, sans qu'il y ait aucune tumeur

. 1437. Dans quelques coliques , le mouvement péristaltique est renversé dans toute l'étendue du canal alimentaire,

---

externe ni aucun signe dans la partie affectée qui puisse indiquer
la cause du mal ; il y a des douleurs des plus violentes qui se font
sentir dans la région des reins et du foie , des vomissements bilieux
et une fièvre légère ; souvent la gangrène survient , et est annoncée
par la cessation des douleurs , le hoquet, et par un pouls petit et
précipité.

7° La colique occasionée par l'entérocèle se connaît à des accidents semblables , mais dont les progrès sont moins rapides ,
quoique aussi pernicieux.

8° L'iléus peut aussi être l'effet de la compression des intestins ,
comme il arrive quand leur substance même ou les parties voisines sont affectées de tumeurs squirrheuses ou autres ; ainsi La-
vater a vu l'intestin comprimé au-dessous des fausses côtes : il y a
des observations qui prouvent que quelquefois les intestins se sont
rompus dans des cas semblables. Cette espèce d'iléus est chronique , et fréquemment on ne peut découvrir les tumeurs que quand
les malades sont fort exténués. Dans les premiers temps , il n'y a
pas de pyrexie, et la douleur est légère ; on ne vomit qu'une fois
la semaine les aliments que l'on a pris pendant ce temps , sous la
forme d'un fluide brun ; ce n'est qu'au bout de plusieurs mois , que
les matières rejetées par le vomissement ont une odeur stercorale.

9° La colique squirrheuse est produite par le squirrhe des intestins : on sent, dans ce cas, une tumeur indolente beaucoup plus
profonde que les téguments de l'abdomen.

10° La colique pancréatique est due à différentes affections du
pancréas. Dans ce cas le malade sent, dans la région de cette
glande, un malaise qui augmente après le repas, et qui excite fréquemment le vomissement ou la nausée : chez les personnes mai-
gres, on peut quelquefois reconnaître au tact la cause du mal , en
les examinant le matin couchées et les genoux fléchis.

11° La colique mésentérique est produite par les tumeurs ou les
abcès des glandes du mésentère. On peut en voir un grand nombre
d'exemples dans le *sepulchretum* de Bonnet.

12° La rachialgie qui accompagne le ramollissement des os , ne

de façon que l'on rend par le vomissement ce qui est contenu dans les gros intestins, et en conséquence les matières stercorales ; ce renversement est encore plus évident en ce que l'on rejette par la bouche ce qui est introduit dans le rectum par les lavements. Dans ces circonstances où le mouvement péristaltique est renversé, on donne à la maladie le nom d'*iléus*, ou de *passion iliaque*, et l'on suppose qu'elle forme une maladie particulière différente de la colique ; mais il me paraît que ces deux maladies sont produites par la même cause prochaine, et accompagnées des mêmes symptômes, qui ne diffèrent que par le degré de violence.

1438. La colique existe souvent sans aucune pyrexie. Quelquefois cependant il survient une inflammation sur une partie de l'intestin qui est spécialement affecté. Cette inflammation aggrave tous les symptômes, et cause probablement le renversement le plus considérable du mouve-

---

mérite guère de trouver sa place ici, puisque la maladie dont elle est un des symptômes est extrêmement rare.

13° La colique pléthorique survient lorsque les règles ou les hémorrhoïdes sont supprimées : elle est souvent accompagnée d'un ténesme hémorrhoïdal et des signes de pléthore.

14° La colique pulsatile est une sensation désagréable, rarement fort douloureuse, qui ressemble à une pulsation que les malades ressentent dans le centre de l'abdomen, et qui répond aux battements du pouls : cette pulsation dépend fréquemment de l'anévrysme de l'aorte ; mais il y a d'autres espèces de pulsations, ou de palpitations passagères, qui ne répondent pas aux mouvements du pouls, et qui sont produites par les mouvements spasmodiques de l'utérus ou des intestins.

15° L'imperforation du rectum ou l'adhérence des parois de cet intestin chez les nouveau-nés, produit aussi une espèce de colique ou d'affection iliaque, que l'on doit regarder comme symptomatique.

8.

ment péristaltique. Le vomissement des matières sterco
rales étant le symptôme qui distingue spécialement l'iléus,
on a considéré ce vomissement comme dépendant toujours
de l'inflammation des intestins ; néanmoins je puis assurer
que, de même qu'il y a des inflammations des intestins sans
vomissement de matières stercorales, il y a aussi, comme
j'en ai vu des exemples, des vomissements de matières
stercorales sans inflammation ; c'est pourquoi je ne vois aucune raison de distinguer l'iléus de la colique, à moins
qu'on ne le regarde comme un degré plus considérable de
la même affection.

1439. Les symptômes de la colique, et l'ouverture des
cadavres de ceux qui sont morts de cette maladie, démon-
trent très-clairement qu'elle dépend d'une constriction spasmodique d'une partie des intestins ; et que cette constriction
doit en conséquence être considérée comme la cause prochaine de la maladie. On a observé dans quelques cadavres
qu'il s'était fait une intus-susception des intestins ; mais on
n'a pas encore déterminé avec certitude si cela arrive constamment dans toutes les espèces d'iléus.

1440. On distingue communément différentes espèces de
colique ; mais je ne puis suivre les distinctions admises par
ceux qui ont écrit sur ce sujet. Néanmoins, comme la différence des causes éloignées constitue une variété dans les
espèces, on peut, sous ce point de vue peut-être, admettre
des distinctions ; c'est pourquoi j'ai indiqué dans ma nosologie sept espèces différentes de coliques : mais je suis très-
convaincu que, dans toutes, la cause prochaine est la même,
c'est-à-dire qu'elle consiste dans une constriction spasmodique d'une partie des intestins ; par conséquent l'indication curative ne doit pas différer, et consiste à détruire la constriction
dont j'ai parlé. Dans les différentes espèces même des coliques appelées *stercorale, calleuse, et calculeuse*, où la maladie dépend d'une obstruction de l'intestin, je suis per-

suadé que les symptômes de la colique n'ont lieu que quand ces obstructions occasionent des constrictions spasmodiques des intestins, et qu'en conséquence, quand ces cas sont susceptibles de guérison , il faut, pour l'obtenir , se servir des mêmes moyens que suggère l'indication générale dont j'ai parlé ci-dessus.

1441. On obtiendra donc en général la guérison de la colique , en détruisant les constrictions spasmodiques des intestins ; et les remèdes propres à remplir cette indication peuvent se rapporter à trois chefs généraux ; il faut,

1° Détruire le spasme par les différents antispasmodiques ;
2° Exciter l'action des intestins par les purgatifs ; .
3° Recourir à une dilatation mécanique.

1442. Avant d'entrer dans un plus grand détail sur ces remèdes, il est bon d'observer, que dans tous les cas de coliques violentes , il est prudent de pratiquer la saignée ; elle peut être utile, non-seulement pour arrêter l'inflammation qui est communément à redouter , mais aussi comme moyen de diminuer le spasme des intestins. Ce remède ne conviendrait peut-être pas chez les personnes d'une constitution faible et lâche ; mais on l'emploiera sans danger chez tous ceux qui sont suffisamment robustes ; et il est absolument nécessaire dans tous les cas où il y a le moindre soupçon d'inflammation commençante. Bien plus, il sera peut-être convenable de réitérer même plusieurs fois la saignée , si l'apparence du sang que l'on a tiré , et le soulagement qu'a procuré la première , joints à la dureté et à la plénitude du pouls , y autorisent.

1443. Les antispasmodiques que l'on peut employer , sont l'application de la chaleur sous forme sèche ou humide, les vésicatoires , l'opium et les huiles douces.

On a employé la chaleur , sous forme sèche, en appliquant sur le ventre du malade un animal vivant, ou des vessies pleines d'eau chaude, ou des sachets de substances qui retiennent long-temps leur chaleur; tous ces moyens ont quelquefois réussi; mais aucun ne me paraît aussi puissant que l'application de la chaleur sous forme humide.

On peut faire usage de ce dernier moyen en plongeant une grande partie du corps dans l'eau chaude, ou en fomentant le ventre avec des linges trempés dans l'eau chaude et exprimés. L'immersion a l'avantage de pouvoir être appliquée à une plus grande partie du corps, et particulièrement aux extrémités inférieures (1) : mais quelquefois ce moyen est sujet à des inconvénients dans la pratique; la fomentation peut d'ailleurs avoir l'avantage d'être continuée plus long-temps, et elle sera suivie de presque tous les bons effets de l'immersion, si on l'applique en même temps sur le ventre et les extrémités inférieures.

1444. En faisant attention que les téguments du bas-ventre ont une telle connexion avec les intestins, qu'ils éprouvent dans le même temps des contractions spasmodiques, on conçoit que les vésicatoires appliqués sur le bas-ventre peuvent dissiper le spasme des muscles abdominaux et des intestins; c'est pourquoi l'on a souvent employé les vésicatoires avec succès dans la colique : on a fréquemment remarqué, par une raison analogue, que les rubéfiants appliqués sur le bas-ventre avaient été utiles.

1445. L'usage de l'opium dans la colique peut paraître un remède douteux. Il est très-certain qu'il peut modérer pendant quelque temps la douleur, qui souvent est si vive et si urgente, qu'il est difficile de ne pas recourir à un remède de cette nature : d'un autre côté, l'opium retarde et suspend le mouvement péristaltique, au point de permettre

____

(1) Les bains de pieds sont souvent utiles à cause de la sympathie qui existe entre les extrémités et les intestins. Ces moyens peuvent encore, outre leurs effets antispasmodiques, augmenter l'action des intestins.

aux intestins de tomber dans un état de constriction ; il est en conséquence possible, qu'en modérant la douleur, il rende la cause de la maladie plus rebelle ; en outre , l'opium s'oppose aux effets des purgatifs qui sont si souvent nécessaires dans cette maladie ; plusieurs praticiens ont pour cette raison beaucoup de répugnance à l'employer, et quelques-uns le rejettent entièrement comme dangereux : néanmoins d'autres pensent que l'on peut donner avec beaucoup d'avantage l'opium dans cette maladie.

Dans tous les cas où la colique n'est pas précédée de constipation, et lorsqu'elle est produite par le froid, les passions de l'ame, ou d'autres causes qui agissent spécialement sur le système nerveux, l'opium est un remède sans danger et dont les bons effets sont certains. Ses effets sont au contraire douteux lorsque la colique a été précédée d'une longue constipation, ou que sans être précédée de ce symptôme, elle a néanmoins duré quelques jours sans que le malade ait été à la garde-robe, de manière que l'on puisse soupçonner la stagnation des excréments dans le colon : dans ces cas on ne peut employer l'opium sans courir risque d'aggraver le mal, à moins qu'on n'ait d'abord procuré une selle par un purgatif. Néanmoins, dans ces cas même de constipation, lorsqu'on a lieu de soupçonner que le spasme est violent sans inflammation, lorsque le vomissement empêche de recourir aux purgatifs, et qu'il se joint à tous ces symptômes une douleur très-urgente, il faut donner l'opium, non-seulement comme anodin, mais même comme un antispasmodique nécessaire pour favoriser l'action des purgatifs ; on peut donc y recourir, lorsqu'il est possible de donner en même temps, ou peu de temps après, un purgatif.

La jusquiame, qui est aussi souvent purgative que narcotique, ne conviendrait-elle pas mieux dans cette maladie que l'opium ?

1446. Il semble que plusieurs praticiens sont bien fondés à recommander de grandes doses d'huiles douces dans cette maladie, tant comme antispasmodiques, que comme laxatives; je les ai trouvées très-utiles toutes les fois que l'estomac et le palais ont pu les supporter; mais comme il y a peu d'estomacs écossais qui puissent soutenir de grandes quantités d'huile, j'ai eu peu d'occasion de les employer (1).

1447. Le second ordre de remèdes convenables pour la guérison de la colique, comprend les purgatifs capables de dissiper la constriction, en excitant l'action des intestins, soit au-dessus, soit au-dessous de l'endroit obstrué; on peut par conséquent faire prendre par la bouche, ou en lavement, les purgatifs de ce genre. Comme la maladie a souvent son siége dans les gros intestins, il est ordinaire et certainement convenable d'en commencer le traitement par les lavements, parce que leur effet étant plus prompt, ils peuvent procurer un soulagement plus immédiat, et que les purgatifs donnés par la bouche sont souvent rejetés par le vomissement. On peut d'abord se contenter de lavements très-doux, composés d'un volume d'eau considérable, et d'une certaine quantité d'huile douce; quelquefois ces lavements sont suffisamment efficaces; néanmoins, comme cela n'arrive pas toujours, il est communément nécessaire de les rendre plus stimulants par l'addition des sels neutres, dont le plus puissant est le sel marin ou commun. Si l'on

---

(1) L'huile douce de ricin est surtout convenable, dit M. Bosquillon, dans les cas de spasmes rebelles. J'ajouterai qu'elle offre cet avantage, que, sans être plus irritante que les autres huiles douces, elle agit à bien moindres doses qu'elles, et est ainsi bien plus facilement supportée. Plusieurs praticiens en ont vu, et j'en ai vu moi-même des effets très-remarquables, dans des cas de constipation rebelle : c'est un des purgatifs les plus doux et les plus sûrs que je connaisse. (D. L.)

rend encore trop promptement ces lavements salins, comme il arrive quelquefois, et s'ils ne produisent, pour cette raison ou pour toute autre, aucun effet, il est convenable de substituer à ces sels, une infusion de séné ou de quelque autre purgatif dont l'eau peut extraire les principes. Le vin émétique peut aussi quelquefois être employé avec avantage en lavement. Il y a peu de lavements plus efficaces que ceux de térébenthine préparés convenablement (1). Lorsque toutes les autres espèces de lavements sont sans succès, il faut introduire la fumée de tabac dans l'anus; enfin, si ce dernier remède ne réussit pas, on aura recours à la dilatation mécanique dont je parlerai par la suite.

1448. Les lavements ne produisent souvent aucun soulagement dans la colique, et lors même qu'ils procurent quelque calme, ils ne suffisent pas communément pour opérer une guérison parfaite; c'est pourquoi il convient en général, et il est souvent nécessaire, de tenter une guérison plus complète et plus certaine, en donnant des purgatifs par la bouche. Les plus puissants, ou, comme on les appelle communément, les drastiques, deviennent quelquefois nécessaires; mais il faut éviter d'en faire usage, parce qu'ils sont sujets à être rejetés par le vomissement, et que, quand ils ne réussissent pas à détruire l'obstruction, ils peuvent facilement exciter l'inflammation. C'est pour cette raison qu'il est ordinaire, et certainement convenable d'employer, au moins dans le commencement de la maladie, les purgatifs les plus doux et les moins inflammatoires. Aucun ne m'a mieux réussi que les cristaux de tartre (tartrate acidule de potasse), parce qu'en les partageant en petites doses souvent réitérées, on peut facilement en faire prendre une quantité considérable; donné de cette

____

(1) On dissout une once de térébenthine dans un jaune d'œuf. Ce remède est très-actif et nullement inflammatoire.

manière, c'est de tous les purgatifs le moins sujet à être rejeté par le vomissement ; on le vomit même beaucoup moins que les autres sels neutres. Si l'on a besoin d'un purgatif plus actif, le jalap, convenablement préparé , est moins disgracieux au palais, et l'estomac le supporte plus facilement que la plupart des autres purgatifs actifs. Dans beaucoup de coliques, rien ne purge plus efficacement qu'une forte dose de calomélas. Quelques praticiens ont tenté de détruire l'obstruction des intestins par les émétiques antimoniaux donnés à petites doses, et réitérés à des intervalles convenables : ces doses purgent souvent efficacement lorsqu'elles ne sont pas entièrement rejetées par le vomissement.

Dans des cas où l'on avait inutilement employé tous les purgatifs, on a ranimé quelquefois avec succès l'action des intestins en jetant de l'eau froide sur les extrémités inférieures.

1449. Le troisième moyen de détruire le spasme des intestins dans cette maladie, est d'employer une dilatation mécanique : on a cru que le mercure, donné en grande quantité , pouvait agir de cette manière , et on l'a fréquemment proposé. Cependant je ne l'ai pas vu réussir ; et la théorie sur laquelle on se fonde me paraît très-douteuse (1). Quelques auteurs ont parlé de l'usage des pilules ou balles d'or ou d'argent que l'on a fait avaler aux malades ; mais l'expérience ne m'a rien appris sur de semblables pratiques, et je ne puis croire que l'on doive en attendre quelque soulagement.

_____

(1) On a supposé que le mercure coulant , donné en grande quantité, pouvait agir par son poids ; mais il est certain qu'il ne peut opérer de cette manière, parce qu'il se divise et s'unit avec les excréments sous forme de globules, comme M. Cullen l'a observé à l'ouverture du cadavre d'une personne qui en avait pris deux livres.

1450. Un autre moyen de procurer une dilatation mécanique, et dont il est plus probable que l'on peut mesurer le degré, est d'injecter avec une seringue propre à cet effet, une grande quantité d'eau tiède, que l'on peut introduire dans le rectum avec une force déterminée et d'un jet continu. D'après les expériences rapportées par M. de Haen, et celles que j'ai eu occasion de faire, je regarde ce remède comme un des plus puissants et des plus efficaces.

1451. J'ai parlé des différents moyens que l'on peut employer pour le traitement de la colique, considérée comme genre; on s'attend peut-être qu'avant de quitter cette matière, je ferai mention de quelques espèces de coliques qui semblent exiger une description particulière. On pourrait croire, en conséquence, que j'aurais dû spécialement parler de l'espèce nommée colique de Poitou, et qui est particulièrement connue en Angleterre sous le nom de colique de Devonshire.

1452. Cette espèce de colique diffère certainement des autres par sa cause et par ses effets; mais, quant à sa cause, elle a été depuis peu examinée avec tant de soin, et si bien déterminée par deux savants médecins, George Baker et le docteur Hardy, qu'il me paraît inutile d'en parler ici (1).

Quant à son traitement, mon défaut d'expérience, relativement à la forme sous laquelle elle se manifeste, ne me permet pas de parler avec confiance sur cet objet; mais, d'après ce que j'ai appris des autres médecins, il me paraît qu'on doit la traiter par tous les différents moyens que j'ai proposés plus haut pour le traitement de la colique en général (2).

---

(1) George Baker a prouvé, dans les *Transactions de médecine de Londres*, vol. I, art. 12, 13, 14, 15 et 20, que la colique de Poitou était toujours l'effet du plomb, et que cette espèce seule se terminait par la paralysie des extrémités supérieures et inférieures.

(2) Il faut, dans cette espèce de colique, donner des remèdes

Je ne suis pas non plus suffisamment instruit pour déterminer jusqu'à quel point on peut prévoir et arrêter avec certitude les effets particuliers de cette maladie ; je laisse cette matière à décider à ceux qui en ont une expérience suffisante.

---

plus actifs en proportion de la violence de ses symptômes : le tartre stibié y est surtout convenable pour dissiper le spasme ; mais c'est à tort que quelques médecins ont entièrement rejeté la saignée du traitement de cette maladie ; je l'ai vue réussir lorsque tous les autres remèdes n'avaient procuré aucun soulagement, et elle paraît être le moyen le plus certain de prévenir la paralysie. Le traitement que l'on suit à l'hôpital de la Charité de Paris, et que l'expérience a prouvé être souvent suivi d'un heureux succès, consiste à donner d'abord au malade un lavement avec deux gros de décoction de séné, autant de pulpe de coloquinte, six gros de diaphénic, une demi-once de bénédicte laxative, deux onces de miel mercuriel, et souvent deux onces de vin émétique ; sept heures après, on donne un autre lavement avec six onces d'huile de noix et autant de vin rouge ; le lendemain, on fait prendre une très-grande dose de tartre stibié ; immédiatement après l'action de ce remède, on donne un demi-gros de thériaque récente avec un grain de laudanum. Le troisième jour, on réitère les lavements ; ensuite on purge le malade avec une demi-once de diaphénic, deux gros de diaprun solutif, et une once de sirop de nerprun, que l'on dissout dans un apozème préparé avec une once de séné, autant de cuscute et de polypode de chêne, deux gros de semence d'anis et autant de crème de tartre, que l'on fait bouillir dans deux livres d'eau que l'on réduit à vingt onces ; le soir de ce purgatif, on réitère le narcotique. On aide l'action de ces médicaments par une tisane sudorifique et une boisson cordiale avec le lilium de Paracelse, surtout s'il reste des douleurs, ou si le malade en ressent les approches, ou si la paralysie survient. On donne ces drastiques dans le temps même où les douleurs du bas-ventre sont les plus terribles. Ils guérissent communément en huit jours. Si, au bout de ce temps, la maladie n'est pas entièrement dissipée, on réitère le même traitement, à peu de changements près. (Ce traitement diffère à quel-

CHAPITRE X.

Du Cholera morbus (1) ou *Trousse-Galant.*

1453. L ES principaux symptômes de cette maladie sont le vomissement et le dévoiement qui se trouvent réunis,

---

ques égards, et par le manque de détails surtout, de celui que Desbois de Rochefort a décrit dans le premier volume de son Cours élémentaire de matière médicale, et qui est réellement celui de la charité. (D. L.))

(1) Le cholera morbus est caractérisé par des vomissements de matière bilieuse, et par des déjections fréquentes de même nature, accompagnés d'anxiétés, de tranchées et de crampes dans les extrémités inférieures. N. C. Genre LX.

Le cholera morbus, vulgairement appelé *trousse-galant*, est idiopathique ou symptomatique.

Les espèces de cholera morbus sont, 1° le cholera *spontané* ; 2° le cholera *accidentel.*

I. Le cholera *spontané* est celui qui survient dans un temps chaud sans aucune cause évidente.

Le cholera des Indes n'est qu'une variété de cette espèce, et n'en diffère que par la pyrexie, la soif ardente, le délire, le pouls fort et inégal, qui se réunissent aux symptômes qui caractérisent particulièrement cette maladie.

II. Le cholera *accidentel* est produit par les matières âcres que l'on a avalées. Tel est celui qui est la suite des excès dans le boire et le manger, ou l'effet des poisons.

On doit regarder comme symptomatique le cholera qui accompagne quelquefois les fièvres intermittentes, les maladies inflammatoires du bas-ventre, et les vers, ou celui qui succède à la goutte répercutée.

Le cholera est une maladie convulsive qui prouve la mobilité du canal alimentaire : on peut le considérer comme une diarrhée excitée par des causes plus violentes, et accompagnée en conséquence de vomissements.

ou se succèdent alternativement. La matière évacuée par haut et par bas paraît évidemment être particulièrement de la bile.

1454. Je conclus de cette dernière circonstance, que la maladie dépend de la sécrétion augmentée de la bile , et de son épanchement abondant dans le canal alimentaire, où elle excite et détermine les mouvements dont j'ai parlé ci-dessus ; ce qui me donne lieu de croire que cette liqueur ainsi épanchée en plus grande quantité que de coutume, acquiert en même temps une âcreté plus considérable. Cela paraît vraisemblable d'après les tranchées violentes et douloureuses qui accompagnent la maladie, et que l'on ne peut attribuer qu'aux contractions spasmodiques violentes des intestins qui ont lieu dans ce cas. Ces spasmes se communiquent communément aux muscles abdominaux, et très-fréquemment à ceux des extrémités.

1455. La maladie parcourt fréquemment ses périodes de la manière que je viens de décrire , avec la plus grande violence, jusqu'à ce que les forces du malade soient considérablement et souvent subitement abattues ; lorsque le refroidissement des extrémités , les sueurs froides et les défaillances se réunissent à ces symptômes , la vie du malade se termine quelquefois dans l'espace d'un jour. Dans d'autres cas , la maladie est moins violente , continue un jour ou deux , et se dissipe alors par degrés ; mais il est rare que le cholera disparaisse ainsi sans le secours des remèdes.

1456. Les attaques de cette maladie sont rarement accompagnées de symptômes de pyrexie ; le pouls et la respiration sont , il est vrai , précipités et irréguliers pendant son cours ; mais ces symptômes sont en général tellement dissipés par les remèdes qui calment les affections spasmodiques particulières au cholera, que l'on ne voit aucune raison de soupçonner qu'il ait été accompagné d'une vraie pyrexie.

1457. Cette maladie règne dans les plus grandes chaleurs; elle peut, dans les climats très-chauds, paraître quelquefois dans tous les temps de l'année; mais, dans ces climats même, elle est plus fréquente pendant les saisons les plus chaudes. Sydenham a cru que les symptômes du choléra ne paraissaient en Angleterre que dans le mois d'août; néanmoins il observe lui-même qu'on voit quelquefois cette maladie vers la fin de l'été, lorsque la saison est extraordinairement chaude, et que sa violence est en proportion de la chaleur. D'autres ont remarqué qu'elle se manifestait avant que l'été fût aussi avancé, et qu'elle régnait toujours plus tôt ou plus tard, suivant que les grandes chaleurs de cette saison survenaient plus ou moins promptement.

1458. Il est, à ce que je crois, très-évident, par toutes ces circonstances, que cette maladie est l'effet de la chaleur de l'atmosphère, qui produit quelque changement dans l'état de la bile : ce changement consiste peut-être en ce que la matière de la bile acquiert plus d'âcreté, et devient par-là plus propre à déterminer une sécrétion plus abondante; ou bien cette matière est préparée de manière qu'elle coule en plus grande quantité que de coutume.

1459. On a remarqué, dans les régions et dans les saisons chaudes, que quand après un temps extrêmement chaud et sec, l'atmosphère était rafraîchie par la chute d'une pluie, cette cause semblait particulièrement produire le choléra; il est très-probable que la suppression de la transpiration peut aussi y contribuer; mais il est certain que cette maladie se manifeste même sans que l'on ait observé aucun changement dans la température de l'air, ou sans que le malade ait été exposé au froid.

1460. Il est possible que, dans quelques cas, la chaleur de la saison ne produise qu'une disposition particulière, et que la maladie soit déterminée par certains aliments ou par d'autres causes; mais il est également vrai que le choléra

survient quelquefois sans avoir été précédé d'aucun changement ou d'aucune faute sensible dans le régime ou dans la
manière de vivre.

1461. Les nosologistes ont admis un genre particulier
sous le titre de cholera, et ils ont rangé sous ce titre, comme
autant d'espèces, toutes les affections où se rencontraient
en même temps le dévoiement et le vomissement de quelque nature qu'ils fussent. Néanmoins, dans plusieurs de ces
espèces, la matière évacuée n'est pas bilieuse, et l'évacuation ne paraît produite par aucune cause dépendante de
l'état de l'atmosphère. De plus, dans un grand nombre de
ces espèces, le vomissement qui survient n'est pas essentiel,
mais est un symptôme purement accidentel produit par la
violence particulière de la maladie. En conséquence, je
pense que le nom de cholera doit être restreint à la maladie
que j'ai décrite ci-dessus, qui, par sa cause particulière, et
peut-être même par ses symptômes, est très-différente de
toutes les autres espèces qu'on lui a associées. Celles que
Sauvages et Sagar ont rangées sous le titre de cholera, me
paraissent assez bien convenir au genre de la diarrhée, dont
je parlerai dans le chapitre suivant.

La distinction que j'ai tâché d'établir entre le cholera
morbus proprement dit, et les autres maladies auxquelles
on a donné souvent le même nom, suffit, suivant moi,
pour décider la question que l'on s'est faite, si, dans les
climats tempérés, le cholera morbus règne dans quelque
autre saison que celle que j'ai indiquée plus haut.

1462. L'expérience a déterminé, depuis long-temps, le
traitement qui convient au véritable cholera morbus.

Dans le commencement de la maladie, il faut favoriser
l'évacuation de la bile surabondante par l'usage des délayants doux donnés en grande quantité par la bouche et
en lavements; et tous les évacuants, employés de l'une ou

l'autre manière, sont non-seulement superflus, mais communément nuisibles.

1463. Quand on croira avoir suffisamment lavé et fait couler la bile surabondante, si l'irritation augmente, on tâchera sur-le-champ de l'arrêter par les narcotiques, donnés par la bouche ou en lavement à des doses suffisantes, mais sous un petit volume; on commencera même par ces remèdes, si les affections spasmodiques du canal alimentaire deviennent très-violentes, et se communiquent à un degré considérable aux autres parties du corps, ou bien s'il y a des signes qui indiquent une faiblesse dangereuse.

1464. On soulage de cette manière le malade; mais il arrive fréquemment que quand l'opium cesse d'agir, la maladie semble vouloir revenir; l'irritabilité des intestins, et leur disposition à tomber dans des contractions spasmodiques douloureuses, paraît continuer, au moins quelques jours après la première attaque du cholera. Dans ces circonstances il peut être nécessaire de réitérer les narcotiques, même plusieurs jours; et comme la faiblesse que produit communément la maladie favorise la tendance aux affections spasmodiques, il est souvent utile et nécessaire de joindre aux narcotiques le quinquina, qui est un puissant tonique.

CHAPITRE XI.

De la Diarrhée, ou *Dévoiement* (1).

1465. Cette maladie consiste dans des évacuations alvines, plus fréquentes et plus liquides que de coutume. Ce

---

(1) La diarrhée est caractérisée par des déjections fréquentes :

symptôme principal et caractéristique, varie tellement par son degré, par ses causes, et par la différence de la matière

---

cette maladie n'est pas contagieuse, et n'est accompagnée d'aucune pyrexie primitive. N. C. Genre LXI.

M. Cullen comprend sous ce genre l'hepatirrhæa ou flux hépatique, la cœliaque et la lienterie. Il admet six espèces de diarrhées idiopathiques ; savoir, I, la diarrhée *crapuleuse ;* II, la *bilieuse ;* III, la *muqueuse ;* IV la *cœliaque ;* V, la *lientérique ;* VI, l'*hepatirrhæa* ou flux hépatique.

I. La diarrhée *crapuleuse* est celle où les excréments sont plus liquides et en plus grande quantité que dans l'état naturel. Les variétés de cette espèce sont, 1º la diarrhée stercoreuse, vulgairement appelée bénéfice de nature : elle est produite communément par les aliments pris en trop grande quantité et mal digérés ; elle dure un jour ou deux, et soulage ceux qui en sont affectés, loin de les affaiblir ; l'appétit revient dès qu'elle est dissipée. 2º La diarrhée vulgaire : cette variété diffère de la précédente, en ce qu'elle est plus longue, plus grave ; les matières que l'on rend sont mêlées d'une grande quantité de sérosité, qui paraît venir de toute la masse du sang.

II. La diarrhée *bilieuse* est celle où les excréments sont en grande quantité et d'une couleur jaune. Elle est souvent accompagnée de tranchées, de soif et d'amertume de la bouche.

III. La diarrhée *muqueuse* consiste dans des déjections abondantes de mucus, produites par les matières âcres que l'on a avalées, ou par le froid, surtout par le froid des pieds. On doit regarder comme des variétés de cette espèce, 1º la diarrhée des enfants à la mamelle, qui est caractérisée par des déjections plus liquides et plus fréquentes que de coutume, de manière que les enfants ont sept ou huit évacuations par jour. Ce dévoiement se distingue de celui qui accompagne la dentition, en ce qu'il n'est pas accompagné de la chaleur, de la douleur, ni du prurit des gencives, et que rarement les excréments ont une couleur verte. 2º La dysenterie parisienne, vulgairement appelée mal de Paris. Cette maladie affecte les étrangers qui ne sont pas accoutumés à l'eau dont on fait usage pour boisson : elle commence par des trau-

évacuée, qu'il est presque impossible de donner une histoire générale de la maladie.

---

chées ; mais ensuite il survient un ténesme et des déjections sanguinolentes ; les forces sont peu abattues, et l'appétit n'est pas fort diminué. On observe cette maladie, non-seulement à Paris, mais même à Londres, à Amsterdam, et surtout dans les Indes orientales, où elle affecte vivement les étrangers. 3° La diarrhée produite par les poisons ou les purgatifs violents, ou même par les purgatifs légers donnés à contre-temps, lorsque les viscères sont dans un état de tension et d'irritation considérables. 4° La dysenterie occasionée par les purgatifs. Cette variété diffère de la précédente par le ténesme et les stries sanguinolentes que l'on remarque dans les déjections. 5° La diarrhée pituiteuse. La suppression de la transpiration y donne fréquemment lieu dans les Indes ; le malade ressent des douleurs violentes qui le jettent insensiblement dans un état de langueur ; elle est plus commune l'hiver, c'est-à-dire dans les temps de pluie, que l'été ; aucun âge n'en est exempt ; elle dure des mois, et quelquefois des années. 6° La passion cœliaque muqueuse, dans laquelle les déjections sont puriformes, accompagnées de tranchées et quelquefois de fièvre. 7° La diarrhée séreuse, qui se connaît par la quantité considérable de sérosité que rendent les malades. Elle survient souvent dans les cas d'ischurie, et alors on la nomme diarrhée urineuse.

IV. La diarrhée *cœliaque* est celle où l'humeur que l'on rend est laiteuse et semblable au chyle. Ses variétés sont, 1° la cœliaque chyleuse, qui est une maladie chronique, dans laquelle on rend les aliments sous forme liquide et à demi-digérés : communément ils exhalent une odeur fétide, et sont d'une couleur brune ; les intestins sont remplis de vents et douloureux ; les malades sentent une douleur pongitive à l'estomac. 2° La cœliaque laiteuse, dans laquelle les malades rendent une matière semblable à du lait, et qui succède à la suppression des lochies.

V. La diarrhée *lientérique* est celle où les aliments changent peu de nature et sont évacués très-promptement. Il y a souvent, dans cette maladie, de la soif, de la chaleur et une grande sensi-

1466. La diarrhée se distingue de la dysenterie, en ce qu'elle n'est pas contagieuse; elle est en général sans fié-

---

bilité du ventricule. On ne doit rapporter à cette espèce que la lienterie spontanée.

VI. La diarrhée *hepatirrhœa* ou flux hépatique, consiste dans des déjections d'une matière séreuse sanguinolente, que l'on rend sans douleur. M. Cullen ne rapporte à cette espèce que l'*hepatirrhœa intestinalis* de Sauvages.

Les diarrhées symptomatiques sont, 1º la diarrhée qui survient vers la fin des fièvres putrides. 2º Celle qui accompagne quelquefois les fièvres intermittentes. 3 Le flux hépatique intermittent, qui accompagne l'accès des fièvres intermittentes malignes, et qui se dissipe dès que l'accès est passé : si ce flux continue , même pendant le temps de l'intermission, il y a beaucoup à craindre pour le malade. 4 La diarrhée qui survient dans la petite-vérole confluente des enfants. 5º La diarrhée des pleurétiques, qui est communément un symptôme funeste. 6º La diarrhée qui succède aux accès de goutte, ou qui les précède. 7º La diarrhée colliquative , qui est un symptôme des fièvres lentes nerveuses, ou des fièvres hectiques produites par la suppuration. 8º La diarrhée particulière aux nouvelles accouchées, et que Junker appelle *choleriodes*. Un accès de colère, ou la suppression des lochies, y donnent souvent lieu : elle est accompagnée de douleurs vives et de fièvre inflammatoire. 9º Le vrai flux cœliaque, ou la dysenterie hépatique, qui est accompagnée de signes qui annoncent une affection du foie, telle qu'un ulcère ou une dissolution putride. 10º Le flux hépatique produit par les plaies du foie, et dans lequel il y a des vomissements et des déjections sanguinolentes. 11º Le flux hépatique mésentérique, entretenu par les abcès du mésentère , dans lequel les malades rendent une matière tantôt sanieuse , tantôt bilieuse et glaireuse sans pus, et sans que les urines changent de couleur. 12º La dysenterie occasionée par une vomique du mésentère. Cette variété ne diffère de la précédente qu'en ce que les évacuations sont accompagnées de douleurs. 13º La diarrhée purulente caractérisée par une évacuation de matière purulente et sanieuse , qui revient

vre, et il y a une évacuation des excréments naturels, qui, dans la dysenterie, sont retenus au moins pour quelque temps. On distingue communément ces deux maladies par les tranchées, qui sont beaucoup plus violentes dans la dysenterie, et ordinairement moins vives et moins fréquentes dans la diarrhée : mais comme ces tranchées surviennent aussi fort souvent dans cette dernière, et qu'elles sont quelquefois portées à un degré considérable, elles ne peuvent suffire pour établir une distinction convenable.

1467. On doit principalement distinguer la diarrhée du cholera par la différence de leurs causes ; la cause du cholera est d'un genre particulier ; mais celle de la diarrhée est singulièrement diversifiée, comme nous allons le voir. On distingue communément le cholera à une évacuation de matière bilieuse qui sort par bas, et qui est toujours accompagnée d'un vomissement de même nature ; mais cette distinction ne peut être généralement admise, car la diarrhée est quelquefois accompagnée d'un vomissement qui consiste de même dans une matière bilieuse.

1468. La diarrhée, telle que nous venons de la caractériser, est infiniment diversifiée ; mais, dans tous les cas, il faut attribuer la fréquence des selles à une augmentation extraordinaire du mouvement péristaltique dans toute l'éten-

---

périodiquement, et qui est la suite de la suppuration du mésentère. 14° Le flux cœliaque scorbutique, dans lequel il n'y a ni fièvre ni tranchées. 15° et 16° La dysenterie et la lienterie scorbutiques. 17° et 18° La lienterie produite par l'ulcère du ventricule ou par les aphthes. 19° La lienterie secondaire, qui succède à la dysenterie ou à la diarrhée. 20° La diarrhée vermineuse. 21° La diarrhée qui accompagne la dentition. 22° La diarrhée épidémique du Chili, qui dépend de l'inflammation du rectum, et est accompagnée d'une fièvre aiguë. 23° L'incontinence de ventre, qui s'observe chez les enfants, et qui survient pendant le sommeil, ou même pendant la veille.

due, ou au moins dans une portion considérable du canal intestinal. Cette augmentation d'action a différents degrés; elle est souvent convulsive et spasmodique, et est réellement un *motus abnormis* : c'est pour cette raison que je l'ai classée, dans ma nosologie méthodique, parmi les spasmes, et que j'en parle ici.

1469. Je considère par la même raison la maladie nommée *lienterie*, comme une véritable espèce de diarrhée ; car elle me paraît consister dans une augmentation du mouvement péristaltique de tout le canal intestinal produite par une irritabilité particulière. On regarde le relâchement du canal intestinal comme cause de la lienterie, ou des autres espèces de diarrhées ; mais il me paraît que c'est sans fondement, excepté dans le seul cas où les selles fréquentes et liquides sont produites par la paralysie du sphincter de l'anus.

1470. Je regarde l'augmentation du mouvement péristaltique, comme constituant toujours la principale partie de la cause prochaine de la diarrhée; mais la maladie est de plus et même principalement diversifiée par les différentes causes de cette augmentation d'action, qui vont être l'objet de nos recherches.

1471. Je pense, en premier lieu, que les différentes causes de l'augmentation d'action des intestins peuvent se rapporter à deux chefs généraux.

Le *premier* renferme les maladies de certaines parties du corps, qui, soit à raison de la sympathie des intestins avec ces parties, ou de la relation des intestins avec tout le système, produisent une augmentation d'action, sans qu'aucune matière stimulante y soit transportée de la partie primitivement affectée.

Le *second* chef des causes de l'augmentation d'action des intestins comprend les stimulants de différents genres qui agissent directement sur les intestins mêmes.

1472. **Les** affections des autres parties du système peuvent agir sur les intestins, sans qu'aucune matière stimulante y soit transportée ou appliquée, comme le prouvent les passions de l'ame qui excitent la diarrhée chez quelques personnes.

1473. **Les** maladies qui existent dans d'autres parties peuvent affecter de même les intestins, ainsi la dentition produit fréquemment la diarrhée chez les enfants. Je pense que la goutte donne souvent un autre exemple du même genre; et il est probable qu'il y en a encore d'autres, quoiqu'ils ne soient pas bien connus.

1474. **Les** stimulants (§ 1471) qui peuvent agir sur les intestins sont très-variés : ce sont,

1° Les matières introduites par la bouche;

2° Celles que versent les différents conduits excrétoires qui s'ouvrent dans les intestins;

3° Les matières épanchées par des ouvertures extraordinaires que certaines maladies y ont produites.

1475. **Les** aliments dont on fait communément usage tiennent le premier rang entre les stimulants introduits par la bouche (§ 1471, 1°). Une trop grande quantité d'aliments empêche souvent qu'ils ne soient digérés convenablement dans l'estomac, et en passant ainsi dans les intestins dans leur état de crudité et probablement d'âcreté, ils produisent fréquemment la diarrhée.

Les mêmes aliments, quoique pris dans une quantité convenable, irriteront cependant les intestins, et produiront la diarrhée, si, comme il arrive fréquemment, ils contiennent une trop grande proportion de matière saline, ou saccharine.

Mais nos aliments deviennent spécialement des causes de diarrhée, lorsque, à raison de leur nature ou de la faiblesse de l'estomac, ils sont disposés à subir dans ce viscère, un degré trop considérable de fermentation, et sont, en conséquence une cause d'irritation pour les intestins. Ainsi les aliments acescents produisent facilement la diarrhée ; mais on n'a pas encore bien déterminé si cela vient de ce qu'ils ont une vertu directement purgative, ou uniquement de ce qu'ils se trouvent mêlés à une trop grande quantité de bile.

1476. Non-seulement les aliments acescents, mais ceux qui sont disposés à la putridité, semblent également occasioner la diarrhée, et il est évident que les émanations mêmes des substances animales en putréfaction, introduites dans le corps d'une manière quelconque, en grande quantité, produisent un effet semblable.

Les huiles et les graisses, prises comme une partie de nos aliments, peuvent-elles être une cause de la diarrhée ? et, si elles le sont, comment agissent-elles ?

1477. Les autres matières qui, introduites par la bouche, peuvent être des causes de diarrhée, sont celles qui, prises comme médicaments ou comme poisons, ont la faculté d'irriter le canal alimentaire. Ainsi on trouve dans la matière médicale, un long catalogue des médicaments que l'on nomme purgatifs, et, dans la liste des poisons, il y en a un grand nombre qui possèdent la même qualité. Les premiers, prescrits à une certaine dose, occasionent une diarrhée passagère ; mais, donnés à forte dose, ils peuvent en produire une excessive, et, en la prolongeant plus que de coutume, produire l'espèce de diarrhée que l'on nomme superpurgation.

1478. Les matières (§ 1474, 2°) versées dans la cavité des intestins par les conduits excrétoires qui s'y ouvrent, et qui peuvent produire la diarrhée, sont celles que fournit le conduit pancréatique ou le conduit biliaire, ou celles qui viennent des conduits excrétoires qui sont dans les membranes des intestins mêmes.

1479. Je ne connais pas exactement les changements que

peut éprouver le suc pancréatique ; mais je pense qu'il peut
sortir un fluide âcre du pancréas, sans qu'il y ait même
aucune altération dans sa structure ; néanmoins c'est spécialement quand il est dans un état de suppuration , de
squirrhe ou de cancer, qu'une matière fort âcre peut sortir
du conduit pancréatique, s'épancher dans les intestins, et
donner lieu à la diarrhée.

1480. Nous savons parfaitement que le conduit cholédoque peut fournir une quantité de bile plus considérable
que de coutume , et il n'est guère possible de douter qu'elle
ne soit aussi quelquefois d'une qualité plus âcre que dans
l'état naturel. Il est très-probable que, dans ces deux cas,
la bile est fréquemment la cause de la diarrhée.

J'ai dit plus haut que l'on pouvait communément distinguer la diarrhée du cholera ; je dois néanmoins convenir
ici que comme les causes qui produisent l'état de la bile
qui donne lieu au cholera , peuvent posséder tous les différens degrés possibles d'activité, de manière à produire
dans un cas le cholera le plus violent et le mieux caractérisé , et dans d'autres uniquement une diarrhée légère ,
qui cependant sera la même maladie, et ne variera que par
son degré ; de même il est je crois présumable que dans les
climats chauds et dans les saisons chaudes, il survient fréquemment une *diarrhée bilieuse* de ce genre, que l'on ne
peut pas toujours distinguer avec certitude du cholera.

De quelque manière que cela arrive , il est assez probable
que, dans quelques cas, la bile peut couler en plus grande
quantité que de coutume , ou acquérir de l'âcreté, et devenir en conséquence une cause particulière de diarrhée ,
sans avoir été altérée par la chaleur du climat ou de la
saison.

1481. Non-seulement la bile peut s'épancher du conduit
biliaire en raison des différentes causes et des différents
changements dont nous avons parlé ; mais, dans le cas d'ab-

cès au foie, ce même conduit peut livrer passage au pus ou à d'autres matières qui deviennent quelquefois une cause de diarrhée.

Les praticiens parlent d'une diarrhée où le malade rend un liquide ténu et sanguinolent ; ils pensent que cette matière vient du foie, et ils ont, en conséquence, donné à la maladie le nom d'hepatirrhæa : mais je n'ai encore observé aucun exemple de ce genre, et je n'en puis rien dire de positif.

1482. Le second ordre de conduits excrétoires, qui versent une matière dans la cavité des intestins, sont ceux des membranes des intestins mêmes. Ces conduits sont, ou exhalants, et partent directement des extrémités des artères ; ou excrétoires, et procèdent des follicules muqueux : ces deux sources de liquides sont répandues avec une profusion étonnante sur toute la surface interne du canal intestinal ; et il est probable que ce sont elles qui fournissent particulièrement, dans beaucoup de cas, la matière des selles liquides que l'on observe dans la diarrhée.

1483. Pour que la matière que fournissent ces deux sources s'épanche eu plus grande quantité que de coutume, il suffit que l'action des intestins soit augmentée par les passions de l'ame (§ 1472), par des maladies des autres parties du corps (§ 1471), ou par les différents stimulants dont j'ai fait mention § 1475 et suivants. La quantité de matière épanchée peut aussi être plus considérable que dans l'état naturel, moins par l'action augmentée des intestins, que par la détermination des fluides qui s'y portent en plus grande quantité des autres parties du système.

Ainsi le froid, en agissant sur la surface du corps, et en supprimant la transpiration, peut déterminer une plus grande quantité de fluide vers les intestins.

Dans l'*ischurie rénale*, l'urine absorbée par les vaisseaux sanguin est quelquefois déterminée à passer de nouveau par les intestins.

Le pus et le sérum qui sont en stagnation dans quelques cavités, peuvent être absorbés de la même manière, et être ensuite versés de nouveau dans les intestins, comme on l'observe fréquemment, surtout chez les hydropiques, où l'eau est facilement absorbée.

1484. Il faut observer ici que la diarrhée peut être produite, non-seulement par l'affluence considérable des fluides, qui des autres parties se portent vers les intestins, mais même par la seule détermination de différentes matières âcres contenues dans la masse du sang. C'est de cette manière que l'on suppose que la matière morbifique des fièvres est quelquefois portée dans la cavité des intestins, et produit une diarrhée critique. Sans dire ici si j'admets ou non la doctrine des évacuations critiques, je pense qu'il est probable que la matière morbifique des exanthèmes se porte fréquemment sur les intestins, et produit la diarrhée.

1485. Il me paraît encore probable que la matière putride répandue dans la masse du sang dans les maladies putrides, est fréquemment épanchée dans les intestins par les vaisseaux exhalants, et y devient la cause, au moins en partie, de la diarrhée qui accompagne si communément ces maladies.

1486. En m'occupant des matières épanchées dans les intestins, j'ai jusqu'ici particulièrement considéré leur quantité extraordinaire; mais il est probable que le plus souvent elles changent aussi de qualité, et qu'elles deviennent d'une nature plus âcre et plus stimulante : c'est spécialement par cette raison qu'elles produisent, ou au moins qu'elles augmentent la diarrhée.

1487. Nous ne savons pas avec certitude jusqu'à quel point, ni de quelle manière la nature et la qualité du fluide exhalant peuvent être altérées ; mais il n'est pas douteux que le fluide qui sort des conduits excrétoires des glandes muqueuses, devient communément plus liquide et plus âcre, lorsqu'il s'en épanche une quantité plus grande que de coutume, et il peut en conséquence produire une irritation considérable.

1488. Il est probable que l'épanchement abondant d'une matière plus liquide et plus âcre que de coutume, fournie par les conduits excrétoires des glandes muqueuses, est dû à ce que cette matière est épanchée sur-le-champ, telle qu'elle est versée du sang dans les follicules muqueux, sans séjourner suffisamment dans ces derniers pour y acquérir cette qualité douce et cette consistance épaisse que nous trouvons communément dans le mucus, lorsqu'il est dans son état naturel : on peut encore présumer que les excrétions d'un fluide ténu et âcre, doivent toujours être l'effet d'une détermination quelconque vers les follicules muqueux, et de toute cause d'irritation qui agit sur ces derniers ; néanmoins il est certain que le contraire arrive quelquefois, et que fréquemment il y a une excrétion augmentée du mucus qui sort des follicules sous la forme requise d'une matière douce, visqueuse et épaisse. Cela arrive communément dans la dysenterie, et s'observe dans cette espèce de diarrhée que l'on a désignée avec raison sous le nom de *diarrhée muqueuse.*

1489. Il y a une troisième source de matière qui s'épanche dans la cavité des intestins, et occasione la diarrhée (§ 1474, 3°) ; ce sont les ouvertures produites par des maladies des intestins ou des parties voisines. Ainsi les vaisseaux sanguins qui rampent sur la surface interne des intestins peuvent s'ouvrir par érosion, rupture ou anastomose, et produire un épanchement de sang, qui, par sa quantité ou par son acrimonie naturelle ou acquise par la stagnation, produit quelquefois une diarrhée de matière sanguinolente. Je pense que c'est ce qui arrive dans la maladie que l'on a nommée *melœna* ou *maladie noire.*

1490. Une autre source contre nature des matières versées dans la cavité des intestins, est l'ouverture des abcès situés dans les membranes mêmes des intestins, ou dans quelques-uns des viscères voisins, qui, pendant l'inflammation, ont contracté une adhérence avec quelque partie des intestins. Cette matière ainsi épanchée dans leur cavité, peut varier, être purulente ou ichoreuse, ou réunir ces deux qualités, et se trouver en même temps mêlée avec plus ou moins de sang : dans chacun de ces états elle peut produire la diarrhée.

1491. Au nombre des stimulants qui peuvent agir directement sur les intestins, et, en augmentant leur mouvement péristaltique, occasioner la diarrhée, je ne dois pas omettre les vers, qui produisent fréquemment cet effet.

1492. Je ne dois pas oublier de faire mention ici d'un état des intestins, où leur mouvement péristaltique est extraordinairement augmenté, et où la diarrhée a lieu ; c'est celui où ils sont affectés d'une inflammation érythématique. Quant à la réalité de cet état, et à la manière dont il produit la diarrhée, voyez ce que j'ai dit plus haut, § 398 et suivants. Je ne puis déterminer si ce cas de diarrhée doit être considéré comme particulier et distinct des autres, ou s'il est toujours le même que quelques-uns de ceux qui sont l'effet de l'une ou l'autre des causes dont j'ai parlé ci-dessus.

1493. Enfin, l'accumulation des substances alimentaires ou d'autres matières que versent dans les intestins les différentes sources dont nous avons parlé plus haut, peut particulièrement occasioner la diarrhée, lorsque l'absorption qui doit se faire par les vaisseaux lactés ou les autres vaisseaux absorbants, n'a pas lieu, à raison de l'obstruction de leurs orifices, ou de celle des glandes mésentériques, qui peuvent seuls donner passage aux fluides qui sont absorbés.

Il y a un cas de cette espèce, où le chyle préparé dans l'estomac et le duodénum n'est pas absorbé en traversant les intestins, mais passe en grande quantité par l'anus : on a nommé cette maladie *morbus cœliacus*, ou simplement et plus convenablement la *cœliaque :* je la regarde, en conséquence, comme une espèce de diarrhée.

1494. J'ai tenté d'indiquer les différentes espèces de maladies que l'on peut comprendre sous le titre général de diarrhée; et l'on doit voir, d'après cette énumération, que plusieurs, et même la plus grande partie de ces espèces, ne sont que des affections sympathiques, et qu'on ne peut les guérir qu'en attaquant la maladie primitive dont elles dépendent, mais dont je ne puis convenablement parler ici. On doit également s'apercevoir, d'après cette énumération, que plusieurs espèces de diarrhées que l'on peut considérer comme idiopathiques, n'exigent pas que j'en parle ici fort au long. Dans beaucoup de cas, on peut déterminer quelle est la maladie, et en assigner la cause par la nature de la matière évacuée; de manière qu'un praticien qui a quelque connaissance, doit voir facilement le vice qu'il faut corriger ou détruire : en un mot, je ne crois pas qu'il me soit possible de donner un plan général pour la cure de la diarrhée; et je suis obligé de me borner à faire quelques remarques générales sur la pratique que l'on suit communément dans le traitement de cette maladie.

1495. On s'est particulièrement dirigé, dans la pratique relative à cette maladie, d'après la supposition qu'il existait une acrimonie dans les fluides, ou un relâchement des fibres simples et motrices des intestins; en conséquence, les remèdes que l'on a employés, sont ceux qui sont propres à corriger l'acrimonie particulière, les adoucissants en général, les évacuants tels que les vomitifs ou les purgatifs, les

astringents, ou les narcotiques. Je vais offrir quelques remarques sur chacune de ces espèces de remèdes.

1496. L'acrimonie acide est, dans plusieurs cas, la cause
de la diarrhée, particulièrement chez les enfants ; alors les
terres absorbantes sont très-convenables ; mais c'est avec
très-peu de jugement qu'on les emploie indifféremment
dans tous les cas ; et lorsqu'il y a un degré quelconque de
putridité, elles peuvent être très-nuisibles.

1497. On a, je pense, trop négligé de faire attention aux
cas où une acrimonie putride ou putrescente domine ; et
l'on a en conséquence admis trop rarement l'usage des
acides. L'acrimonie que l'on peut soupçonner dans les cas
où il y a un caractère bilieux, est probablement du genre
putride.

1498. Les correctifs généraux de l'acrimonie, sont les
délayants doux et les adoucissants. On n'a pas employé les
premiers dans la diarrhée autant qu'on l'aurait dû ; car,
réunis aux adoucissants, ils en augmentent beaucoup les
effets. Les adoucissants mucilagineux et huileux peuvent
être utiles, donnés seuls ; cependant, s'ils ne sont aidés des
délayants, on ne peut guère les introduire en suffisante
quantité pour remplir l'objet que l'on a en vue.

1499. Les mauvaises digestions, et les crudités qui séjournent dans l'estomac, sont si souvent la cause de la diarrhée,
que le vomitif doit y être fréquemment fort utile.

Lorsque la maladie est produite, comme il arrive souvent,
par la transpiration supprimée, ou par les fluides qui se portent en plus grande quantité que de coutume vers les intestins, le vomitif est peut-être aussi l'unique moyen
efficace de rétablir la détermination des fluides vers la surface du corps.

Le vomitif peut encore être avantageux, en produisant
une espèce de renversement du mouvement péristaltique,
qui, dans la diarrhée, est trop determiné par en bas. Ainsi

on peut regarder en général le vomitif comme le remède le plus utile dans cette maladie.

1500. On a cru que l'usage des purgatifs était plus souvent nécessaire, et on y a eu plus généralement recours ; mais cette pratique me paraît fondée sur des notions très-fausses de la diarrhée ; elle me semble être presque toujours inutile, et très-pernicieuse dans plusieurs cas. On a supposé qu'il existait une acrimonie dans les intestins, que l'on devait entraîner par les purgatifs : mais, soit que cette prétendue acrimonie ait été introduite par la bouche, ou qu'elle ait été portée des autres parties du corps vers les intestins, les purgatifs, loin de la corriger ou de l'épuiser, ne peuvent qu'augmenter son afflux et aggraver ses effets. De quelque source que vienne l'acrimonie qui cause la diarrhée, on doit supposer qu'elle sera assez active pour s'évacuer elle-même, autant que cela est possible par cette voie : on convient qu'il vaut mieux dans le cholera aider l'évacuation par les délayants et les adoucissants, que d'augmenter l'irritation par les purgatifs ; il faut se conduire de même dans la diarrhée qui est du même genre.

1501. Si les purgatifs sont inutiles dans la diarrhée, même lorsqu'il existe une acrimonie, il doit par conséquent y avoir beaucoup d'autres cas où ils peuvent être fort dangereux. Dans les cas où l'irritabilité des intestins est déjà très-augmentée par quelque affection des autres parties du système, ou par d'autres causes, les purgatifs doivent nécessairement aggraver la maladie. Dans la lienterie, aucun médecin ne songe à donner les purgatifs, et ils doivent être aussi peu convenables dans plusieurs espèces de diarrhées qui approchent de la lienterie. J'ai déjà observé que les purgatifs sont nuisibles quand la diarrhée est produite par l'affluence des fluides, qui se portent en trop grande quantité vers les intestins, ou qui pèchent par leur acrimonie ; en conséquence, quiconque réfléchira sur la multitude et la variété des sources qui peuvent verser une matière âcre dans la cavité des intestins, reconnaîtra facilement que les purgatifs peuvent être extrêmement pernicieux dans plusieurs espèces de diarrhées.

Il y en a surtout un exemple qui mérite d'être cité ici. Lorsqu'il y a une dissolution générale du sang jointe à l'acrimonie, les fluides séreux, en se portant avec trop d'abondance dans la cavité des intestins, produisent cette espèce de diarrhée qui accompagne la dernière période de la fièvre hectique, et que l'on nomme avec raison diarrhée colliquative : j'ai souvent vu, dans ces circonstances, les purgatifs produire les effets les plus funestes.

Les purgatifs sont encore nuisibles dans la diarrhée, lorsque la maladie dépend d'une inflammation érythématique des intestins, comme nous avons observé que cela peut arriver quelquefois.

Je n'ai pas besoin d'ajouter, que si la diarrhée dépend du relâchement des solides, les purgatifs ne peuvent être d'aucune utilité, et peuvent faire beaucoup de mal. Je conclus de toutes ces observations, que l'usage des purgatifs dans la diarrhée doit être très-borné, et qu'il est très-imprudent, souvent même dangereux d'y recourir dans tous les cas, comme on le fait communément : je pense que cette mauvaise pratique a été particulièrement adoptée, d'après les observations que l'on a faites dans la dysenterie, où les purgatifs sont réellement utiles. Mais le cas est bien différent. Dans cette dernière maladie, les intestins sont dans un état de constriction considérable ; et dans la diarrhée, on observe le contraire.

1502. Les astringents forment une autre classe de remèdes, dont on fait usage dans la diarrhée. Plusieurs praticiens hésitent à les employer lorsque la maladie est récente, de crainte de retenir dans les intestins la matière âcre qui doit

en être chassée. Mais je ne puis ni comprendre , ni indiquer
les circonstances où cette précaution est nécessaire , et je
pense qu'il est rare que la puissance des astringents soit assez
considérable pour en rendre l'usage fort dangereux. La seule
difficulté que j'y trouve , est de déterminer les cas dans lesquels ils sont particulièrement convenables. Il me semble
que c'est uniquement dans ceux où l'irritabilité des intestins dépend d'un défaut de ton : ce qui peut arriver par la
faiblesse de tout le système, ou par des causes qui agissent
sur les intestins seuls. Toutes les affections spasmodiques et
convulsives du canal intestinal y occasionent nécessairement une faiblesse, lorsqu'elles sont violentes et durables ;
et les causes de ce genre sont souvent dues à une irritation
considérable , comme on le voit dans la colique , la dysenterie , le cholera morbus et la diarrhée.

1503. Les derniers remèdes de la diarrhée , dont il nous
reste à parler, sont les narcotiques. On a fait les mêmes objections relativement à leur usage dans les diarrhées ré-
centes, que pour les astringents ; mais ces objections sont
mal fondées : car l'effet des narcotiques, comme astringents,
n'est jamais fort durable ; et quand une évacuation, qui dépend d'irritation , est suspendue quelque temps par les narcotiques , elle reprend toujours bientôt son cours. Les narcotiques ne sont utiles dans la diarrhée qu'en détruisant l'irritabilité ; c'est en conséquence le remède le plus utile et le
moins dangereux que l'on puisse employer , soit que la maladie dépende uniquement d'un accroissement d'irritabilité,
ou que l'irritation , qui a été la cause du mal, soit apaisée
ou entièrement détruite. Les narcotiques ne conviennent
pas à la vérité, pour corriger ou détruire la cause de l'irritation quand elle existe, mais ils sont souvent très-avantageux pour suspendre les effets de cette irritation, lorsque
ces effets sont violents : il est donc évident, d'après tout ce

que je viens de dire, que l'on peut employer, très-fréquemment et très-convenablement, les narcotiques dans la diarrhée.

CHAPITRE XII.

Du Diabète (1).

1504. Le diabète consiste dans une évacuation d'urine beaucoup plus considérable que de coutume.

Je n'ai pas balancé à mettre cette maladie dans l'ordre

---

(1) Le diabète est un écoulement chronique d'une quantité extraordinaire d'urine, qui, communément, ne conserve pas sa qualité naturelle. N. C. Genre LXII.

Il y a deux espèces de diabètes idiopathiques : I, le diabète *mielleux ;* II, le diabète *insipide.*

I. Le diabète *mielleux*, est celui dans lequel l'urine a la couleur et la saveur du miel ; tel est le diabète anglais dont parle Mead : cette maladie est accompagnée d'une soif extrême, d'une fièvre hectique, d'une grande faiblesse, et d'émaciation.

M. Cullen croit que l'on peut rapporter à cette espèce le diabète fébrile que Sydenham a quelquefois observé dans la fièvre tierce et dans la fièvre quotidienne, parce qu'il a vu un vieillard à qui cette maladie survint à la suite d'une longue fièvre, où les urines étaient parfaitement douces, et que, dans le diabète arthritique et hystérique, les urines sont entièrement insipides.

II. Le diabète *insipide* se reconnaît aux urines, qui sont limpides et nullement douces. Cette espèce est fort rare ; c'est celle dont les anciens ont parlé ; elle a été décrite par Arétée : le diabète produit par l'abus du vin, est une variété de la même espèce.

On doit regarder comme symptomatiques le diabète hystérique, le diabète arthritique, et l'espèce que l'on produit artificiellement en liant les vaisseaux de la rate, comme l'a observé Malpighi chez un chien qu'il soumit à cette expérience.

des spasmes, parce qu'il est rare qu'une sécrétion soit augmentée, sans que l'action des vaisseaux qui y contribuent,
ne le soit aussi; et que dans quelques cas cette maladie est
accompagnée d'affections qui sont vraiment spasmodiques.

1505. Il y a toujours une soif considérable dans le diabète, et en conséquence, le malade prend une grande quantité de boisson; ce qui explique en quelque sorte, pourquoi
il rend une si grande abondance d'urine; mais indépendamment de cela, il y a certainement une maladie particulière, puisque la quantité d'urine que l'on rend, surpasse
presque toujours celle des liquides, et même quelquefois
celle de tous les aliments tant solides que liquides que l'on
a pris.

1506. L'urine est toujours fort claire dans cette maladie,
et paraît au premier aspect entièrement dépourvue de couleur; mais en la considérant à un certain jour, on y aperçoit
généralement une légère teinte d'un vert jaunâtre, ce qui
fait qu'on l'a comparée avec beaucoup de justesse, a une dissolution de miel dans une grande quantité d'eau (1).

Elle est en général plus ou moins douce au goût, et l'on
a reconnu par plusieurs expériences faites récemment sur
différentes personnes affectées de diabète, que cette urine
contenait une quantité considérable de matière saccharine,
qui paraît être exactement de la nature du sucre commun.

1507. Je crois que le docteur Willis est le premier qui a observé cette qualité douce de l'urine dans le diabète, et presque tous les médecins d'Angleterre en ont parlé depuis (2).

____

(1) J'ai vu un homme attaqué d'un diabète avec une fièvre violente, dont il périt en peu de jours, où les urines étaient d'une
couleur foncée presque brune, et paraissaient couvertes de graisse.
Hippocrate paraît avoir indiqué cette espèce de diabète fébrile
dans ses pronostics, *sect. II*, 33 *de mon édition;* et il la regarde
comme un symptôme fâcheux.

(1) Sydenham ne parle pas de la douceur de l'urine dans le dia-

Il est fort douteux qu'il y ait aucun cas de diabète idiopa-thique dans lequel l'urine ait un caractère différent. Quoi-que les anciens, et même les modernes, qui ont habité les autres contrées de l'Europe, n'aient fait mention de cette qualité de l'urine que depuis peu de temps d'après les An-glais, je ne puis me persuader que jamais l'urine ait été d'une nature différente dans le diabète. Je crois néanmoins en avoir vu un exemple où l'u ine était parfaitement insipide ; et le docteur Martin Lister, paraît avoir fait la même ob-servation. Mais je suis persuadé que ces cas sont fort rares, et que le premier est beaucoup plus commun, et peut-être celui qui se voit presque universellement ; c'est pourquoi je pense que l'on peut regarder la présence de cette matière saccharine dans l'urine, comme la circonstance principale du diabète idiopathique ; au moins c'est le seul cas de cette maladie dont je puisse parler convenablement ici, parce que c'est le seul auquel on puisse certainement rapporter, à ce que je crois, ce que j'ai à dire dans la suite de ce chapitre.

1508. On ne connaît pas encore bien les causes antécé-dentes, ni par conséquent les causes éloignées de cette ma-ladie. Il peut être vrai qu'elle affecte fréquemment ceux qui, long-temps avant, ont bu avec excès (1) : les personnes

---

bète ; mais comme ce médecin montre partout la plus grande exac-titude, et que les écrits de Willis lui étaient très-connus, on ne peut douter, suivant M. Cullen, que s'il eût observé que les urines fussent différentes, il n'en eût averti.

(1) Les vins aigrelets, la bière, toutes les liqueurs légères pro-duisent cet effet lorsqu'on en boit une grande quantité tout à coup. M. Cullen a vu une femme prise de diabète pour avoir bu quatre pintes de thé. Bergerus parle d'une personne qui buvait vingt pintes d'eau tous les jours, et qui eut un diabète Tout ce qui agit sur les organes de l'urine peut produire cette maladie, comme le prouve le diabète arthritique. Il y a encore d'autres cas où les reins sont

dont la constitution est usée, ou, comme nous nous exprimons communément, qui sont dans un état de cachexie, y sont sujettes. Elle succède quelquefois aux fièvres intermittentes ; et on l'a souvent vue survenir pour avoir bu avec excès des eaux minérales. Mais aucune de ces causes ne paraît être la cause la plus générale du diabète, elles ne le produisent même que rarement ; et il y a beaucoup d'exem-

---

affectés par sympathie avec le reste du système, et particulièrement avec les viscères ; c'est pourquoi le diabète affecte fréquemment les cachectiques.

Le diabète peut survenir dans les cas où la sécrétion des reins est augmentée, parce que l'action des vaisseaux est plus forte, et qu'il y a en même temps un spasme qui affecte les conduits excrétoires : c'est ce qui arrive dans le diabète hystérique, où il sort une quantité extraordinaire d'urines claires et limpides, tandis que les parties salines sont retenues.

L'augmentation extraordinaire des urines peut aussi dépendre de ce que l'absorption qui se fait par les vaisseaux inhalants de la peau, est beaucoup plus considérable que de coutume. Kiel rapporte que le poids du corps fut fort augmenté chez un homme qui n'avait rien pris. Comme, dans le diabète, la quantité d'urine excède celle des boissons, et surpasse même quelquefois le poids du corps, il faut nécessairement, pour expliquer ce phénomène, admettre une matière qui pénètre la peau ; car les dernières expériences ont prouvé que les poumons n'y avaient aucune part, et l'on ne doute pas que la transpiration supprimée ne se porte vers les urines. Il y a lieu de croire que, dans bien des cas, les exhalaisons de la peau ne sont pas supprimées, mais réabsorbées aussitôt qu'exhalées ; néanmoins il y a des diabètes que l'on ne peut expliquer qu'en admettant la suppression de la transpiration ; alors la peau est froide et sèche. Ces espèces de diabètes sont plus fréquentes dans les climats froids, et se guérissent souvent en allant dans les pays chauds ; le flux d'urine est, dans ces cas, plus grand la nuit que le jour ; ce qui prouve que l'état de la peau y influe beaucoup.

ples de cette maladie que l'on ne peut rapporter à aucune de ces causes. Je ne pourrais même en assigner aucune particulière à la plupart des cas que j'ai eu occasion d'observer.

1509. Le diabète vient communément lentement, et d'une manière presque imperceptible, sans avoir été précédé d'aucun dérangement. Il parvient souvent à un degré considérable, et se soutient long-temps sans être accompagné d'aucun désordre évident de quelque partie du système. La soif extrême qui l'accompagne toujours, et l'appétit dévorant qui survient fréquemment, sont souvent les seuls symptômes remarquables ; lorsque la maladie continue, le corps tombe souvent dans un état de maigreur extrême, et il domine en même temps une grande faiblesse. Le pouls est communément fréquent, et le plus souvent il y a une fièvre sourde. Lorsque la maladie est mortelle, elle se termine généralement par une fièvre qui ressemble, par plusieurs de ses symptômes, surtout par l'émaciation et la faiblesse, à la fièvre hectique.

1510. La cause prochaine du diabète n'est pas encore bien connue. Il paraît avoir coexisté quelquefois avec les calculs des reins (1) ; et il est possible qu'une cause irritante, en agissant sur ces parties, augmente la sécrétion de l'urine. Peut-être même cela arrive-t-il souvent; mais il n'est pas

---

(1) C'est ce qui est arrivé à Bartholin même. Quelques médecins croient que les diurétiques peuvent produire le diabète ; mais nous n'en avons guère d'assez efficaces pour exciter un pareil écoulement. Communément ils opèrent lentement, et l'irritation qu'ils occasionent est facilement dissipée : ils ne pourraient, en conséquence, produire cet effet que donnés à très-grande dose ou long-temps continués, à moins qu'ils ne fussent de nature à agir comme Storck le rapporte du colchique, qui fit rendre douze livres d'urine en un jour ; mais peu de personnes ajouteront foi à ce fait.

aisé d'expliquer comment cette irritation produit le changement singulier que l'on observe dans l'urine. Il est certain que fréquemment des calculs séjournent long-temps
dans les voies urinaires , sans produire en aucune manière
le diabète.

Quelques médecins ont supposé que cette maladie ve-
nait d'un relâchement des vaisseaux sécrétoires des reins :
en effet, par l'ouverture des cadavres de ceux qui sont
morts de diabète , on a trouvé les reins dans un état de
flaccidité considérable. Mais il est probable que cela doit
être regardé plutôt comme l'effet que comme la cause de la
maladie.

Les aliments solides même augmentent la quantité de
l'urine , en même temps que celle de la matière saccharine
dont j'ai parlé plus haut ; d'où je conclus qu'aucune affection locale des reins ne contribue à produire cette maladie ,
et qu'il faut plutôt l'attribuer à quelque vice dans l'assimilation des fluides.

1511. On a cru aussi que le diabète était dû à un certain
état de la bile (1) : il est vrai qu'on l'a quelquefois observé
chez des personnes affectées de maladies du foie ; mais ces
exemples sont rares , et le diabète se manifeste fréquemment
sans aucune affection de ce viscère. Sur vingt malades de ce
genre que j'ai vus , il n'y en avait pas un qui eût aucune
affection du foie.

L'explication que l'on a donnée sur la nature et la manière d'agir de la bile , relativement à la production du
diabète , est très-hypothétique et ne satisfait nullement.

1512. Il est probable, comme je l'ai déjà dit, que le
plus souvent la cause prochaine de cette maladie est un vice
des puissances assimilatrices , ou de celles qui convertissent
les matières alimentaires en vrais fluides animaux. J'ai donné

––––––––––––

(1) Mead est l'auteur de cette idée.

autrefois cette idée au docteur Dobson, qui l'a suivie et publiée (1); mais je suis obligé d'avouer que cette théorie est embarrassée de quelques difficultés qu'il ne m'est pas possible, pour le présent, de résoudre parfaitement.

1513. La cause prochaine du diabète étant si peu connue ou si peu certaine, il ne m'est pas possible de proposer aucune méthode rationnelle pour la guérir : je pense, d'après le témoignage de plusieurs auteurs, qu'on y est rarement parvenu ; et il me paraît fort douteux que les guérisons que l'on a observées, puissent être attribuées aux différents remèdes que l'on a adoptés pour cet effet. Aucun des malades que j'ai vus, ni de ceux dont j'ai eu connaissance en Ecosse, n'a été guéri. Cependant j'en ai vu un assez grand nombre, et, chez la plupart, on a employé avec le plus grand soin les remèdes recommandés par les auteurs ; c'est pourquoi je ne puis entrer dans aucun détail utile sur ces remèdes ; et comme il est vraisemblable que cette maladie, ainsi que les différents symptômes que l'on pourra y reconnaître par la suite, seront le sujet d'une recherche suivie, je m'abstiens d'en dire davantage présentement ; et je pense qu'il est prudent de suspendre mon jugement, jusqu'à ce que j'aie un nombre suffisant d'observations et d'expériences pour pouvoir le donner d'une manière plus précise (2).

---

(1) Voyez les *Observations des médecins de Londres*, vol. v, art. 27.

(2) L'examen chimique de l'urine des diabétiques ayant constaté dans ce fluide, non-seulement la présence d'une matière sucrée, mais de plus l'absence des principes azotés et des sels qui, dans l'état sain, concourent à le former, le docteur Rollo conçut le premier l'heureuse idée qu'on pourrait remédier à ce manque d'animalisation par l'usage d'aliments exclusivement tirés du règne animal. L'expérience, cette fois, est venue justifier les conceptions de la théorie ; et, quelle que soit d'ailleurs la véritable ex-

CHAPITRE XIII.

De l'Hystérie ou affection hystérique (1).

1514. ON a attribué un si grand nombre de symptômes variés à la maladie qui porte ce nom, qu'il est extrêmement difficile de la définir ou de lui assigner un caractère général.

---

plication du fait, il est aujourd'hui reconnu que, dans le diabète essentiel, l'influence d'un régime purement animal et de quelques toniques, suffit communément pour diminuer graduellement la quantité des urines, rendre peu à peu à ce fluide ses caractères primitifs, et faire disparaître enfin toutes les traces d'une affection que jadis on regardait comme presque constamment mortelle. (D. L.)

(1) L'hystérie se connaît au murmure du ventre; les malades sentent comme une boule qui roule dans l'abdomen, et monte dans l'estomac et le gosier, où elle produit un étranglement; il y a des convulsions; les urines sont limpides et en grande quantité; l'esprit varie et change involontairement. N. C. Genre LXIII.

Tout le monde sait, dit M. Cullen, combien il est difficile de distinguer toujours avec exactitude la dyspepsie, l'hypochondrie et l'hystérie. Il ajoute qu'il a cru avoir indiqué suffisamment la différence qui existe réellement entre ces genres; et il laisse aux autres médecins à déterminer s'il a réussi ou non : persuadé que les maladies qui ont de l'affinité entre elles peuvent facilement se trouver réunies, il convient qu'il est quelquefois très-difficile de distinguer, à l'aide des caractères nosologiques, quelle est la maladie primitive; mais il espère que nos descendants pourront peut-être parvenir à jeter plus de jour sur cette matière.

Il n'est pas possible de déterminer en quoi consistent les différentes espèces d'hystéries idiopathiques, et M. Cullen pense que l'on ne doit regarder que comme des variétés les espèces dont Sauvages donne l'énumération, en ce qu'elles ne diffèrent qu'en raison de leurs causes éloignées. Ces variétés sont :

Néanmoins, comme il est bon, dans tous les cas, de tenter une idée générique, j'ai choisi le type le plus commun, et le concours des symptômes qui distinguent particulièrement cette maladie, pour en former le caractère que j'ai admis dans ma nosologie méthodique, et que je vais tâcher d'éclaircir ici, en donnant une histoire plus complète des phénomènes que présente l'affection hystérique.

1515. Cette maladie vient par paroxysme ou par accès. Ces accès commencent communément par une douleur et un sentiment de plénitude qui se fait sentir au côté gauche

---

1° L'hystérie chlorotique, qui dépend de la rétention des règles, et est réunie aux signes de pléthore.

2° L'hystérie produite par la ménorrhagie sanglante, ou les accouchements difficiles ; par les maladies aiguës, les saignées et les purgatifs réitérés.

3° L'hystérie qui succède aux flueurs blanches où à la ménorrhagie séreuse.

4° L'hystérie produite par l'obstruction des viscères.

5° L'hystérie stomachique, entretenue par un vice de l'estomac.

6° L'hystérie libidineuse : on l'observe chez les femmes qui ont beaucoup de tempérament, et qui sont obligées de vivre dans la continence.

M. Cullen remarque que Sauvages paraît, dans l'énumération qu'il a faite des espèces d'hystéries, avoir suivi Raulin, qui s'est étayé d'une théorie subtile et fausse plutôt que de l'expérience. Sauvages paraît aussi, continue notre auteur, ne pas avoir mis au nombre des espèces d'affections hystériques, une espèce fort bien caractérisée, et qui est très-fréquente ; savoir, celle qui affecte les femmes adultes qui font bonne chère, qui sont sanguines, pléthoriques, robustes, et exemptes de toute autre maladie, chez lesquelles l'hystéricisme est souvent produit par l'affection seule de l'ame.

L'hystérie vermineuse et l'hystérie fébrile sont évidemment symptomatiques.

du ventre (1). Une boule semble se mouvoir dans cet endroit avec une espèce de bourdonnement, se porter de là
dans les autres parties du bas-ventre, y faire en quelque
sorte différentes circonvolutions, et se porter dans l'estomac, d'où elle s'élève très-sensiblement jusqu'à la gorge,
où elle reste quelque temps, et produit, en comprimant le
larynx, un sentiment de suffocation. Durant les progrès du
mal, la malade est dans un état de stupeur et d'insensibilité,
et son corps est agité de convulsions. Le tronc se tortille
de côté et d'autre, et les extrémités sont diversement agitées ;
communément la malade se frappe, avec un bras et une
main, très-violemment la poitrine, le poing fermé et à
coups redoublés. Pendant cet état, qui dure quelque temps,
les mouvements convulsifs tantôt se modèrent, tantôt se
renouvellent ; mais lorsqu'ils cessent, la malade reste dans
un état de stupeur et de sommeil apparent. Elle reprend
ensuite l'usage de ses sens, et se meut plus ou moins promptement, mais fréquemment avec des sanglots et des soupirs
réitérés, joints à une espèce de murmure dans le ventre, et
elle ne conserve généralement aucun souvenir de tout ce
qui lui est arrivé pendant l'accès.

1516. Tel est le type le plus commun de ce que l'on
appelle *accès hystérique* ; mais ses paroxysmes varient considérablement chez les différentes malades, et même chez la
même personne en différents temps. Ils varient par le
nombre plus ou moins grand des symptômes dont j'ai parlé
plus haut, par leur degré de violence, et par la durée de
l'accès.

Il y a quelquefois avant l'accès un flux subit et fort
abondant d'une urine limpide. Lorsque l'accès survient,
l'estomac est quelquefois affecté de vomissement ; il y a une

---

(1) Il y a, dans cet endroit, une espèce de gonflement qui paraît résider dans la grande courbure du colon.

difficulté considérable de respirer, et des palpitations. Pendant l'accès, tout le bas-ventre, et particulièrement le nombril, se retirent fortement en dedans; il y a quelquefois une constriction si forte du sphincter de l'anus, que l'on ne peut y introduire la plus petite canule, et en même temps les urines sont totalement supprimées. Ces accès reparaissent facilement de temps en temps; et pendant les intervalles, les malades sont sujettes à des mouvements involontaires; elles rient et crient par accès, et elles passent subitement de l'un à l'autre état; leur imagination est quelquefois déréglée, et il survient aussi un certain degré de délire.

1517. On a cru que ces affections étaient particulières aux femmes : en effet, c'est chez elles qu'on les observe le plus communément; néanmoins elles attaquent aussi les hommes, mais rarement, et je ne les ai jamais vues aussi bien marquées chez eux.

Chez les femmes, la passion hystérique se manifeste particulièrement depuis l'âge de puberté jusqu'à trente-cinq ans : il est rare qu'elle vienne avant ou après l'une de ces deux époques (1).

Dans tous les âges, le temps de l'écoulement périodique des règles est celui où cette maladie paraît le plus facilement.

Elle affecte spécialement les femmes extraordinairement sanguines et pléthoriques, et souvent celles qui sont d'une constitution mâle et très-robuste.

Les femmes stériles y sont plus sujettes que celles qui sont fécondes; c'est pourquoi elle attaque fréquemment les jeunes veuves.

---

(1) On a vu quelquefois les symptômes de l'affection hystérique réunis à la danse de Saint-Guy, chez des filles qui n'avaient pas encore atteint l'âge de puberté.

On l'observe surtout chez celles qui sont sujettes à la nymphomanie ; et les nosologistes ont assez bien désigné l'une des variétés de cette maladie sous le titre d'*hysteria libidinosa* (1).

Les accès d'hystéricisme sont facilement excités, chez les personnes qui y sont sujettes, par les passions de l'ame, et par toute émotion vive, surtout par celles qui sont l'effet de la surprise.

Les mêmes personnes acquièrent souvent un tel degré de sensibilité, que toute impression inattendue les affecte vivement.

1518. Cette histoire prouve qu'il y a un concours de symptômes et de circonstances qui caractérisent réellement une maladie très-particulière, que l'on peut, je pense, distinguer de toutes les autres. Il me semble que les médecins ont eu grand tort de la confondre avec quelques autres maladies, et particulièrement avec l'affection hypochondriaque : ces deux maladies peuvent avoir quelques symptômes communs ; mais, le plus souvent, elles sont fort différentes (2).

---

(1) Cette maladie est fréquemment liée avec l'appétit vénérien, souvent même elle n'est qu'un excès de salacité ; car il n'est pas rare que l'accès se dissipe par l'évacuation d'une certaine humidité hors du vagin : on l'a quelquefois terminé en excitant cette sécrétion ; ce qui prouve que les femmes sont alors dans un orgasme vénérien. Sauvages parle d'une femme chez qui *clitoridis titillatio à barbitonsore impudico instituta paroxysmum solvebat*. Astruc dit que le paroxysme se termine souvent par la sortie d'une matière grisâtre et blanche.

(2) On voit avec peine qu'un observateur aussi exact que Sydenham, a confondu ces deux maladies. Elles ont de commun entre elles une imagination déréglée, ou un faux ton de l'esprit, un certain degré d'accablement ou de timidité, et elles sont plus ou moins combinées avec la dyspepsie ; mais cela ne suffit pas pour

Ces deux maladies sont accompagnées d'affections spasmodiques; mais ces dernières ne sont ni aussi fréquentes,
ni aussi violentes dans l'hypochondrie que dans l'hystérie.

Les personnes sujettes à l'hystéricisme, sont quelquefois
en même temps affectées de dyspepsie. Mais souvent elles
en sont entièrement exemptes; ce qui, je crois, n'arrive jamais à celles qui sont attaquées d'hypochondrie.

Ces diverses circonstances établissent une différence entre
ces deux maladies; mais on les distingue encore plus certainement par la nature du tempérament qu'elles attaquent,
et par le temps de la vie dans lequel elles se manifestent
accompagnées des signes qui les caractérisent plus particulièrement.

On suppose généralement que ces deux maladies diffèrent uniquement en raison de la différence des sexes chez
lesquels elles se manifestent : mais on se trompe; l'hystéricisme, il est vrai, attaque le plus communément les femmes ; mais les hommes n'en sont pas absolument exempts,
comme je l'ai observé plus haut : on voit de même très-communément des exemples d'affection hypochondriaque chez

---

n'en faire qu'une maladie : elles diffèrent essentiellement par le sexe,
et encore plus par le tempérament. La véritable hystérie n'a communément lieu que chez les femmes sanguines et robustes ; l'hypochondrie, au contraire, s'observe chez les tempéraments mélancoliques. Ces maladies diffèrent encore par l'âge où elles surviennent. L'hypochondrie n'est considérable que dans un âge avancé,
et l'hystérie est plus commune depuis quinze ans jusqu'à vingt-
cinq que passé ce temps; il est même rare qu'elle dure jusqu'à
trente-cinq ans. L'hystérie est quelquefois une conséquence de la
pléthore, et produit la dyspepsie, qui n'en est pas un symptôme
essentiel; mais la dyspepsie est presque inséparable de l'hypochondrie. Il faut donc bien se garder de confondre ces deux maladies,
parce qu'elles exigent un traitement différent.

les femmes, quoique cette maladie soit plus fréquente chez
les hommes.

1519. D'après toutes ces observations, il est je pense
évident que l'hystéricisme peut se distinguer très-facilement
et très-convenablement de l'hypochondrie.

Il me semble aussi que c'est fort mal à propos que l'on a
rapporté à l'une ou l'autre de ces deux maladies presque
tous les différents degrés de mouvements irréguliers du
système nerveux ; chacune est caractérisée par un tempérament particulier, et par certains symptômes qui l'accompagnent communément : néanmoins quelques-uns de ces
symptômes, et plusieurs de ceux que l'on désigne ordinairement sous le nom de nerveux, peuvent, par diverses
causes, se manifester dans des tempéraments différents de
celui qui est particulier à l'affection hystérique ou hypochondriaque, et ne pas se trouver réunis aux symptômes
qui caractérisent l'une ou l'autre maladie ; de manière que
les dénominations d'*hystériques* et d'*hypochondriaques*, que
l'on applique à ces symptômes, sont très-peu exactes. Je ne
peux pas encore décider sous quel autre point de vue ces
symptômes doivent être considérés ; mais j'observerai que
le nom de maladies nerveuses est trop vague et trop indé-
fini pour pouvoir en faire une application utile.

1520. Je viens de tenter de distinguer la passion hystérique de toute autre maladie ; je vais tâcher maintenant
d'en exposer la pathologie particulière. Il me paraît évident, en premier lieu, que ces paroxysmes commencent
par une affection spasmodique et convulsive du canal alimentaire, qui de là se communique au cerveau et à une
grande partie du système nerveux. La maladie paraît commencer par le canal alimentaire ; cependant les paroxysmes
ont si souvent une telle connexion avec le flux menstruel
et avec les maladies qui dépendent de l'état des parties de

la génération, que c'est avec raison que les médecins ont de tout temps considéré l'hystéricisme comme une affection de l'utérus et des autres parties du système de la génération.

1521. Néanmoins je suis obligé de m'arrêter ici. Je ne prétends pas expliquer de quelle manière la matrice, et particulièrement les ovaires, sont affectés dans cette maladie, ni comment l'affection de ces parties se communique avec des circonstances particulières au canal alimentaire, ou comment elle se porte de là aux parties supérieures, et affecte le cerveau au point de produire les convulsions particulières qui surviennent dans l'accès d'hystéricisme.

Mais, quoique je ne puisse remonter jusqu'aux premières causes de cette maladie, ou en expliquer tous les phénomènes, j'espère être en état de tirer quelques conclusions générales sur la nature de la maladie, qui pourront servir à nous diriger dans le traitement.

1522. Ainsi on doit voir, d'après la considération des causes prédisposantes et occasionelles, que la cause prochaine consiste en grande partie dans une mobilité du système, qui dépend généralement de l'état de pléthore.

1523. Je ne puis déterminer d'une manière positive si cette maladie peut quelquefois être produite par la mobilité du système, indépendamment d'aucun état de pléthore générale; mais, dans plusieurs cas, lorsque la maladie a duré quelque temps, il est évident qu'il survient une sensibilité, et par conséquent une mobilité, qui souvent se manifestent lorsqu'on ne peut supposer qu'il subsiste une pléthore générale, ou qu'il soit survenu une turgescence accidentelle (1). Cependant nous avons prouvé plus haut, que

---

(1) Lorsque l'hystérie dépend d'une mobilité occasionée par un état particulier de faiblesse ou de délicatesse, les accès ne sont jamais si bien formés que dans les tempéraments sanguins et ro-

la distension des vaisseaux du cerveau paraît produire l'épilepsie, et la turgescence du sang dans les vaisseaux du poumon, occasioner l'asthme; en conséquence on peut, par analogie, supposer que la turgescence du sang dans l'utérus ou dans d'autres parties du système de la génération, produit les mouvements spasmodiques et convulsifs que l'on remarque dans l'hystéricisme. Il est en même temps évident que cette affection des parties de la génération doit particulièrement survenir chez les personnes d'une constitution pléthorique, et toutes les circonstances rapportées dans l'histoire de cette maladie, servent à confirmer cette opinion sur sa cause prochaine.

1524. D'après la manière dont je viens de considérer cet objet, il est aisé de voir l'analogie qu'il y a entre l'hystéricisme et l'épilepsie, et, en conséquence, de comprendre pourquoi je pense que les indications curatives sont les mêmes dans les deux maladies.

Les indications, ainsi que les différents moyens de les remplir, se ressemblent tellement dans l'hystéricisme et dans l'épilepsie, que l'on peut, à l'égard du choix et de l'usage des remèdes, appliquer à l'hystéricisme, avec la plus grande justesse, les observations et les règles de conduite que j'ai données plus haut en parlant de l'épilepsie, et qu'il est en conséquence inutile de répéter ici.

---

bustes, quoiqu'ils soient excités plus facilement. Dans cet état de faiblesse, la dyspepsie et l'abattement de l'esprit sont plus marqués, et alors on est indécis si la maladie doit se rapporter à l'affection hystérique ou à l'hypochondrie; mais les causes occasionelles, l'état des menstrues, le sexe et le tempérament peuvent aider à déterminer quelle est la maladie primitive.

CHAPITRE XIV.

De la Rage ou *Hydrophobie* (1).

1525. Cette maladie se trouve si exactement et si complétement décrite dans des livres qui sont entre les mains de tout le monde, qu'il m'est entièrement inutile d'en donner ici l'histoire ; je ne puis rien dire sur sa pathologie qui me paraisse satisfaisant, ou que je puisse espérer prouver être tel aux autres. J'observerai, relativement à la curation, que rien ne démontre plus évidemment combien l'expérience est sujette à induire en erreur. Depuis les temps les plus reculés jusqu'à ce jour, on a recommandé un grand nombre de remèdes pour prévenir et guérir cette maladie ; sous la sanction d'une prétendue expérience, plusieurs même ont conservé quelque temps leur crédit ; mais il a été en général détruit entièrement, dans des temps postérieurs, par des raisons également fondées sur l'expérience ; et la plupart des remèdes que l'on a recomman-

---

(1) Le caractère de l'hydrophobie consiste dans une convulsion douloureuse du pharynx, qui survient communément à la suite de la morsure d'un animal enragé, et produit le dégoût et l'horreur de la boisson. N. C. Geure LXIV.

On admet communément deux espèces d'hydrophobie, l'une *furieuse*, l'autre *simple*.

I. L'hydrophobie *furieuse* est produite par la morsure d'un animal enragé, et accompagnée d'envie de mordre.

Cette espèce est l'hydrophobie vulgaire.

II. La seconde espèce est l'hydrophobie simple, qui n'est pas accompagnée de fureur ou de désir de mordre.

On regarde comme une variété de cette espèce la rage spontanée.

II.

dés autrefois, sont aujourd'hui entièrement négligés (1).
On en a proposé depuis peu quelques-uns de nouveaux,

---

(1) * Il est certain que, malgré les tentatives réitérées de quantité de médecins célèbres, nous ne sommes pas plus avancés aujourd'hui qu'on ne l'était du temps de Galien et de Thémison.

Le peu de progrès de l'art, relativement à la curation de cette maladie, est dû à ce qu'on ne s'est pas assez attaché à connaître ses symptômes pathognomoniques.

La terreur qu'elle a de tout temps inspirée, a donné naissance à une infinité de préjugés relativement à la manière dont elle se propage et se manifeste ; ainsi l'on a cru trop légèrement que la rage pouvait se communiquer, 1° par la salive seule de l'animal, sans morsure ; 2° par le contact des animaux enragés, ou par leur chair donnée en aliment ; 3° par tous les animaux qui étaient furieux ; 4° on a pensé que l'aversion pour les liquides suffisait pour constituer le caractère propre de la rage ; 5 on s'est persuadé que tous ceux qui avaient été mordus par un animal enragé devaient le devenir ; 6 on a souvent confondu les accidents de la rage avec ceux qui étaient l'effet de la terreur ou du déchirement des parties.

Cependant on ne peut plus douter aujourd'hui, 1° que la salive des hydrophobes n'est pas contagieuse : plusieurs en ont reçu impunément sur le visage, et même dans la bouche. Vaughan a vu une femme qui soignait un enfant hydrophobe, recevoir continuellement son haleine et sa salive, et être exempte de la maladie. On inocula même, avec la salive de cet enfant, un chien qui ne fut pas affecté de la rage. On a vu des chirurgiens se blesser en ouvrant des cadavres d'enragés, et n'éprouver aucun accident.

2° Non-seulement on a fréquemment ouvert sans aucun accident les cadavres de ceux qui étaient morts d'hydrophobie, on a

* Malgré la grande étendue de cette note, nous avons cru devoir la conserver à cause des vues particulières qu'elle renferme. Ces vues, que M. Bosquillon émettait alors pour la première fois, mais qu'il a reproduites, développées et singulièrement exagérées depuis dans plusieurs autres écrits, ont d'ailleurs produit cet avantage, qu'elles ont conduit à mieux distinguer qu'on ne le faisait autrefois les effets dépendants de l'imagination des malades, d'avec ceux dont la contagion peut être regardée comme la véritable cause. (D. L.)

et l'on a prétendu que leur efficacité était confirmée par l'expérience ; mais il reste beaucoup de doutes à cet égard.

---

même vécu impunément avec le lait et la chair d'animaux morts enragés. Boërhaave, il est vrai, assure positivement le contraire ; mais il n'en donne aucune preuve. Van Swieten, son commentateur, s'appuie d'un exemple cité par Fernel, qui rapporte, sur un bruit populaire, que des chasseurs ayant tué un loup furieux, le préparèrent de différentes manières, et que, parmi ceux qui en mangèrent, les uns périrent hydrophobes, et que les autres évitèrent la mort par les précautions qu'ils prirent. Cette histoire mériterait d'être plus détaillée pour obtenir quelque confiance. Surius raconte qu'un aubergiste ayant servi à ses hôtes la chair d'un porc enragé, dont ils mangèrent, ces derniers devinrent à l'instant même hydrophobes et se déchirèrent mutuellement ; mais cet auteur était un chartreux ignorant, qui donnait tête baissée dans les fables les plus absurdes : la manière même dont il rapporte ce fait, suffit pour le faire rejeter ; car il est certain que la rage ne vient jamais subitement, et que ses premiers symptômes ne sont pas des accès de fureur. Bauhin cite un fait semblable d'après Lycostènes, littérateur de peu de jugement, qui se plaisait à rassembler, sans examen, les histoires les plus singulières, comme le prouve l'édition qu'il a donnée du *Traité des Prodiges de Julius Obsequens*. Des faits pareils, rapportés par quelques médecins célèbres, prouvent qu'ils ont trop facilement ajouté foi à des contes populaires dépourvus de fondement : on peut leur opposer des faits mieux constatés. Ainsi il est prouvé, d'après Galien, que l'on a donné impunément à manger le foie de chiens morts de la rage, pour préserver de cette maladie ceux qui avaient été mordus. On a vu la chair de quelques animaux enragés être vendue publiquement, sans communiquer la maladie à qui que ce fût.

3° Le chien affecté de la rage n'est pas d'abord furieux, mais triste, et refuse de boire et de manger ; il n'obéit que difficilement à son maître, n'écoute personne, aime la solitude, a les yeux éteints et la queue traînante ; ses pas sont chancelants ; il a l'air égaré ; il n'approche personne, et ne mord que ceux qui l'attaquent. Ces symptômes annoncent communément la rage ; mais

Quoique je ne puisse rien déterminer sur cet objet d'après
ma propre expérience, je crois devoir exposer le jugement

comme ils accompagnent aussi fréquemment d'autres maladies,
on ne doit les regarder comme démonstratifs, que quand l'animal
cesse entièrement d'obéir à la voix de son maître; que ses yeux sont
menaçants et dans un mouvement continuel; qu'il ne reconnaît
plus personne; qu'il paraît inquiet, et comme s'il mâchait quelque
chose; bientôt sa gueule est remplie d'écume, il méconnaît sa demeure et s'échappe, ses yeux sont fixes, les chiens fuient loin de
lui, et il mord à tort et à travers tout ce qu'il rencontre : c'est
alors que ses morsures sont les plus funestes; mais heureusement
cet état ne dure pas long-temps, et l'animal périt au bout de peu
de jours dans les convulsions.

Il est évident que tous les animaux furieux ne sont pas enragés,
et communément on se presse trop de les tuer avant que de constater leur état : rien de plus commun, comme l'observe M. Baudot,
que de voir des chiens qui ont perdu leur maître, se jeter avec fureur sur quelques personnes, lorsqu'ils ont été battus ou maltrai-
tés, sans néanmoins être enragés : on en voit de même, après
s'être fatigués avec une chienne en chaleur, écumer, chanceler
sur leurs jambes, et se coucher par terre; ils s'irritent et mordent
alors facilement, surtout s'ils sont poursuivis : on voit aussi de
jeunes chiens, dans le temps de la pousse des dents, être tourmentés
d'envie de mordre, et blesser légèrement ceux qui les approchent.
On tue fréquemment les animaux que l'on voit ainsi affectés,
parce qu'on les croit enragés. Ce sont des erreurs de ce genre qui
ont accrédité, pendant quelque temps, des remèdes sans action ou
dangereux.

On ne doit pas regarder la fureur comme un symptôme pathognomonique de la rage, même chez les hommes; car la plupart de
ceux qui ont été mordus par des animaux enragés, et qui deviennent hydrophobes, périssent sans avoir les accès de fureur dont
parlent quelques auteurs : quoique ce fait soit constaté par plusieurs
observations modernes, j'ai cru devoir ici en ajouter une dont j'ai
été témoin il y a vingt à vingt et un ans; elle peut contribuer à jeter
quelque jour sur l'histoire de cette maladie. Un homme d'un tem-

que je puis être en état de porter sur le choix des remèdes
que l'on recommande aujourd'hui.

---

pérament sanguin, assez fort et robuste, qui depuis long-temps
jouissait d'une bonne santé, fut mordu à la jambe, dans une maison bourgeoise, par un chien qui n'était pas en colère, et qui n'a-
vait alors aucun symptôme de rage. Il fut conduit à l'hôpital de la
Charité le surlendemain de sa blessure ; les cinq premiers jours il
n'éprouva qu'une douleur supportable aux environs de la plaie, et
insensiblement il se plaignit de ressentir un grand feu par tout le
corps. Le sixième jour, les glandes salivaires parurent engorgées,
le mouvement de la langue se faisait avec douleur, et les muscles
du cou étaient roides et tendus, la mâchoire paraissait comme
démise. Alors on commença à craindre l'hydrophobie, à laquelle
on n'avait pas songé jusqu'à ce moment. Le lendemain, la tension
des muscles de la mâchoire devint plus considérable, et le malade
ne pouvait ouvrir la bouche sans être affecté de convulsions, qui
augmentaient surtout lorsqu'il voulait boire, et aucun liquide ne
pouvait parvenir à la gorge sans causer les plus vives douleurs.
Les muscles du bas-ventre paraissaient tendus comme des cordes ;
le pouls était égal, mais fort vif et un peu dur. La douleur,
quoique répandue par tout le corps, était néanmoins plus considérable à la gorge que dans les autres parties. Ces symptômes
subsistèrent à peu près au même degré pendant dix jours. Le malade paraissait inquiet, extrêmement abattu, dormait peu, n'a-
vait point d'appétit, était fort altéré, se plaignait d'avoir l'intérieur de la gorge et la poitrine tout en feu ; chaque fois qu'on tentait de le faire boire, il était attaqué tout à coup de convulsions
terribles, quoiqu'on lui présentât le liquide dans un biberon, afin
qu'il ne pût pas l'apercevoir. Le dix-septième jour de la maladie,
les mâchoires étaient tellement serrées qu'il ne fut pas possible d'y
introduire une goutte de liquide. Néanmoins, le lendemain, les
muscles du cou et de la mâchoire se relâchèrent au point qu'il put
boire une assez grande quantité de liquide, quoique peu à chaque
fois, et toujours avec des convulsions. La tension des muscles du
bas-ventre était considérablement diminuée ; on le crut mieux. La
plaie était cicatrisée, mais un peu blafarde ; la respiration était

fort gênée, la mâchoire ne s'ouvrait que peu et difficilement, le sommeil ne revenait pas, une sueur copieuse subsistait depuis plusieurs jours ; on la regardait comme un signe favorable, et on espérait la guérison, lorsque le malade périt le vingtième jour après la morsure.

On fit le lendemain l'ouverture du cadavre ; il n'exhalait pas une odeur extraordinairement putride, comme on dit que cela arrive à la suite de l'hydrophobie ; les muscles du bas-ventre, les viscères contenus dans l'abdomen et la poitrine, les muscles qui servent à la déglutition, l'œsophage et la trachée-artère, parurent être dans leur état naturel.

Le malade a été saigné en arrivant à l'hôpital ; mais comme on ne soupçonnait pas la rage, sa plaie fut traitée comme une plaie ordinaire : dès que l'on s'aperçut de la difficulté de la déglutition, on le fit baigner pendant trois jours dans l'eau salée, trois ou quatre fois par jour : il y restait une heure à chaque fois, et on lui faisait prendre dans le bain de l'eau de Luce ; mais il ne put supporter les bains, et l'eau de Luce augmentait les convulsions et donnait des mouvements de fièvre. On fut en conséquence obligé de s'en tenir au petit lait et à la tisane commune. Quand on s'aperçut du relâchement des muscles de la mâchoire et du bas-ventre, on réitéra la saignée, et on fit prendre quelques lavements.

Le malade conserva son bon sens jusqu'au dernier moment ; il répondait très-bien à toutes les questions qu'on lui faisait, et tentait de boire tout ce qu'on lui offrait ; l'air ne parut pas le suffoquer, comme cela arrive quelquefois dans cette maladie, et il ne témoigna aucun désir de mordre.

Cette observation prouve que l'hydrophobie dépend d'un venin subtil qui, de même que le tétanos, affecte particulièrement le genre nerveux, produit une tension spasmodique des muscles qui servent à la déglutition et de ceux du bas-ventre ; quand elle est portée à son plus haut degré, toutes les puissances qui entretiennent la vie et le mouvement sont affectées, les convulsions deviennent extrêmes, et il survient un état d'atonie qui précède la mort.

On voit encore, d'après cette observation, que le poison de la rage peut produire en peu de temps ses effets, quoique la maladie ne soit pas portée au plus haut degré chez l'animal qui a mordu.

4° L'aversion pour les liquides ne suffit pas pour caractériser la rage, surtout si elle se trouve réunie à la fièvre ; car il paraît constant, comme l'observe Vaughan, que la fièvre est un symptôme étranger à la rage, et que, quand il survient, on doit soupçonner une maladie inflammatoire. Ainsi l'inflammation du pharynx, de l'extrémité supérieure de l'œsophage, du larynx, de la trachée-artère, des poumons, de l'estomac, des intestins, et de tous les viscères du bas-ventre, a fréquemment produit l'horreur de l'eau : je l'ai vue durer pendant quatre jours, et être réunie à l'affection comateuse, à la fin d'une petite-vérole discrète, chez un enfant de onze ans ; il ne fut pas possible de lui faire avaler une goutte de liquide pendant tout ce temps ; toutes les tentatives que l'on fit furent suivies de convulsions et d'une espèce de hurlement ; l'enfant a guéri par l'application des vésicatoires, et a dit qu'il ne se souvenait de rien de ce qui lui était arrivé : la même chose est fréquemment arrivée dans les cas où la tête était vivement affectée, et dans les paroxysmes d'hystéricisme. C'est à tort que l'on a rapporté à la rage spontanée plusieurs exemples de cette nature. L'aversion pour la lumière et l'agitation de l'air, ne suffisent pas non plus pour caractériser la rage, puisque ces symptômes s'observent fréquemment dans les maladies inflammatoires du cerveau : je ne connais pas, en conséquence, d'observation qui puisse constater réellement l'existence de la rage que l'on appelle spontanée, et je crois que les exemples que l'on en a donné sont des symptômes d'autres maladies. Ainsi il arrive fréquemment dans la phrénésie, que le malade a non-seulement horreur de l'eau, mais que l'air même le suffoque, et il témoigne quelquefois l'envie de mordre. L'eau froide, bue dans le temps où l'on était fort échauffé, a produit quelquefois des symptômes de rage spontanée, qui étaient l'effet d'une inflammation locale. Enfin, on ne doit pas regarder comme des symptômes propres à la rage, les signes d'inflammation que l'on a trouvés dans les cadavres de ceux qui étaient morts avec l'aversion de l'eau. Mead, Vaughan, et un grand nombre d'auteurs dignes de foi, n'ont rien observé de semblable chez ceux qui étaient morts hydrophobes à la suite de morsures d'animaux enragés ; les organes de la déglutition et tous les viscères du bas-ventre étaient dans leur état naturel.

Les exercices violents, long-temps continués pendant les grandes chaleurs, les accès de colère, toutes les passions vives portées au plus haut degré, les paroxysmes épileptiques, la fièvre même, ont quelquefois tellement altéré la salive, que les morsures de ceux qui se trouvaient dans ces circonstances, ont produit l'hydrophobie, quoique les malades n'eussent témoigné aucune horreur de l'eau.

L'œstre vénérien peut aussi dénaturer les liqueurs salivaires au point de leur donner le même degré de virulence que l'on observe dans la bave des animaux enragés : on en a vu qui, étant irrités dans le temps du rut, ont fait des morsures qui ont produit un priapisme hydrophobique, bientôt suivi de la mort de la personne mordue, et l'animal n'est pas devenu enragé. Chez l'homme même, les transports de l'amour ont produit certains symptômes d'hydrophobie, ou les ont développés chez ceux qui avaient été autrefois mordus par un animal enragé. On a vu aussi le satyriasis être suivi de l'hydrophobie, et le malade périr au bout de peu de jours. Mais ces symptômes ne sont pas rares dans les maladies de la tête, telles que l'épilepsie et la manie, et souvent ils sont accompagnés d'une exaltation extrême de toutes les facultés. Le tremblement qu'on observe alors chez les malades aux-quels on présente un liquide, est souvent l'effet des douleurs ex-traordinaires qu'ils éprouvent en avalant. Cette aversion des li-quides semble même être une indication de la nature qu'il faut suivre ; car on a fréquemment vu ceux que l'on a forcés de boire, périr sur-le-champ dans les convulsions.

5° Il est constant, par un grand nombre d'observations, qu'il n'y a, en général, qu'un très-petit nombre de ceux qui sont mor-dus par des animaux enragés qui deviennent hydrophobes. Ainsi, sur vingt à trente personnes mordues par un chien enragé dont parle Vaughan, il n'y en a eu qu'une à qui cette morsure ait été funeste ; les autres se sont bien portées, quoique la plupart n'eussent em-ployé aucun remède. Il y a quantité d'exemples de cette nature ; en peut consulter sur cet objet les savantes recherches de M. Andry

sur la rage. J'observerai que cette maladie paraît être en quelque
sorte étrangère à l'homme ; car je crois, avec Plutarque, qu'elle
ne s'est communiquée à l'espèce humaine que deux siècles après
Aristote : il n'en est parlé ni dans Homère ni dans Hippocrate ;
ceux qui ont prétendu le contraire, me semblent avoir mal inter-
prété ces auteurs, comme j'ai tâché de le prouver dans ma note
sur l'*aphor.* 10 *d'Hip.*, *sect. VIII.* Il paraît même que la rage se
gagne particulièrement lorsqu'on est épuisé par des excès quelconques.

6° On a fréquemment vu des personnes qui avaient approché
des hydrophobes, ou qui avaient été mordues par des animaux que
l'on soupçonnait l'être, se frapper tellement l'imagination, qu'elles
ont eu des symptômes qui approchaient de ceux de la rage. C'est
ce qui est arrivé au célèbre Thémison, qui, ayant soigné assidû-
ment un de ses amis qui mourut de cette maladie, crut lui-même
en être attaqué et s'être guéri ; on ajoute même qu'ayant tenté plusieurs fois d'écrire sur ce sujet, il crut chaque fois être hydrophobe. On trouve dans les recherches de M. Andry, l'histoire
d'un homme qui éprouva long-temps des symptômes affreux de ce
genre, dont il ne fut délivré qu'au bout de quelques mois, en
apprenant que le chien qui l'avait mordu n'était pas attaqué de la
rage. On doit en conséquence, dans tous les cas, tenter toujours
de tranquilliser l'esprit du malade ; car la frayeur seule peut produire l'horreur de l'eau. Je pense, avec M. Roux, que l'observation célèbre d'une femme hystérique, que Nugent a cru avoir guérie de la rage, doit être mise au nombre de celles où l'on a confondu les effets d'une imagination vivement affectée, avec ceux
de l'hydrophobie véritable. Je me persuade qu'il en est de même
de toutes les observations de ce genre, surtout lorsque je vois l'un
de ceux qui ont écrit sur cette matière, et qui ont prétendu avoir
guéri par l'usage du mercure, assurer qu'une femme avait gagné
la rage, pour avoir pompé avec sa bouche les restes de la bave
qu'un chien avait pu laisser sur sa jupe qu'il avait déchirée. Il
est démontré que cette bave ne communique pas la maladie, et
on ne donne aucune preuve qui constate que le chien fût enragé.
On dit que la malade resta dans la plus grande sécurité jusqu'au
moment où elle fut attaquée ; mais le délire dont elle fut affectée,

prouve le contraire , puisqu'elle répétait continuellement qu'elle voyait bien qu'elle était enragée. Ce fait démontre uniquement que les effets des passions violentes ne se manifestent pas toujours tout à coup , et il serait aisé de citer une infinité d'exemples de ce genre.

Je crois , pour l'intérêt de l'humanité , devoir encore ajouter que l'histoire du traitement fait à Senlis en 1780, que l'on cite comme une des plus intéressantes pour les détails exacts des symptômes et de la marche de l'hydrophobie, ne peut être d'aucun secours pour nous diriger dans le traitement ou même dans le diagnostic de cette maladie cruelle. Je soupçonne que l'on a trop légèrement décidé, qu'un chien qui suivait son maître et obéissait à ses ordres , était attaqué de la rage, parce qu'il avait mordu ceux dont il avait été maltraité. Les malades dont on nous donne l'histoire, me semblent n'avoir eu aucun des symptômes qui caractérisent la rage ; et je crois que l'on a pris pour tels les effets de la terreur ou des remèdes que l'on a mis en usage : on convient que deux malades sont morts sans aucun symptôme d'hydrophobie; trois autres ont eu , avant de mourir, de l'aversion pour les liquides. Mais le premier était une femme de cinquante-cinq ans , d'un caractère sombre et triste, naturellement mélancolique, et asthmatique depuis long-temps, chez laquelle on a trouvé , après la mort, l'estomac enflammé , et les vaisseaux du cerveau engorgés ; ce qui démontre qu'elle était attaquée d'une fièvre inflammatoire, qui a été aggravée, ainsi que l'asthme, par les frictions mercurielles, que l'on a administrées pendant un mois, d'où a dû résulter une difficulté considérable d'avaler les liquides. Le second malade était un enfant également attaqué d'une fièvre inflammatoire, qui survint long-temps après la morsure, fut aggravée par les vers contenus dans l'estomac, et suivie d'une éruption miliaire de convulsions et de délire. L'aversion pour la boisson, et le vomissement de matières noires et brunes qui précédèrent la mort, sont des symptômes communs aux maladies aiguës, et qu'Hippocrate a regardés comme généralement funestes. Le troisième malade mort avec l'aversion de l'eau, était un homme naturellement triste, inquiet et mélancolique, qui fut tellement frappé de frayeur dès qu'il fut mordu , qu'il se regarda comme mort ; ce qui a pu déter-

1526. Premièrement, je suis très-persuadé que le moyen le plus certain de prévenir les suites de la morsure, est de couper ou de détruire d'une manière quelconque, la partie qui a été mordue (1). Tout le monde convient de cela.

---

miner l'engorgement des vaisseaux du cerveau et l'inflammation de l'intestin iléum, dont on a trouvé des marques dans le cadavre après la mort. Ces affections suffisaient pour produire la difficulté d'avaler et l'aversion des liquides, qui en est fréquemment la suite. D'ailleurs les frictions mercurielles seules pouvaient donner lieu à ces symptômes, puisqu'il n'est pas rare de les observer chez les personnes pléthoriques ou extrêmement affaiblies qu l'on soumet à ce traitement dans les maladies vénériennes. J'ai même eu occasion de voir un jeune homme attaqué de pulmonie, à qui un chirurgien voulut, sur un léger soupçon de vice vénérien, administrer les frictions ; au bout de neuf jours la respiration fut très-gênée, le malade témoigna une aversion étonnante pour les liquides, et il survint un délire furieux dont il périt après avoir déchiré tout ce qu'il put saisir.

Un grand nombre d'observations prouve que l'irritation locale peut suffire quelquefois pour produire des symptômes semblables à ceux de la rage ; par exemple, des blessures faites avec un clou rouillé, introduit dans le doigt ou la main, ont quelquefois été suivies de convulsions, de l'aversion des liquides, et de la mort. On a même vu une morsure légère, faite par un canard, occasioner des effets semblables.

Il est aisé de conclure de tout ce qui vient d'être dit, que le diagnostic de cette maladie est des plus difficiles, et que le crédit dont ont joui un grand nombre de remèdes, est fondé sur des erreurs du genre de celles dont je viens de faire l'énumération. Il n'est donc pas étonnant qu'entre ceux qui ont écrit sur cette maladie, il s'en trouve qui assurent avoir guéri ou préservé trois cents personnes de la rage, et d'autres même jusqu'à cinq cents, par l'usage du mercure, pris intérieurement ou appliqué extérieurement : si cela était, on pourrait, à juste titre, regarder ce remède comme spécifique ; mais un grand nombre d'expériences prouvent qu'il s'en faut beaucoup qu'il jouisse de cette vertu.

(1) Dans le tétanos qui succède aux plaies, le moyen le plus sûr

Mais les opinions sont partagées, en ce que quelques médecins pensent que ce moyen ne peut être efficace, que quand on y a recours très-peu de temps après la morsure, et le négligent lorsqu'ils ont manqué cette occasion : néanmoins on n'a fait aucune expérience capable de décider cette question ; plusieurs raisons me portent à croire que ce poison ne se communique pas sur-le-champ à tout le système, et que l'on peut, en conséquence, couper avec avantage la partie qui a été mordue, même plusieurs jours après la morsure.

1527. Notre expérience, relativement aux différents remèdes qui sont aujourd'hui en usage, est trop incertaine pour pouvoir assurer qu'il n'y en a absolument aucun qui soit efficace ; mais je puis dire que, de tous les moyens de prévenir cette maladie, et de la guérir lorsqu'elle s'est manifestée, le mercure, administré à grande dose, et continué long-temps, est, à ce que je crois, de tous les remèdes que l'on a proposés jusqu'à ce jour, ou que l'on emploie communément, celui dont l'efficacité est le mieux soutenue par l'expérience.

---

d'arrêter les progrès de la maladie, est de brûler profondément la cicatrice avec un fer chaud : on a, de toute antiquité, employé avec succès le même remède contre la rage ; mais il paraît qu'il est absolument nécessaire d'agrandir en même temps la plaie, et de faire des scarifications profondes. Dans le cas où l'on brûle la partie, le cautère actuel est préférable à tous les caustiques les plus vantés, parce qu'il produit une escharre qui est suivie d'une suppuration très-longue ; et il est à craindre que plusieurs des caustiques que l'on a proposés, tels que le beurre d'antimoine, le sublimé corrosif, les cantharides et autres, ne nuisent beaucoup en pénétrant dans les gros vaisseaux, et en s'introduisant dans la masse du sang, surtout quand l'escharre est considérable : il paraît donc dangereux de saupoudrer les plaies avec la poudre de cantharides. On ne doit pas compter sur l'action de l'alcali volatil dans ce cas.

LIVRE IV.

Des Vésanies (1), ou *dérangements des fonctions intellectuelles.*

CHAPITRE PREMIER.

Des Vésanies en général.

1528. SAUVAGES et Sagar, parmi les nosologistes, ont compris dans la classe des maladies qu'ils ont désignées sous le titre de VESANIÆ, deux ordres; savoir, celui des *hallucinationes*, ou des fausses perceptions, et celui des *morositates*, ou des appétits et des passions désordonnés; Linné a de même renfermé dans sa classe des MENTALES, qui correspond à celle des *vesaniæ* de Sauvages, les deux ordres d'*imaginarii* et de *pathetici*, qui sont presque les mêmes que ceux des *hallucinationes* et des *morositates*, de ce dernier, c'est-à-dire, des affections des sens. Néanmoins différentes considérations m'ont déterminé à rejeter ces divisions comme mauvaises; c'est pourquoi j'ai établi une classe de *vésanies*, qui est presque la même que celle des *paronoiæ* de Vogel, en ce que j'en ai exclu les *hallucinationes* et les *morositates*, que j'ai rapportées aux *morbi locales*. M. Vogel a agi de même, en séparant des *paronoiæ* les fausses perceptions et les appétits désordonnés, qu'il a mis dans une

---

(1) Les vésanies ou les folies, sont des maladies où il n'y a ni pyrexie, ni affection comateuse, et qui consistent dans la lésion des fonctions intellectuelles : ainsi M. Cullen exclut de cet ordre les lésions des sensations, et n'y comprend que les jugements faux.

autre classe à laquelle il a donné le titre d'*hyperestheses* (1).

1529. Plusieurs espèces de fausses perceptions et d'appétits désordonnés se trouvent, il est vrai, fréquemment combinées avec les maladies que je propose de considérer comme formant strictement la vésanie ou le jugement faux ; et quelquefois les fausses perceptions semblent être la base du faux jugement et le constituer presque entièrement ; mais la plupart des maladies dont les nosologistes ont fait l'énumération sous le titre d'*hallucinationes*, étant des affections purement locales (2), et n'entraînant d'autre erreur de jugement que celle qui est relative à l'objet seul du sens ou de l'organe particulier qui est affecté, l'on doit nécessairement les séparer des maladies qui consistent dans une affection plus générale du jugement. Lors même que les fausses perceptions accompagnent constamment ou semblent produire la vésanie, on doit encore ne les considérer que comme des symptômes de cette. dernière, parce qu'elles sont produites par des causes internes, et que l'on peut présumer qu'elles tirent leur origine de la même cause que l'affection qui est plus générale.

Je juge de même des *morositates* ou des passions désordonnées qui accompagnent la *vésanie* ; ces passions étant des conséquences du jugement faux, doivent être regardées comme l'effet des mêmes causes, et uniquement comme les symptômes d'une affection plus générale.

Il y a néanmoins un cas où les passions désordonnées

____

(1) Ce terme signifie toute espèce d'appétit désordonné, ou l'excès d'une sensation quelconque.

(2) Par exemple, on a rangé le syrigmus ou le tintement d'oreilles, la boulimie et autres maladies semblables, parmi les *hallucinationes* et les *morositates* ; cependant il est évident que ce sont des maladies locales qui ne consistent pas dans l'erreur du jugement, et qu'on ne peut rapporter aux vésanies.

semblent produire la vésanie, ou une affection plus générale du jugement, ce qui peut nous déterminer à considérer alors la vésanie, comme un symptôme d'appétit erroné ; mais cela ne suffit pas pour nous autoriser à comprendre les passions désordonnées sous le titre générique de vésanies, ou de folies, considérées comme maladies primitives.

En conséquence, il me paraît que, de quelque manière que l'on considère cet objet, on doit borner la classe des vésanies aux lésions de la faculté de juger.

Les maladies particulières que l'on doit ranger dans cette classe, peuvent se distinguer suivant qu'elles affectent ceux qui y sont sujets pendant le temps du sommeil ou pendant celui de la veille. Les dernières, c'est-à-dire celles qui se manifestent pendant la veille, peuvent encore être considérées sous deux points de vue différents, en ce qu'elles consistent, ou dans un jugement erroné, que je désignerai sous le nom de *délire*; ou dans la faiblesse ou l'imperfection du jugement, que je nommerai *fatuité*. Je vais commencer par parler du délire.

153o. La perfection et la force du jugement varient extrêmement chez les différents individus ; il est en conséquence convenable de déterminer ici d'une manière plus précise, quelle est l'erreur ou l'imperfection de la faculté de juger que l'on doit considérer comme morbifique et qui mérite les dénominations de délire et de fatuité. Pour remplir cet objet, je considérerai d'abord les erreurs morbifiques du jugement sous le terme générique de *délire*, dont on se sert communément pour désigner les différentes modifications des erreurs de cette nature.

1531. Comme notre jugement s'exerce particulièrement à distinguer et à juger les différents rapports des objets, je pense que l'on peut définir le délire, un jugement faux ou erroné de la part d'une personne qui veille, sur les rapports d'objets qui se rencontrent le plus fréquemment dans

3.　　　　　　　　　　　　　　　　12

le cours de la vie, et sur lesquels tous les hommes portent le même jugement ; le délire est évident, surtout quand ce jugement est fort différent de celui que la même personne avait coutume de porter habituellement.

1532. De fausses perceptions des objets externes se réunissent fréquemment à cette erreur du jugement, sans qu'il existe aucun vice sensible dans les organes des sens, et ces fausses perceptions paraissent en conséquence dépendre d'une cause interne ; c'est-à-dire, qu'un certain état du cerveau présente à l'imagination des objets qui n'existent pas réellement. Ces fausses perceptions doivent nécessairement produire le délire, ou un jugement faux, que l'on doit regarder comme maladie.

1533. Une autre circonstance, qui accompagne communément le délire, est une association très-extraordinaire d'idées. Chez la plupart des hommes, les idées que conserve la mémoire relativement à la plupart des affaires de la vie commune, se réunissent de la même manière ; ainsi, toute association extraordinaire de ces mêmes idées, chez un individu, doit l'empêcher de porter comme de coutume, son jugement sur les rapports qui forment la base la plus commune de l'association des idées dans la mémoire ; en conséquence, cette association extraordinaire et communément précipitée d'idées forme habituellement une partie du délire, et peut être considérée comme telle. On peut particulièrement la regarder comme une affection morbifique générale des organes intellectuels, en ce qu'elle consiste dans l'interruption ou l'altération des opérations ordinaires de la mémoire, qui est la base commune et nécessaire pour l'exercice du jugement.

1534. Une troisième circonstance qui accompagne le délire, est une émotion ou une passion de l'ame, qui tantôt tient à un mouvement de colère, et d'autres fois de crainte ; mais la perception ou le jugement, quelle qu'en soit la

cause, n'ont aucun rapport avec cette cause, soit relativement à la manière dont le malade avait coutume de juger
autrefois, soit relativement à la manière ordinaire aux autres
hommes en général.

1535. Le délire peut donc se définir en moins de mots,
un faux jugement produit chez une personne éveillée par
les perceptions de l'imagination, ou par un souvenir faux,
et qui occasione communément des émotions qui n'ont
pas de rapport avec l'objet qui y a donné lieu.

Ce délire est de deux espèces;. il se trouve combiné avec
la pyrexie et les affections comateuses, ou il est entièrement
exempt de cette combinaison. La dernière espèce, que j'appelle *folie*, est la seule dont je vais parler ici.

1536. On serait peut-être fondé à regarder la folie comme
un genre qui comprend beaucoup d'espèces différentes, dont
chacune mérite notre attention; mais avant de considérer
les espèces en particulier, je pense qu'il est convenable de
tenter de rechercher quelle est la cause de la folie en
général.

1537. J'admettrai d'abord comme une chose démontrée
ailleurs, que la connexion qui existe entre le corps pendant
la vie est telle, que ces affections de l'esprit doivent être
considérées comme dépendantes d'un certain état du corps,
quoique la maladie paraisse être particulièrement, et quelquefois uniquement, une affection de l'ame. Voyez *Halleri
Prim. lin. Physiolog.* § 570; et *Boërhaave, inst. Med.*
§ 581, 696.

1538. En admettant cette proposition, je dois encore supposer comme une chose également démontrée ailleurs, que
l'origine commune des nerfs est la partie de notre corps qui
a une connexion plus immédiate avec l'esprit, et qui, par
conséquent, est plus spécialement intéressée dans toutes les
affections des fonctions intellectuelles : je désignerai dans

ce qui va suivre cette origine commune des nerfs, sous la dénomination de cerveau.

1539. Néanmoins, en adoptant cette dernière proposition, il se présente une très-grande difficulté à résoudre ; nous ne pouvons douter que les opérations de l'entendement dépendent toujours de certains mouvements qui ont lieu dans le cerveau (Voyez *Gaub.*, *Path. Med.* § 523) ; cependant ces mouvements n'ont jamais été l'objet de nos sens, et nous n'avons pas encore pu remarquer qu'une partie quelconque du cerveau fût plus intéressée que toute autre, dans les opérations de notre entendement ; nous ne connaissons pas même la part que les différentes parties du cerveau ont dans cette opération ; en conséquence, nos connaissances étant aussi bornées, il doit être très-difficile de découvrir les conditions du cerveau qui peuvent donner lieu aux différents états de nos fonctions intellectuelles.

1540. On peut observer que les changements qu'éprouve le mouvement du sang dans les vaisseaux du cerveau affectent jusqu'à un certain point les opérations de l'entendement ; et les médecins, qui ont recherché les causes des différents états de nos fonctions intellectuelles, n'ont guère considéré que l'état du mouvement du sang, ou la condition de ce fluide même ; mais il est évident que les opérations des fonctions intellectuelles s'exercent communément, et même varient souvent beaucoup, sans que l'on puisse apercevoir aucune différence dans le mouvement ou dans la condition du sang.

1541. D'une autre part, il est très-probable que l'état des fonctions intellectuelles dépend principalement de l'état et de la condition de ce que l'on appelle la puissance nerveuse, ou, comme nous le supposons, d'un fluide subtil très-mobile, renfermé ou adhérent, d'une manière qui ne nous est pas bien connue, dans chaque partie de la substance médullaire du cerveau et des nerfs, et qui peut, chez l'homme qui jouit d'une bonne santé, se porter d'une partie quelconque du système nerveux à une autre.

1542. Nous avons une preuve très-évidente, que cette puissance se porte fréquemment des extrémités sentantes des nerfs vers le cerveau, et qu'elle produit une sensation ; il est également prouvé que la puissance nerveuse se porte du cerveau dans les muscles ou dans les organes du mouvement, en conséquence de la volition. Or, comme la sensation détermine les opérations de l'entendement , et que la volition est l'effet de ces opérations, et qu'en outre la connexion qui existe entre la sensation et la volition se fait toujours par l'intervention du cerveau et des opérations de l'entendement, on ne peut guère douter que ces dernières dépendent de certains mouvements qui ont lieu dans le cerveau, et des différentes modifications de ces mêmes mouvements.

1543. Il est très-difficile de déterminer les états différents de ces mouvements ; et les médecins regardent communément cet objet comme tellement obscur , qu'ils désespèrent généralement de parvenir à en avoir quelque connaissance : mais ce désespoir absolu, et la négligence qu'il inspire, sont, je crois, très-blâmables ; et je vais tenter d'aller un peu en avant , dans l'espérance que quelques pas faits dans les recherches de ce genre, avec une certaine assurance, nous mettront à même d'aller plus loin.

1544. Je crois qu'il est évident que la puissance nerveuse qui existe dans tout le système nerveux, ainsi que dans ses différentes parties, et particulièrement dans le cerveau, jouit, dans différents temps, de différents degrés de mobilité et de force. Je demande qu'il me soit permis d'appliquer, à ces différents états , les termes d'*excitement* et de *collapsus.* Je nomme *excitement* cet état où la mobilité et la force de la puissance nerveuse suffisent pour l'exercice des différentes fonctions, ou bien celui où elles sont d'une manière quelconque extraordinairement augmentées. Et je donne le nom de *collapsus* à cet état où la mobilité et la force de la puissance nerveuse ne sont pas suffisantes pour l'exercice ordinaire des fonctions, ou ne sont plus au même degré où elles étaient avant. Je prie néanmoins d'observer que je n'entends exprimer par ces termes que des objets de fait, sans prétendre expliquer la circonstance ou la condition mécanique ou physique de la puissance ou du fluide nerveux dans ces différents états.

1545. Il est, je pense, évident, par un nombre infini de phénomènes que présente l'économie animale, que ces états variés de collapsus et d'excitement ont lieu dans différentes occasions : mais il faut particulièrement observer, relativement à l'objet dont nous nous occupons, que les différents états d'excitement et de collapsus, ne sont jamais plus remarquables que dans les différents états de la veille et du sommeil. Dans le dernier, lorsqu'il est parfait, le mouvement et la mobilité de la puissance nerveuse, relativement à tout ce que l'on appelle fonctions animales, cessent totalement, ou sont, suivant l'expression dont je voudrais me servir, dans un état de collapsus; leur état est très-différent pendant la veille, et pourrait, chez les personnes qui jouissent d'une parfaite santé, s'appeler un état d'excitement général et parfait.

1546. Ces différents états de la puissance nerveuse pendant le sommeil et la veille étant admis, je dois ensuite observer, que quand ils se succèdent mutuellement, comme il arrive communément chaque jour, il est très-rare que le changement se fasse tout-à-coup; mais il survient presque toujours par degrés, et dans un certain espace de temps; et cette observation est vraie, tant pour le sentiment que pour le mouvement. Ainsi, lorsqu'une personne s'endort, la sensibilité diminue par degrés : de manière, que quand le sommeil commence, de légères impressions pourront produire quelque sensation, et rappeler l'excitement; mais

les mêmes impressions , ou même de plus fortes , ne peuvent
pas produire un effet semblable lorsque le sommeil est plus
avancé , et est, pour ainsi dire , plus complet. La puissance
du mouvement volontaire diminue de même par degrés.
Elle cesse plus tôt dans quelques membres que dans d'autres ;
et il faut quelque temps pour que cette cessation devienne
générale et considérable dans tout le corps.

On peut observer ce même changement successif dans
une personne qui se réveille. Dans ce cas , les oreilles sont
souvent éveillées avant que les yeux soient ouverts, ou avant
que l'on puisse parfaitement distinguer les objets , et les
sens sont souvent réveillés avant que la puissance du mouvement volontaire soit rétablie ; et il est curieux d'observer
que , dans quelques cas , les sensations peuvent être excitées,
sans produire l'association ordinaire des idées. Voyez *Mém.
de Berlin*, 1752.

1547. Il doit , d'après tout ceci, paraître évident que les
états différents d'excitement et de collapsus peuvent avoir ,
non-seulement différents degrés , mais même être plus ou
moins considérables dans différentes parties du cerveau , au
moins relativement aux différentes fonctions.

Comme je présume qu'il n'y a presque personne qui n'ait
ressenti cette approche graduelle du sommeil et de la veille,
je suppose aussi que tout le monde a observé que , dans cet
état intermédiaire d'excitement inégal, il y a plus ou moins
de délire , ou de rêve , si l'on aime mieux le nommer ainsi.
Cet état est accompagné de fausses perceptions , de fausses
associations d'idées , de faux jugements , et d'émotions qui
n'ont aucun rapport avec les objets qui les ont produites ;
enfin on y observe toutes les circonstances qui se trouvent
dans la définition que j'ai donnée plus haut du délire.

Ceci montre évidemment que le délire peut dépendre et
même dépend communément, comme je tâcherai de le
prouver par la suite , de quelque inégalité dans l'excitement

du cerveau ; ces deux assertions sont fondées sur ce qu'il faut que l'excitement soit complet et égal dans chaque partie du cerveau, pour que l'exercice convenable de nos fonctions intellectuelles ait lieu. Ainsi, quoique l'on ne puisse dire que les vestiges des idees soient mis en réserve dans différentes parties du cerveau, ou y soient en quelque sorte généralement repandus, en admettant l'une ou l'autre supposition, il s'ensuivrait que le raisonnement ou les opérations de l'entendement ne peuvent jamais avoir lieu qu'en se rappelant avec ordre et exactitude les idées qui doivent être associées, de manière que si une partie du cerveau n'est pas mise en action, ou ne peut l'être, le souvenir ne peut se faire convenablement ; et si en même temps, d'autres parties de cet organe sont mises davantage en action, ou plus faciles à émouvoir, elles produiront de fausses perceptions, de fausses associations d'idées, et de faux jugements.

1548. On peut, pour éclaircir ce que je viens de dire, observer que pendant le sommeil, le collapsus est plus ou moins complet, ou que le sommeil est, comme l'on s'exprime communément, plus ou moins profond. C'est pourquoi dans plusieurs cas le sommeil a lieu à un degré considérable, et néanmoins certaines impressions agissent encore, et excitent des mouvements, ou, si l'on veut, des sensations dans le cerveau ; mais ces sensations, à raison de l'état de collapsus d'une grande partie du cerveau, sont généralement une espèce de délire, ou des rêves qui consistent en fausses perceptions, en fausses associations d'idées, et en faux jugements, qui auraient été corrigés si le cerveau avait été mis entièrement en action.

Il n'y a, je pense, personne qui n'ait observé que le sommeil le plus imparfait est celui qui est particulièrement accompagné de rêves ; en conséquence, les rêves viennent le plus communément vers le matin, lorsque l'état complet de sommeil se dissipe ; et ils sont en outre le plus souvent excités par des impressions vives et fâcheuses qui ont agi sur le corps.

Je crois que ceci est encore éclairci, en ce que nous avons, même pendant la veille, un exemple où l'état inégal d'excitement du cerveau produit le délire. Tel est celui que l'on observe dans le cas de fièvre. Il est évident qu'alors l'énergie du cerveau, ou son excitement, est considérablement diminué relativement aux fonctions animales : c'est en conséquence d'après ce fait, que j'ai expliqué plus haut (§ 45) le délire qui accompagne si communément la fièvre. J'ajouterai à ce que j'ai dit dans ce paragraphe, que ce qui peut confirmer la doctrine que j'ai admise, c'est que dans la fièvre, le délire ne vient qu'à une certaine période de la maladie, et que l'on peut communément distinguer ses approches, en ce qu'il est d'ordinaire plus sensible dans le temps où le malade s'endort ou se réveille. Il paraît donc que le délire qui survient dans le commencement de la fièvre dépend d'une inégalité d'excitement, et l'on ne peut guère douter que celui qui domine dans l'état d'affaiblissement total des fièvres, dépend de la même cause qui est portée à un degré plus considérable.

1549. Je pense qu'il est suffisamment évident, d'après ce que je viens de dire, que le délire peut être et est fréquemment occasioné par l'inégalité d'excitement du cerveau.

Je ne puis prétendre expliquer comment il se fait que les différentes portions du cerveau soient en même temps dans différents degrés de collapsus ou d'excitement, ou comment l'énergie du cerveau peut avoir différents degrés de force, relativement aux différentes fonctions animales, vitales et naturelles ; mais il est dans le fait suffisamment évident que le cerveau peut être dans un seul et même temps, dans différentes conditions relativement à ces fonctions. Ainsi dans les maladies inflammatoires, lorsque l'action d'un stimulus sur le cerveau augmente extraordinairement la force des fonctions vitales , celle des fonctions animales est peu changée ou est considérablement diminuée. Au contraire, dans plusieurs cas de manie, la force des fonctions animales , qui dépend toujours du cerveau, est prodigieusement augmentée , pendant que l'état de la fonction vitale du cœur est peu ou nullement changé. C'est pourquoi je répéterai que, quelque difficile qu'il puisse être d'expliquer la condition mécanique ou physique du cerveau dans ces cas , les faits suffisent pour prouver qu'il existe une inégalité d'excitement ou de collapsus qui peut troubler les opérations de notre entendement.

1550. J'ai ainsi tenté d'exposer la cause générale du délire ; il est ou accompagné de pyrexie, ou sans pyrexie , ce qui en forme deux espèces. Je ne parlerai pas davantage ici de la première, parce que je l'ai développée plus haut, § 45 , le mieux qu'il m'a été possible.

Je vais maintenant considérer le délire qui appartient particulièrement à la classe des vésanies, et j'en parlerai sous le titre général de *folie.*

1551. En nous occupant de cet objet, il faut d'abord remarquer que l'on trouve fréquemment par l'ouverture des cadavres des fous après leur mort, qu'il s'est fait des changements particuliers dans l'état général du cerveau. On a souvent observé qu'il était d'une consistance plus sèche, plus dure , et plus ferme qu'il ne l'est habituellement chez les personnes qui n'ont pas été affectées de cette maladie. D'autres fois on l'a trouvé plus humide , plus mou et plus flasque ; et feu M. Meckel (1) l'a trouvé fort changé en den-

____

(1) Mémoires de Berlin pour l'année 1764. Il a paru par l'ouverture des cadavres de plusieurs fous , que la substance du cerveau était plus sèche, et spécifiquement plus légère chez eux que chez ceux qui avaient toujours eu le jugement sain. (*Note de M. Cullen.*)

sité ou en pesanteur spécifique. Je n'ai pu m'assurer si l'on a observé que ces différents états fussent uniformément les mêmes dans toute l'étendue du cerveau ; et je soupçonne que ceux qui ont ouvert les cadavres n'ont pas toujours fait des recherches exactes sur cet objet : mais il paraît par plusieurs observations, que ces états étaient variés suivant les différentes parties du cerveau; et les exemples de cette inégalité servent à confirmer notre doctrine générale.

L'exact Morgagni a observé que chez les maniaques, la substance médullaire du cerveau était communément sèche, dure et ferme ; il a même si fréquemment fait cette observation, qu'il était disposé à regarder cette circonstance comme la plus générale. Mais dans la plupart des exemples particuliers qu'il a rapportés, il paraît que le plus souvent le cerveau était d'une consistance extraordinairement dure et ferme, mais que le cervelet avait conservé sa mollesse ordinaire, et que, dans beaucoup de cas, il était même extraordinairement mou et flasque. Morgagni observe que, dans quelques autres cas, une partie du cerveau était plus dure et plus ferme que de coutume, tandis que le reste de cet organe était extraordinairement mou.

1552. Ces observations tendent à confirmer notre doctrine générale. Mais en voici d'autres qui, à ce que je crois, peuvent remplir le même but.

L'ouverture des cadavres de ceux qui ont été affectés de folie, a fait découvrir différentes affections organiques dans certaines parties du cerveau ; il est assez probable que ces affections ont pu produire un différent degré d'excitement dans les parties libres et dans celles qui étaient affectées, et qu'elles ont dû interrompre, jusqu'à un certain point, la libre communication entre les différentes parties du cerveau ; et produire par conséquent, de l'une ou l'autre manière, la folie.

Il y a tant d'observations de ce genre, que je pense que

les médecins sont en général disposés à soupçonner qu'il existe, dans presque tous les cas de folie, des lésions organiques du cerveau.

1553. Néanmoins il est probable que cette opinion est erronée ; car nous connaissons plusieurs exemples de folie où les malades ont parfaitement guéri ; et il est difficile de supposer qu'il y ait eu, dans ces cas, aucune lésion organique du cerveau. Ces observations de folie passagère rendent certainement probable que la cause en était due à un état d'excitement qui pouvait changer par différentes causes.

1554. Il est de plus certain que, chez plusieurs fous, l'examen du cerveau après la mort n'a point prouvé qu'il y eût avant aucune lésion organique de ce viscère, ou cet examen n'a fait découvrir aucun état morbifique. Ceci peut servir sans doute à prouver que la cause de cette maladie ne consistait dans aucune lésion organique ; mais il ne nous assure pas qu'il n'y avait aucun changement morbifique dans le cerveau ; car il est probable que ceux qui ont fait les ouvertures des cadavres, n'ont pas toujours été attentifs à observer que l'état général de dureté et de densité variait suivant les différentes parties du cerveau ; ce qu'ils auraient dû remarquer pour découvrir la cause de la maladie qui avait précédé : c'est pourquoi la plupart n'ont pas examiné l'état du cerveau dans cette vue, comme Morgagni semble l'avoir fait soigneusement.

1555. Après avoir tenté de rechercher la cause de la folie en général, il serait à désirer que je pusse faire l'application de cette doctrine pour distinguer les diverses espèces de folies, suivant qu'elles dépendent de l'état différent et des circonstances particulières où se trouve le cerveau, afin d'établir une méthode curative exacte, et fondée sur des connaissances certaines. Mais comme il me paraît très-difficile d'atteindre ce but, et que je ne puis espérer d'y parvenir ici, je me bornerai à faire quelques tentatives, et à offrir quelques réflexions que de nouvelles observations, et plus de sagacité, pourront par la suite rendre plus utiles.

1556. Le docteur Arnold, homme plein d'esprit, s'est occupé d'une manière recommandable de distinguer les différentes espèces de folies, telles qu'elles se manifestent relativement à l'ame : ses travaux pourront devenir utiles lorsque nous connaîtrons mieux les différents états du cerveau qui correspondent à ceux de l'ame ; mais, présentement, je ne puis que rarement faire l'application de ses nombreuses distinctions. Il me paraît que celles qu'il a particulièrement indiquées, et dont il a fait le dénombrement, ne sont que des variétés qui ne peuvent conduire qu'à peu ou point de changements dans la pratique : ce qui me détermine particulièrement à adopter cette dernière conclusion, c'est que ces variétés me paraissent souvent être combinées ensemble, se succéder l'une l'autre chez la même personne ; nous devons par conséquent admettre une cause générale de la folie, qui, autant que nous pouvons la connaître, doit servir de base à la pathologie, et diriger particulièrement la pratique.

1557. Mes vues sur les différents états de la folie étant aussi limitées, je suis obligé de considérer ces états sous deux chefs ; savoir, celui de manie et celui de mélancolie : je sais que ces deux genres ne comprennent pas toutes les espèces de folie ; mais je ne puis déterminer d'une manière certaine celles qui ne peuvent être comprises sous ces titres. Néanmoins je tâcherai, lorsque l'occasion se présentera, de les indiquer autant qu'il me sera possible (1).

------

(1) Pour comprendre les idées de l'auteur sur la cause générale de la folie, il faut méditer sa physiologie.

CHAPITRE II.

De la Folie ou *Manie.*

1558. Les circonstances que nous avons indiquées plus haut, § 1035, comme constituant le délire en général, appartiennent particulièrement à l'espèce dont je vais parler sous le titre de Manie (1).

---

(1) Le caractère de la manie consiste dans une folie universelle. N. C. Genre lxvii.

La manie peut encore généralement se distinguer par la fureur, l'audace et l'impétuosité, et par le tempérament colère accompagné d'une folie complète.

M. Cullen admet trois espèces de manies idiopathiques : I, la manie *mentale* ; II, la manie *corporelle* ; III, la manie *obscure.*

I. La manie *mentale* est entièrement produite par les affections de l'ame, telles que la mélancolie, la terreur, l'amour, un accès de colère.

II. La manie *corporelle* est l'effet d'un vice manifeste du corps.

Cette espèce varie en raison du vice du corps qui y donne lieu : ainsi il y a, 1° la manie métastatique, produite par les ulcères desséchés, par les cheveux coupés dans la plique polonaise, par les dartres ou la gale répercutées, par la rétention des règles ou de la semence, par la grossesse, par la suppression du lait et des lochies : la turgescence des parties génitales suffit même quelquefois pour occasioner la manie ; mais nous ignorons les circonstances qui déterminent ces causes à agir. 2° La manie hystéralgique, occasionée par les douleurs de l'utérus et des parties voisines. 3° La manie qui survient dans la migraine. On l'a vue accompagnée d'une douleur constante dans les sinus frontaux, produite par un insecte qui s'y était logé. 4°. La manie produite par les poisons, tels que les baies de belladone et les semences de stramonium. 5° La phrénésie que l'on observe à la suite des maladies aiguës, chez ceux qui sont épuisés.

Quelquefois elle consiste dans une fausse perception ou une fausse imagination qui fait que les malades regardent

---

III. La manie *obscure* n'est précédée d'aucune affection de l'ame ou d'aucun vice sensible du corps, comme on l'observe dans, 1° la manie vulgaire ; 2° la phrénésie où il n'y a pas de fièvre ; 3° la manie périodique, qui revient à toutes les pleines lunes : on l'a vue quelquefois durer le jour et se dissiper dès que le soleil était couché ; on l'a alors nommée *manie solaire*.

On doit mettre au nombre des espèces de manies symptomatiques, la paraphrosyne de Sauvages, ou le délire passager produit par les poisons, tels que, 1° les liqueurs spiritueuses bues avec excès, ou même respirées, et dont les effets sont connus ; 2° les fruits de stramonium, les racines de jusquiame, les baies et les feuilles du redoul ou du sumac ; 3° l'opium ; 4° la ciguë. On doit regarder comme une variété de cette espèce, le délire magique que Kœmpfer a observé dans les Indes, et qui est produit par un électuaire composé de semences de jusquiame, d'opium et de poudre de chanvre, auxquels on ajoute quelques aromates pour modérer l'action de ces poisons.

Tous les poisons végétaux, qui sont la plupart du genre des narcotiques, peuvent produire un délire passager ; mais si on les donne à grande dose, il peut en résulter une manie permanente. Il en est de même des liqueurs spiritueuses.

Une seconde espèce de délire symptomatique, est celle qui est produite par les affections de l'ame ; et le délire hystérique en est une variété.

Une troisième espèce de délire symptomatique, est le délire passager qui s'observe dans les fièvres. Quelquefois il survient lorsque la fièvre est dissipée et est l'effet de la faiblesse ; d'autres fois il indique les crises, et se connaît aux signes de coction qui ont précédé. M. Cullen rapporte encore à cette espèce, 1 la *paraphrosyne calentura* de Sauvages, qui est un délire passager, et qui affecte fréquemment ceux qui passent le tropique : ce délire n'est pas accompagné de fièvre, dépend de la saburre contenue dans l'estomac, et se guérit par le vomissement. 2° Le délire passager des femmes nouvellement accouchées. Ce délire est ou

comme présents des objets qui ne le sont pas; mais cela n'est
pas un symptôme constant ni même fréquent de la folie. Le
faux jugement roule sur des objets qui existaient long-temps
avant dans la mémoire. Très-souvent il est borné à un seul
objet; mais le plus communément l'esprit passe de l'un à
l'autre et porte également un faux jugement sur la plupart
de ceux dont il s'occupe : il y a ordinairement en même
temps une fausse association d'idées, qui augmente leur
confusion, et par conséquent les faux jugements. Cette maladie se distingue spécialement par une précipitation de
l'esprit dans la poursuite d'une chose quelconque qui paraît
être la conséquence d'une suite de pensées, et que les malades abandonnent pour d'autres. Les maniaques sont en
général très-irascibles; mais leurs mouvements de colère
sont particulièrement produits par le faux jugement qui les
conduit à une action quelconque qu'ils veulent toujours
exécuter avec impétuosité et violence; s'ils rencontrent des
obstacles, ou si on veut les contenir, leur colère et leur
fureur éclatent, ils se portent avec une violence extrême
sur toutes les personnes qui les approchent, et sur tout ce
qui s'oppose à leur volonté impétueuse. Leur faux jugement
roule souvent sur la fausse opinion de quelque injure qu'ils
prétendent avoir autrefois reçue, ou qu'ils supposent qu'on
veut leur faire : il est à remarquer que cette opinion regarde

---

hystérique, ou le prélude de l'apoplexie. Dans le premier cas, il
commence par la céphalalgie; mais il est accompagné des autres
signes qui indiquent l'hystérie ou une disposition à cette affection,
tels qu'une sensibilité et une mobilité extrêmes. Dans le second
cas, le délire est obscur, il revient par intervalles, q oique les
vidanges coulent : alors, s'il survient subitement une douleur de
tête que la malade compare à celle que produirait un coup de
marteau, s'il y a tintement d'oreilles et convulsion des muscles
de la face, il est à craindre que la maladie ne se termine par une
apoplexie mortelle.

souvent ceux qui étaient autrefois leurs amis et leurs parents les plus chéris ; et ce sont en conséquence eux qui deviennent particulièrement les objets de leur colère et de leur ressentiment; ou, si cela n'arrive pas, communément ils oublient promptement le respect et les égards qu'ils avaient autrefois pour leurs amis et leurs parents. D'après toutes ces circonstances, il est aisé de concevoir que la folie doit être accompagnée de cette incohérence et de cette absurdité dans les discours que nous appelons rêverie. De plus, il se réunit communément aux circonstances que nous venons d'indiquer, une force extraordinaire de tous les mouvements volontaires, et une insensibilité qui fait que ces malades résistent aux impressions les plus fortes, surtout au sommeil, au froid et même à la faim ; néanmoins on a observé, dans plusieurs cas, un appétit vorace.

1559. Il me semble que la réunion de toutes ces circonstances et de ces symptômes indique un excès considérable et extraordinaire de l'excitement ou de l'énergie du cerveau, surtout relativement aux fonctions animales ; il semble aussi que cet excitement est évidemment inégal jusqu'à un certain point ; car très-souvent il n'a lieu qu'à l'égard de ces fonctions seules, et communément les fonctions vitales et naturelles diffèrent très-peu de ce qu'elles sont ordinairement dans l'état de santé.

1560. Il est peut-être difficile d'expliquer comment cet excès d'excitement est produit. Dans les différents exemples que Sauvages a nommés *mania metastatica*, et dans tous ceux que j'ai rapportés dans ma nosologie sous le titre de *mania corporea*, on peut supposer qu'il existe une affection organique de quelque partie du cerveau ; j'ai tâché d'expliquer plus haut, § 1552, comment une affection de ce genre peut produire un accroissement ou une inégalité d'excitement dans certaines parties de ce viscère ; mais je suis obligé d'avouer en même temps que ces causes éloignées de

manie sont très-rares ; et qu'il faut en conséquence en chercher d'autres.

Les effets des émotions ou des passions violentes de
l'ame ont été plus fréquemment les causes éloignées de la
manie (1) ; il est assez probable que ces émotions violentes,
qui souvent produisent sur-le-champ un accroissement momentané d'excitement, peuvent, lorsqu'une cause quelconque les rend permanentes ou occasione leur fréquent
retour, donner lieu à un excitement plus grand et plus durable, c'est-à-dire, à la manie.

Quant aux causes de la manie qui survient à la suite
d'une mélancolie qui a subsisté long-temps avant, soit que
l'on considère la mélancolie comme une folie partielle, ou
comme un attachement opiniâtre à un seul objet, on s'a-
percevra aisément que, dans l'un et l'autre cas, cet accroissement d'excitement peut être assez considérable, et avoir
lieu dans une portion assez étendue du cerveau pour produire une manie complète.

1561. Ces réflexions sur les causes éloignées me semblent
suffire pour confirmer ma doctrine générale de l'accroissement et de l'inégalité d'excitement dans la manie dont j'ai
donné la description plus haut ; mais je suis obligé d'avouer
que je n'ai pas épuisé ce sujet, et qu'il y a des cas de manie
dont je ne puis assigner les causes éloignées : néanmoins,

---

(1) On ne peut dire pourquoi ces mêmes causes excitent tantôt
la manie et tantôt l'épilepsie. Il suffit que les faits soient constatés.
Les passions durables, telles que les chagrins, donnent aussi lieu
à la manie. L'amour, porté à l'excès, de même que toute application vive, doivent aussi être mis au rang des causes de manie, surtout quand elles privent du sommeil. Ainsi M. Cullen a connu un
riche commerçant qui, après avoir travaillé six heures de suite à
faire, pour une compagnie de marchands, un calcul très-difficile,
resta soixante-douze heures sans dormir ; ce qui était un commencement de manie.

quoique je ne puisse expliquer dans tous les cas la manière
dont la manie est produite, je présume, d'après l'explication que j'ai donnée, et surtout d'après les symptômes dont
j'ai fait l'énumération plus haut, que la maladie dépend
d'une augmentation d'excitement du cerveau ; je tiens
d'autant plus à cette opinion, que je pense qu'elle nous in-
diquera la méthode curative convenable. Au moins je crois
qu'elle explique plus clairement l'action des remèdes, qui
ont le plus souvent réussi dans cette maladie, autant que
j'ai pu l'apprendre par ma propre expérience et celle des
autres. Je vais, pour éclaircir ceci, examiner présentement
ces remèdes, et faire quelques remarques sur la manière
convenable de les employer.

1562. Il est toujours nécessaire d'arrêter la colère et la
violence des fous, afin d'éviter qu'ils ne se blessent ou ne
blessent les autres ; et cette contrainte doit même être regardée comme un remède. Les passions tristes deviennent
toujours plus violentes lorsqu'on permet les mouvements
impétueux qu'elles produisent ; la contrainte même que les
fous éprouvent suffit quelquefois pour arrêter la violence à
laquelle ils pourraient se porter dans leurs accès. Elle est
donc utile, et doit être complète ; mais il faut en faire usage
de la manière la moins gênante pour le malade, et une
chemise étroite remplit mieux l'objet que l'on se propose,
que tous les moyens que l'on a imaginés jusqu'à présent.
On ne doit pas charger d'autres hommes de contenir les
fous, parce qu'il en résulte une résistance constante et une
agitation violente, qui est souvent nuisible. Quoiqu'il
ne soit pas communément prudent de permettre aux maniaques de rester debout ou d'aller et de venir, il n'est jamais
utile de les obliger à rester continuellement dans une position horizontale. Lorsqu'il n'y a même aucun symptôme
de plénitude extraordinaire ou de circulation accélérée dans
les vaisseaux du cerveau, la situation horizontale accroît

13.

toujours la plénitude et la tension de ces vaisseaux, et peut, pour cette raison, augmenter l'excitement cérébral.

1563. La contrainte dont je viens de parler exige que l'on tienne le malade renfermé dans un endroit où le moins d'objets possibles puissent frapper sa vue et ses oreilles. Il faut même l'éloigner particulièrement des objets auxquels il était habitué avant, en ce qu'ils pourraient plus facilement rappeler ses anciennes idées et leurs différentes associations. C'est pourquoi on ne doit presque jamais renfermer les fous dans les maisons qu'ils habitaient; ou si on le fait, il faut ôter tous les meubles qui étaient avant dans leur appartement. Il convient aussi, le plus souvent, que les maniaques soient éloignés de la compagnie de tous ceux qu'ils connaissaient autrefois, car leur aspect excite communément des émotions qui augmentent la maladie. La vue des étrangers peut d'abord nuire, mais au bout de peu de temps ils deviennent des objets d'indifférence ou de crainte, et l'on ne doit pas les changer souvent.

1564. La crainte est une passion qui diminue l'excitement; on doit en conséquence l'opposer à l'excès d'excitement, surtout chez les maniaques emportés et colères. Ces malades étant plus susceptibles de crainte qu'on ne le croit, il m'a paru qu'il était communément utile de leur en inspirer; mais j'ai observé, dans la plupart des cas, qu'il était nécessaire que son impression fût très-constante, et qu'il fallait pour cet effet leur inspirer du respect et de la terreur pour quelques personnes, surtout pour celles qui sont constamment près d'eux. On pourra y parvenir de deux manières: premièrement, ce seront ces mêmes personnes qui leur imposeront toutes les espèces de contraintes que l'on jugera convenables; en second lieu, il sera même nécessaire quelquefois, pour inspirer ce respect et cette terreur, de recourir au fouet et aux coups. Le premier moyen a l'apparence d'une plus grande sévérité, mais est beaucoup moins dangereux que le fouet ou les coups autour de la tête. On ne doit cependant employer l'un ou l'autre moyen, qu'autant qu'il paraît absolument indispensable, et il ne faut en permettre l'usage qu'à ceux sur la discrétion desquels on peut compter. Il y a un cas où il est inutile d'y avoir recours ; c'est celui où la fureur est telle que le malade n'est pas susceptible de crainte, ou est incapable de se ressouvenir des objets qui l'ont inspirée ; dans des cas semblables, les fouets et les coups ne seraient qu'un jeu barbare. Lorsque la maladie est modérée, il est souvent avantageux que ceux qui sont chargés de la contrainte et des châtiments, se montrent indulgents et récompensent les malades toutes les fois que cela paraît convenable ; ils ne négligeront cependant jamais les moyens d'inspirer le respect lorsque l'on aura abusé de leur indulgence.

1565. Quoiqu'on n'aperçoive dans la manie aucune irritation particulière ni aucune pléthore du système, il est évident qu'il convient d'éviter toute irritation, et tout ce qui pourrait produire la pléthore ; c'est pourquoi l'on emploiera communément un régime qui ne sera ni stimulant, ni nourrissant. Il est même vraisemblable qu'un régime sobre et sévère est utile dans la plupart des cas pour diminuer la pléthore du système (1).

---

(1) Locher a recommandé le vinaigre distillé, dans la manie ; il en donnait tous les jours quelques cuillerées après le dîner, de quart d'heure en quart d'heure, et faisait prendre chaque jour une livre d'une forte infusion de millepertuis : il continuait ce traitement pendant deux ou trois mois ; et il assure avoir guéri par ce moyen un grand nombre de malades. Il a observé que le vinaigre distillé faisait disparaître l'état étrange des yeux et le regard égaré, qui est un des premiers symptômes de cette maladie. C'était à ce changement qu'il reconnaissait les bons effets du vinaigre, et il était bientôt suivi de la disparition des autres symptômes ; les sueurs et les autres excrétions se rétablissaient, les règles et les hé-

1566. Quoiqu'il n'y ait aucune pléthore extraordinaire, il peut être avantageux, d'après le même principe, de diminuer même la plénitude ordinaire par différentes évacuations.

On peut en particulier regarder la saignée comme utile, et je pense qu'on l'a pratiquée communément avec avantage dans tous les cas récents de manie; mais j'ai rarement observé que ce moyen fût utile, lorsque la maladie avait duré quelque temps. La saignée est un remède convenable et même nécessaire lorsqu'il y a fréquence ou plénitude du pouls, ou quelques signes qui indiquent que le sang se porte avec plus de force dans les vaisseaux de la tête. Dans ces cas, quelques praticiens ont préféré les saignées particulières, telles que l'artériotomie, les scarifications derrière la tête, ou l'ouverture de la jugulaire ; il est vraisemblable que l'ouverture des vaisseaux les plus voisins de la tête, doit être de la plus grande utilité lorsque l'on soupçonne qu'il y a plénitude ou disposition inflammatoire des vaisseaux du cerveau. Néanmoins, l'ouverture de l'artère temporale ou de la jugulaire chez les maniaques est très-souvent sujette à des inconvénients; et il suffit en général d'ouvrir une des veines du bras, en observant de tenir en même temps le corps presque droit, et de tirer une quantité de sang suffisante pour produire un commencement de défaillance, qui est toujours le signe le plus certain de la diminution de la pléthore et de la tension des vaisseaux du cerveau.

1567. On peut aussi faire usage des purgatifs pour dé-

---

morrhoïdes, qui étaient supprimées, reprenaient leur cours : toutes ces circonstances étaient autant de signes d'un parfait rétablissement. Néanmoins ce remède a été souvent inutile : on peut le donner dans les cas de pléthore, surtout lorsque la maladie est récente; car lorsqu'elle a duré quelque temps, on ne peut guère se flatter de la guérir.

truire la pléthore et la tension de ces vaisseaux ; et je ne puis concevoir autrement la célébrité dont a joui l'ellébore chez les anciens. Je ne puis cependant croire qu'il possède aucune vertu spécifique, et il ne m'a pas été possible de remarquer que l'ellébore, au moins le noir, fût aussi efficace chez nous, qu'il l'a été, à ce que l'on dit, à Anticyre. Néanmoins, comme la constipation est un symptôme fâcheux, qui communément accompagne très-constamment la manie, les purgatifs y deviennent quelquefois très-nécessaires ; et j'ai vu des exemples où l'usage fréquent des drastiques assez forts, a été de quelque utilité ; mais leur effet a souvent trompé mes espérances, et j'ai retiré plus d'avantage des purgatifs rafraîchissants souvent réitérés, et surtout du tartre soluble (tartrate de potasse), que de ceux qui étaient plus actifs.

1568. On a aussi employé fréquemment les vomitifs dans la manie ; il est possible qu'en occasionant une détermination puissante vers la surface du corps, ils diminuent la pléthore et la tension des vaisseaux, et en conséquence l'excitement du cerveau ; mais je n'ai jamais continué assez long-temps l'usage de ces remèdes pour pouvoir juger convenablement de leurs effets. Mon défaut d'expérience ne me permet pas de déterminer, s'ils peuvent nuire en poussant le sang avec trop de force dans les vaisseaux du cerveau, ou si, en produisant une agitation générale dans tout le système, ils peuvent dissiper l'inégalité d'excitement qui domine dans la manie (1).

______

(1) L'ellébore blanc est un des vomitifs les plus actifs : je l'ai vu soulager dans la manie ; mais ses effets ont rarement été durables : je l'ai prescrit à la dose d'un scrupule, divisé en quatre prises égales, que je faisais prendre de demi-heure en demi-heure ; communément l'effet des deux premières prises a été si violent, qu'il n'a pas été nécessaire de donner les deux autres ; j'ai remarqué

1569. On a remarqué qu'il était avantageux dans la manie de raser fréquemment la tête, et il est probable que ce moyen, en favorisant la transpiration, détruit l'excitement des parties internes ; mais il est vraisemblable que le vésicatoire sera plus efficace pour remplir cette indication, parce qu'il détruit avec plus de certitude l'excitement des parties qui sont situées au-dessous de l'endroit où on l'applique. On a observé que ce moyen avait été utile, dans la manie récente, en procurant le sommeil ; et lorsqu'il produit cet effet, il est convenable d'en réitérer l'application : mais dans les cas où la manie a duré quelque temps, les vésicatoires ne m'ont paru d'aucune utilité, je n'ai pas même remarqué que les vésicatoires perpétuels ou toute autre espèce d'exutoire fussent alors avantageux.

1570. La chaleur étant le principal agent qui met d'abord eu action le système nerveux, qui entretient la puissance nerveuse et le principe vital dans les animaux, on pourrait regarder l'application du froid comme un remède convenable dans les cas d'excitement extraordinaire ; mais il y a plusieurs exemples de maniaques, qui ont été long-temps exposés à un degré considérable de froid, sans que les symptômes de leur maladie aient aucunement diminué, ce qui peut rendre en général l'application du froid un remède douteux. Mais il est en même temps certain que souvent les maniaques ont été soulagés, et quelquefois même entièrement guéris, par l'usage du bain froid, lorsqu'on l'a surtout administré d'une manière particulière. Cette manière semble consister à plonger le malade dans l'eau froide

---

qu'il excitait toujours des vomissements violents, et qu'il procurait rarement quelques selles. On ne doit jamais avoir recours à ce remède, de même qu'aux autres drastiques, qu'après avoir donné pendant quelque temps les laxatifs rafraîchissants, tels que les sels neutres, dont l'usage est beaucoup plus sûr.

par surprise, à l'y retenir pendant quelque temps, et à verser fréquemment de l'eau sur la tête, pendant que tout le reste du corps est plongé dans le bain; et il faut dans tout ce procédé, se conduire de manière à pouvoir produire, en même temps que l'on excite une certaine frayeur, un effet rafraîchissant. Je puis assurer que ce moyen a souvent été utile; on sait d'ailleurs que l'application externe du froid peut convenir, d'après les avantages que plusieurs maniaques ont éprouvés de l'application de la glace et de la neige sur la tête nue, et surtout de l'application d'un bonnet de neige.

Quelques praticiens ont aussi recommandé le bain chaud; il est possible qu'il soit utile chez les personnes d'un tempérament mélancolique, dont les fibres sont dans un état de rigidité; ou quand on l'emploie de la manière qui est prescrite par plusieurs médecins, en plongeant les parties inférieures dans l'eau chaude, pendant que l'on en verse de froide sur la tête et les parties supérieures. Je n'ai aucune expérience sur cette pratique; mais j'ai observé que les bains chauds, de la manière que l'on en fait communément usage, étaient plus nuisibles qu'utiles aux maniaques (1).

1571. J'ai supposé que la manie dépendait de l'augmentation d'excitement du cerveau, surtout relativement aux fonctions animales; en conséquence, l'opium qui communément est si puissant pour produire le sommeil, ou pour ralentir ces mêmes fonctions, doit être un très-grand remède dans la manie; je pense qu'il est réellement tel, d'après le témoignage de Bernard Huet, dont la pratique est

______

(1) J'ai remarqué que les bains chauds étaient toujours pernicieux dans toutes les maladies où il y avait congestion à la tête, ou pléthore. Ces bains ne conviennent que dans l'état le plus calme de la manie mélancolique, et rarement dans le paroxysme.

rapportée à la fin de l'ouvrage de Wepfer, qui a pour titre *Historia apoplecticorum.* Je renvoie mes lecteurs à ce livre, où ils trouveront toute la pratique de cette maladie fort détaillée, et exposée, suivant ce qu'il m'a paru, avec beaucoup de jugement. Je n'ai jamais continué mes essais, autant qu'il semblait nécessaire pour obtenir une guérison parfaite ; mais j'ai fréquemment donné de grandes doses d'opium dans quelques cas de manie, et il a été évidemment avantageux, lorsqu'il a pu procurer le sommeil ; j'ai été arrêté dans son usage, parce que j'ai craint quelquefois que la maladie ne dépendît de quelque lésion organique du cerveau, où l'opium aurait été inutile, et d'autres fois qu'elle ne fût unie à quelque affection inflammatoire, où ce remède aurait été pernicieux (1).

1572. On a recommandé le camphre dans la manie, et l'on a rapporté des observations pour prouver qu'il avait

----

(1) L'usage de l'opium est douteux toutes les fois qu'il y a une forte détermination vers la tête, et que le malade est pléthorique ; mais lorsque la maladie est produite par des passions vives, sans congestion ni pléthore, l'opium est un remède très-efficace. Tralles, qui se déclare en général contre son usage, le recommande beaucoup dans ce cas. Wepfer a guéri des maniaques par l'opium et les purgatifs, en y joignant quelquefois les émétiques. Il augmentait insensiblement la dose de ce remède, jusqu'à ce qu'il procurât le sommeil ; car ce n'est qu'alors qu'on peut espérer la guérison. Il dit en avoir fait prendre jusqu'à quinze grains à différents intervalles, en attendant l'effet de la dose qu'il avait donnée en dernier lieu, avant de passer à une autre. Si le malade est pléthorique, il faut d'abord évacuer et tenter l'application du froid, et faire ensuite un usage constant des narcotiques. Dans les cas de veilles opiniâtres, l'opium gradué à propos, procure un sommeil avantageux ; mais quelquefois il augmente l'agitation et aggrave tous les symptômes : il faut alors s'en abstenir, de crainte qu'il ne rende la maladie incurable, et s'en tenir aux rafraîchissants.

opéré des cures complètes (1). Il paraît, d'après les expe-
riences de Beccaria, que cette substance jouit d'une vertu
sédative et narcotique; en conséquence, ces guérisons ne
sont pas entièrement dénuées de probabilités; mais dans
plusieurs essais où j'ai donné le camphre, même à grandes
doses, je n'en ai retiré aucune utilité; et je ne connais
guère d'autres observations en sa faveur, que celles qui
sont rapportées dans les *Transactions philosophiques*,
n° 4oo.

1573. J'ai appris que l'on avait guéri quelques maniaques en les astreignant à un travail constant et même rude.
En effet, l'attention forcée qu'exige la direction de quelque exercice que ce soit du corps, est un moyen très-sûr de
détourner l'esprit d'une suite quelconque d'idées; c'est
pourquoi il est très-probable qu'un pareil exercice peut
être utile dans plusieurs espèces de manies.

Je terminerai ce sujet en observant que, même dans
plusieurs cas de manie complète, j'ai vu obtenir la guérison
par des voyages continués quelque temps.

1574. Tels sont les remèdes que l'on a particulièrement
employés dans la manie dont j'ai donné plus haut la description, et je pense qu'on les a prescrits indifféremment,
sans songer que la manie devait se distinguer en différentes
espèces (2); j'avoue que je ne puis dire jusqu'à quel point

---

(1) On a donné jusqu'à un demi-gros de camphre par jour aux
maniaques. Locher dit avoir soulagé plusieurs maniaques par le
moyen du musc, et en avoir guéri un radicalement. On peut tenter
ce remède, ainsi que les autres antispasmodiques, lorsqu'il n'y a
pas de signes de congestion à la tête.

(2) Il y a une espèce de manie qui n'est pas accompagnée de fureur, et qui paraît dépendre de collapsus ou d'un état de faiblesse;
telle est celle que Sydenham a observée à la suite des fièvres intermittentes, et surtout des fièvres quartes, traitées par les sai-

cette distinction peut avoir lieu ; mais je vais ajouter une observation qui me paraît mériter quelque attention.

Il y a, à ce que je crois, deux cas différents de manie qui varient particulièrement à raison du tempérament primitif des personnes qui en sont affectées. La manie attaque peut-être plus fréquemment ceux qui sont d'un tempérament mélancolique ou atrabilaire ; mais il est certain que souvent elle se rencontre aussi chez ceux qui sont d'un tempérament fort opposé, que les médecins ont nommé sanguin. Je soupçonne que l'on doit regarder la maladie comme de nature différente, suivant qu'elle affecte des personnes de l'un ou l'autre tempérament ; et je suis persuadé que si l'on faisait des observations exactes sur un nombre suffisant de maniaques, on pourrait trouver dans ces deux cas, quelque différence fort constante dans les symptômes, ou au moins dans la nature des symptômes de la maladie. Je crois que les imaginations fausses, les aversions et les ressentiments particuliers sont plus fixes et plus durables dans le tempérament mélancolique que dans le sanguin ; et qu'il y a une certaine disposition inflammatoire communément réunie à la manie dans le tempérament sanguin, plutôt que dans le mélancolique. Si cette différence a réellement lieu, il est évident qu'il faut en admettre également une dans la pratique. Je suis persuadé que la saignée et les autres antiphlogistiques sont plus convenables, et ont été plus utiles, dans la manie qui attaque les personnes d'un tempérament sanguin, que dans la manie qui a lieu chez celles qui sont

---

guées et les purgatifs réitérés : cette espèce de folie se distingue particulièrement en ce qu'elle se change en démence, et se guérit par l'usage des stimulants et des toniques. Sydenham donnait dans ce cas la thériaque. Il paraît que c'est particulièrement dans cette espèce de manie que la myrrhe, le castoréum, l'assa-fœtida et les martiaux ont réussi.

d'un tempérament mélancolique. Je soupçonne aussi que le bain froid est plus utile au tempérament sanguin qu'au mélancolique ; mais je n'ai pas assez d'expérience pour décider ces questions avec une assurance suffisante.

Je n'ai plus qu'une observation à ajouter, c'est que les maniaques d'un tempérament sanguin guérissent plus fréquemment et plus parfaitement que ceux qui sont d'un tempérament mélancolique.

CHAPITRE III.

De la Mélancolie, et des autres Types de Folie.

1575. On considère communément la mélancolie comme une folie partielle ; et je l'ai définie comme telle dans ma nosologie (1) ; mais aujourd'hui je doute que cette définition

---

(1) La mélancolie est le genre LXVI de la nosologie de l'auteur, il l'a définie une folie partielle, qui n'est pas accompagnée de dyspepsie.

La folie existe toutes les fois que les jugements que l'on porte sur les différents objets que les sens perçoivent, sont entièrement faux, de manière qu'il en résulte des affections de l'ame ou des actions contraires à la raison.

La mélancolie peut être considérée comme une manie portée à un degré moins considérable ; on la distingue, en ce que, 1° toute folie partielle peut facilement devenir universelle ; 2° toute manie vient soudainement, et attaque particulièrement les tempéraments sanguins ; 3° dans la mélancolie, la folie universelle est précédée d'une folie partielle ; l'attachement que le malade a pour certains objets ne forme qu'un degré de la même maladie.

L'hypochondrie et la mélancolie sont souvent difficiles à distinguer ; néanmoins on pourra y parvenir jusqu'à un certain point, en faisant attention que la dyspepsie est un symptôme qui accompagne communément l'hypochondrie et rarement la mélancolie.

soit bien exacte. Par folie partielle, j'entends un jugement faux et erroné sur un objet particulier, et sur ce qui y a

---

Cette dernière est donc une folie partielle qui se rencontre dans un tempérament mélancolique (voyez § 1587 et suivants). Elle se reconnaît particulièrement à un état de timidité, d'abattement, de tristesse et d'imagination fausse ; les malades portent un faux jugement sur un objet particulier dont ils sont continuellement occupés, et raisonnent assez bien sur tous les autres ; ils aiment la solitude ; leur visage est pâle et abattu ; tout le corps est d'une maigreur extrême ; communément la respiration est lente, le pouls rare et petit.

M. Cullen comprend sous le titre de mélancolie, 1° la maladie vulgairement connue sous le nom de panophobie ou de frayeur nocturne ; 2° la démonomanie de Sauvages ; 3° le délire mélancolique d'Hoffmann ; 4° l'érotomanie de Linné ; 5° la nostalgie des anciens ; 6° la mélancolie nerveuse de Lorry.

La mélancolie varie en raison des objets sur lesquels le malade délire. Ainsi :

I. Elle consiste en un faux jugement que le malade porte sur l'état de son corps, qu'il croit être en danger pour des causes légères ; ou il craint que ses affaires n'aient une issue fâcheuse.

On doit rapporter à cette espèce : 1° la mélancolie vulgaire, qui varie à l'infini en raison des objets dont le malade est affecté ; ainsi Sauvages a connu un médecin, dont la folie consistait à croire qu'il avait été empoisonné par un apothicaire ; on en a vu ne pas vouloir se lever, ni même manger, afin d'épargner sur leur habillement et sur leur nourriture, parce qu'ils se croyaient réduits à une pauvreté extrême ; quelques-uns ont cru qu'ils soutenaient l'univers avec leur doigt ; d'autres se sont imaginés être changés en différents animaux. Souvent cette folie partielle est occasionée par de vives affections de l'ame, telles que la terreur ; ainsi on a vu de jeunes personnes qui ont cru voir continuellement près d'elles des hommes qui avaient voulu les violer. La jalousie a aussi donné fréquemment lieu à cette espèce de mélancolie. 2° La mélancolie des malades imaginaires. Ces sortes de malades, quoique portant tous les signes d'une santé parfaite, s'affligent sur des affections légères, et se croient sur le point de mourir ; ils tourmentent con-

rapport, quoique le malade juge de tout autre objet comme
le commun des hommes. Il y a certainement eu de ces

tinuellement les médecins par leurs consultations , ou désespérant
de leur guérison, ils se livrent à la solitude, s'obstinent à cacher
le sujet de leur affliction , ne répondent pas aux questions qu'on
leur fait, et ne cessent de gémir sur leur sort; quelquefois leur
désespoir se change en une véritable manie. Cette espèce de mélancolie est aisée à distinguer de l'hypochondrie, en ce que les malades n'ont aucune affection corporelle ; le son de leur voix annonce
que les poumons sont bien constitués ; leur sommeil et leur manière
de raisonner n'indiquent aucune affection du cerveau, les fonctions
des viscères du bas-ventre s'exécutent convenablement ; dans l'hypochondrie au contráire les intestins sont remplis de vents, il y a
des rapports acides, des affections convulsives de l'estomac et
autres symptômes de dyspepsie. 3° La *Panophobia phrontis* de
Sauvages, ou la terreur panique. Les malades qui sont affectés de
cette espèce de mélancolie, sont extrêmement inquiets , ils re-
cherchent la solitude et l'obscurité , tout leur inspire de la terreur;
on s'aperçoit extérieurement d'un gonflement du diaphragme , le
moindre attouchement du corps est douloureux et leur inspire de
la crainte ; ils sont tourmentés de songes effrayants, ils se plaignent
de ressentir comme une épine enfoncée dans la poitrine , et quelquefois ils s'imaginent voir des objets terribles.

II. La mélancolie consiste dans une erreur agréable sur l'état
des choses qui concernent le malade. C'est ce qui arrive dans
1° la *Melancholia moria* de Sauvages, c'est-à-dire dans cette espèce de folie où les malades s'imaginent être plus heureux que les
autres hommes, et croient être des rois puissants ou même des
dieux ; 2° la mélancolie enthousiastique dans laquelle les malades
se croient inspirés par la divinité, tombent dans des affections convulsives simulées, qui ressemblent à l'épilepsie, et prétendent
prédire l'avenir, comme le firent Mahomet et les Convul-
sionnaires même pour en imposer au peuple; 3° la mélancolie
dans laquelle les malades sautent. Cette maladie a quelquefois été
épidémique. On l'a observée en Hollande en 1373, où elle se nom-
mait la *Danse de Saint-Jean.* Ceux qui en étaient affectés , se dépouillaient de leurs vêtements , se couronnaient de fleurs , for-

exemples de folie ; mais je pense que l'on en a peu observé
où la folie partielle fût strictement limitée. Dans plusieurs

maient des contre-danses, sautaient nus dans les rues et les
temples ; ils chantaient, et couraient au point que plusieurs tom-
baient à terre hors d'haleine, et leur ventre se gonflait alors tellement qu'on était obligé de le contenir avec des bandages, de
crainte qu'il ne crevât : cette maladie parut se communiquer aux
spectateurs les plus attentifs, et on la regarda comme une opération du démon.

III. La mélancolie consiste dans un amour excessif, qui n'est
pas accompagné de satyriasis ou de nymphomanie. Telle est l'éro_
tomanie ou la mélancolie amoureuse. Cette espèce de mélancolie
diffère du satyriasis et de la nymphomanie, en ce que ceux qui en
sont affectés ne désirent point jouir impudemment des faveurs de
l'objet de leur amour ; mais au contraire ils le révèrent comme une
divinité, exécutent ponctuellement toutes ses volontés ; ils sont
dans une admiration continuelle de ses perfections ; ils s'affligent
de son absence, et se réjouissent en le voyant ; ils ne dorment pas,
refusent de prendre des aliments, et abandonnent toutes leurs oc-
cupations. On dit qu'Aristote fut affecté de cette espèce de folie,
au point d'offrir de l'encens à sa femme. Lucrèce en devint entièrement fou et se donna la mort. Le Tasse fut pendant quinze ans
affecté d'une mélancolie semblable. L'érotomanie se peut reconnaître chez ceux qui veulent la dissimuler par le changement subit
de couleur et l'accélération du mouvement du pouls à la vue de la
personne aimée, ou même lorsque l'on entend son nom ; ces
signes ont suffi à Galien et à Erasistrate, pour découvrir cette
affection.

IV. La mélancolie consiste dans une crainte superstitieuse des
événements futurs. Telle est la mélancolie religieuse, où les malades
sont d'une tristesse extrême par la crainte excessive des jugements
de Dieu ; et rien n'est capable de ranimer chez eux l'espérance :
on en a même vu quelquefois se donner la mort de désespoir.

V. La mélancolie consiste dans une aversion insurmontable pour
le mouvement et tous les devoirs de la vie, comme il arrive dans
la *mélancholia attonita* ; dans cette espèce le malade ne change pas

eas de folie générale, il y a un sujet de chagrin ou de crainte, sur lequel roule plus particulièrement le faux jugement, ou

---

de place, ni même de situation ; s'il est assis, il ne se lève jamais ; s'il est debout ou couché, il y reste continuellement ; enfin il ne se remue pas, à moins que quelqu'un ne l'y force et ne le pousse ; il ne fuit pas la compagnie des autres hommes, mais il ne répond pas aux questions qu'on lui fait, quoiqu'il paraisse comprendre ce qu'on lui dit ; il ne fait pas plus d'attention aux conseils qu'on lui donne, que s'il était sourd. Il a, pendant qu'on lui parle, l'air rêveur et occupé d'autres idées ; il ne paraît veiller que par intervalles ; il ne prend des aliments et de la boisson que quand on les approche de sa bouche ; et quand la maladie est portée à son plus haut degré, il rejette même les aliments que l'on a introduits dans sa bouche. Dans cet état, communément les forces ne sont pas affaiblies, et le pouls conserve son état naturel.

VI. La mélancolie consiste dans une inquiétude et l'impatience d'une position quelconque. Telle est la mélancolie erratique. Le malade ne peut rester en place une heure, il court continuellement çà et là sans savoir où il va ; il est plus timide que les autres mélancoliques, il fuit la compagnie, il rôde la nuit dans les endroits déserts, il ne sait jamais ni ce qu'il fait, ni ce qu'il cherche, ni ce qu'il veut.

VII. La mélancolie consiste dans l'ennui de la vie, comme on le voit dans la mélancolie anglaise. Quelquefois cette maladie a été, en quelque sorte, épidémique. Ainsi les filles de Milet prirent un tel ennui pour la vie, qu'un grand nombre se pendirent. On ne put arrêter cette folie qu'en menaçant d'exposer nu, dans la place publique, le cadavre de la première qui serait coupable de suicide. Il est assez commun de voir les mélancoliques se donner la mort, lorsque leur maladie est portée au plus haut degré ; mais la mélancolie anglaise diffère des autres, en ce que ceux qui en sont affectés, prennent la résolution de mettre fin à leur vie, sans donner aucune marque de fureur, ou sans avoir aucun chagrin grave ; et souvent l'ennui de la vie ne paraît pas dépendre, chez les Anglais, d'une maladie.

VIII. Enfin, la mélancolie consiste dans une erreur du malade

qui est au moins plus fréquemment que tout autre l'objet do-
minant du délire : les absurdités que produit cet objet domi-

sur la nature de son espèce. Ainsi quelques-uns se sont crus changés en loup, d'autres en lièvre, et plusieurs en chevaux. On peut
rapporter à cette variété la mélancolie des Scythes, dont parle
Hippocrate. Ceux de cette nation qui étaient les plus riches, devenaient ineptes à la génération, par l'habitude qu'ils avaient
d'être continuellement à cheval, sans être soutenus par des étriers :
cet état les affligeait tellement, qu'ils se croyaient changés en
femmes par une punition divine. I's prenaient en conséquence les
habits de femme, et maniaient la quenouille et le fuseau ; le peuple,
superstitieux, les vénérait, de crainte d'encourir la même punition
des dieux.

Quant à la démonomanie ou à la possession du diable, M. Cullen,
croit, avec raison, qu'il n'y en a aucune espèce de réelle, parce
que le démon n'a aucun empire sur nous ; d'où il conclut que l'on
doit rapporter les espèces de démonomanie dont Sauvages fait
l'énumération, 1° à la mélancolie ou à la manie ; telle est la démonomanie fanatique, ou le fanatisme qui a porté ceux qui en étaient
affectés à des excès inconcevables de cruauté. La démonomanie
des Indes, dont parle Kœmpfer, ne diffère du fanatisme, qu'en ce
qu'elle est l'effet de l'abus de l'opium.

2° On peut rapporter les différentes espèces de démonomanies à
d'autres maladies que les spectateurs ont faussement regardées
comme l'effet de la puissance du diable. Ainsi des convulsions violentes et extraordinaires, occasionées par des vers, par la suppression de la plique polonaise, par l'anévrysme de l'aorte descendante,
ont fait croire au peuple que ceux qui étaient ainsi affectés étaient
possédés du démon.

3° On peut les rapporter à des maladies entièrement simulées :
tout ce que l'on a raconté sur les sorciers, les vampires et les possédés, doit être regardé comme tel.

4° Enfin on doit rapporter à la démonomanie des maladies qui
étaient en partie vraies, comme dans le n° 2°, et en partie simulées, comme celles du n° 3°. Telle est la démonomanie hystérique
de Sauvages.

nant, donnent lieu à la folie de s'étendre sur presque tous les autres ; néanmoins cela varie beaucoup, non-seulement chez les différents individus, mais aussi chez le même dans différents temps. Ainsi ceux que l'on regarde généralement comme fous, jugent cependant de temps en temps, et dans quelques cas, assez convenablement et très-constamment des circonstances présentes et de certains événements auxquels ils ne s'attendaient pas ; mais lorsqu'on cesse de leur présenter ces objets qui attiraient leur attention, le désordre de l'imagination peut ramener facilement la confusion générale, ou rappeler l'objet particulier de délire. Ces observations me portent à conclure qu'il n'est pas toujours possible d'assigner aussi exactement les limites qui distinguent la folie générale et partielle, que de déterminer quand l'affection partielle doit être considérée comme constituant une espèce particulière de maladie différente d'une folie plus générale.

1576. Lorsque la folie qui, sans être strictement partielle, ni entièrement et constamment générale, affecte des personnes d'un tempérament sanguin, et est accompagnée d'émotions plutôt agréables que furieuses ou tristes, je crois qu'on doit la regarder comme une maladie différente de la manie que j'ai décrite plus haut ; et que cette folie, quoique partielle, ne doit pas même être confondue avec la mélancolie proprement dite dont je parlerai par la suite.

1577. Comme cette espèce diffère de celles que j'ai décrites § 1554, je pense qu'elle exige des remèdes différents, et qu'il est convenable d'en parler ici particulièrement.

Dans cette espèce de folie, il peut être nécessaire d'empêcher ceux qui en sont affectés de suivre, comme nous l'avons dit plus haut (§ 1576), les objets qui donnent lieu à leur fausse imagination ou à leur faux jugement ; mais il est rare que l'on soit obligé d'employer une contrainte

14.

aussi considérable que dans la manie impétueuse et colère. Il suffit en général d'acquérir quelque empire sur les malades, afin d'en faire usage, comme il est même quelquefois nécessaire, pour arrêter les écarts de leur imagination, et les inconséquences de leur jugement.

1578. La contrainte dont je viens de parler et que je regarde comme essentielle, exige en général que les malades soient renfermés dans un seul endroit, afin d'exclure de leur vue les objets, et surtout les personnes qui pourraient rappeler des idées unies avec les objets principaux de leur délire. Néanmoins si l'on peut en même temps s'apercevoir qu'il y a certains objets ou certaines personnes qui puissent détourner leur attention des causes du désordre de leur imagination, et la fixer quelque temps sur d'autres objets, il faut leur présenter fréquemment ces derniers: c'est pour cette raison qu'il est souvent utile de les faire voyager, tant pour interrompre la suite de leurs idées, que pour leur présenter des objets capables d'attirer leur attention. Dans ces cas, si la folie, quoique particulièrement fixée sur un seul objet dont le malade juge mal, ne s'y borne pas uniquement, mais se porte en outre facilement sur d'autres avec la même incohérence d'idées, je pense qu'on pourrait utilement tenter d'attacher ou même de forcer ces sortes de malades à quelque travail constant et uniforme.

1579. Lorsque les cas indiqués § 1576, s'observent dans les tempéraments sanguins, et approchent en conséquence davantage du délire phrénétique, la saignée et les purgatifs sont convenables et nécessaires à proportion que les symptômes qui indiquent cette disposition au délire phrénétique, sont plus évidents et plus violents.

1580. Je crois que quand cette espèce de folie attaque des personnes d'un tempérament sanguin, le bain froid convient particulièrement, qu'elle soit partielle ou non ; mais que ce remède n'est guère admissible dans la folie partielle des mélancoliques, comme je le prouverai par la suite.

i58i. Après avoir parlé de cette espèce de folie, qui, suivant ma manière de voir, diffère de la manie et de la mélancolie, je vais examiner les symptômes qui paraissent convenir particulièrement à cette dernière.

i582. La maladie que je nomme mélancolie n'est très-souvent qu'une folie partielle. Quoique l'imagination fausse ou le jugement faux semblent souvent se borner à un seul objet, il est rare qu'il n'en résulte pas beaucoup d'inconséquences dans les autres opérations de l'entendement ; et comme on observe d'ailleurs tous les degrés intermédiaires possibles entre la folie très-générale et celle qui est très-partielle, il est souvent fort difficile, peut-être même peu convenable, de distinguer la mélancolie par le caractère unique de folie partielle. On doit principalement la distinguer, si je ne me trompe, en ce qu'elle attaque des personnes d'un tempérament mélancolique, et en ce qu'elle est toujours accompagnée de quelque crainte, qui n'est pas, en apparence, fondée, mais qui donne les plus vives inquiétudes.

i583. Je dois observer, pour expliquer la cause de cette maladie, que la plupart de ceux chez qui domine le tempérament mélancolique, sont d'un naturel sérieux et pensif, et disposés à la crainte et à la circonspection, plutôt qu'à l'espérance et à la témérité. Les personnes de ce caractère sont émues moins facilement que d'autres par des impressions quelconques ; et sont en conséquence capables d'une attention plus sérieuse ou plus long-temps continuée sur un objet particulier, ou sur une suite de pensées. Elles s'engagent même aisément à une application constante sur un sujet quelconque, et tiennent très-fortement à toute émotion qui a pu les affecter (1).

1584. Ces circonstances qui constituent le caractère mélancolique semblent prouver évidemment, que ceux chez qui ce caractère domine fortement, peuvent être facilement saisis de craintes capables de leur donner de vives inquiétudes ; et que ces craintes, quand on s'y livre trop, comme il arrive naturellement à ces sortes de personnes, peuvent facilement dégénérer en folie partielle.

1585. La crainte et l'abattement de l'esprit, ou une disposition à la timidité et au découragement, peuvent, dans quelques occasions, ou dans certains états du corps, être uniquement l'effet de la faiblesse : c'est pourquoi je suppose que ces symptômes accompagnent quelquefois la dyspepsie. Mais je pense qu'alors la disposition au découragement n'est presque jamais portée à un degré considérable, ou qu'elle n'est pas aussi fortement fixée que quand elle se manifeste chez des personnes d'un tempérament mélancolique. Quoique chez ces dernières la crainte soit également l'effet des sensations auxquelles la dyspepsie donne lieu, il est évident que l'émotion peut être portée à un degré plus considérable, et être accompagnée d'une plus grande inquiétude, être plus permanente, occuper davantage le malade, et produire en conséquence tous les symptômes variés, qui surviennent dans la maladie appelée HYPOCHONDRIE, comme je l'ai dit § 1222.

1586. Quoique les symptômes qui affectent le corps se ressemblent parfaitement dans la dyspepsie et l'hypochondrie, et que ceux même qui affectent l'âme se ressemblent

----

(1) Il est constant que les hommes les plus savants et les plus spirituels ont été en général mélancoliques ; de là le proverbe *nullum magnum ingenium sine misturá insaniæ.*

aussi en quelque sorte, je n'ai trouvé, en m'occupant autrefois d'établir une distinction entre ces deux maladies, aucune difficulté de distinguer la dernière, uniquement en ce qu'elle se rencontre chez des personnes d'un tempérament mélancolique. Mais je me trouve obligé d'avouer aujourd'hui que je suis fort en peine de déterminer comment l'hypochondrie et la mélancolie peuvent, dans tous les cas, se distinguer l'une de l'autre, le même tempérament leur étant commun.

1587. Je pense néanmoins qu'on peut en général établir cette distinction de la manière suivante.

Je voudrais que l'on considérât l'hypochondriasis comme une maladie toujours accompagnée de symptômes de dyspepsie ; il peut, il est vrai, exister en même temps une crainte mélancolique accompagnée de vives inquiétudes, produite par la sensation qu'excitent ces symptômes ; mais tant que cette crainte ne consiste que dans un jugement faux relativement à l'état de la santé du malade même, et au danger dont il craint que cet état ne soit suivi, je voudrais que l'on considérât encore la maladie comme une affection hypochondriaque, et comme différente de la vraie mélancolie. Lorsqu'au contraire la crainte et le découragement sont les suites d'un jugement faux relativement à d'autres objets que ceux de la santé, et particulièrement lorsque le malade ne ressent aucun symptôme de dyspepsie, personne ne peut douter que l'affection ne soit alors très-différente de la dyspepsie et de l'hypochondrie ; et cet état constitue ce que je voudrais strictement appeler mélancolie.

1588. Il paraît qu'il reste encore une légère difficulté, malgré ce que je viens de dire, pour distinguer l'hypochondrie du tempérament parfaitement mélancolique, dans le cas où ce dernier paraît arrêter ou ralentir l'action de l'estomac, de manière à produire quelques symptômes de dyspepsie. Néanmoins je voudrais encore, malgré ces symptômes, considérer la maladie comme une véritable mélancolie, plutôt que comme une affection hypochondriaque; dans les cas où les caractères du tempérament mélancolique sont fortement marqués, et surtout lorsque l'erreur de l'imagination roule sur d'autres objets que sur ceux qui sont relatifs à la santé, ou bien lorsque l'erreur, quoique relative à l'état corporel du malade même, est sans fondement ou absurde.

1589. La mélancolie dépend donc évidemment du tempérament général du corps. Chez un grand nombre de personnes ce tempérament existe sans aucune affection morbifique de l'esprit ou du corps; cependant lorsqu'il est parfaitement caractérisé et porté à un degré considérable, il peut se changer en une maladie qui affecte l'un et l'autre, mais particulièrement l'esprit : il est en conséquence convenable d'examiner en quoi consiste spécialement ce tempérament mélancolique; on peut observer à cet égard, qu'il est caractérisé par un degré de gêne dans le mouvement de la puissance nerveuse, relativement à la sensation et à la volition; il y a une rigidité générale des solides simples, et l'équilibre du système sanguin penche du côté des veines. Or, toutes ces circonstances sont directement opposées à celles qui constituent le tempérament sanguin; et doivent par conséquent produire aussi un état de l'esprit entièrement opposé.

1590. C'est de cet état de l'esprit et de celui du cerveau qui lui correspond, dont nous allons présentement nous occuper particulièrement; mais on pourra objecter qu'il est difficile d'expliquer en quoi consiste cet état du cerveau; peut-être même regardera-t-on comme une témérité de ma part de le tenter.

Je hasarderai cependant de dire qu'il est probable que le tempérament mélancolique de l'esprit dépend du tissu plus sec et plus ferme de la substance médullaire du cerveau; ce qui peut-être est dû à un défaut de fluide dans cette substance, comme il paraît en ce que sa gravité spécifique est alors moins considérable que de coutume. Je conclus que cet état du cerveau existe réellement dans la mélancolie, *premièrement*, par la rigidité générale de toute l'habitude du corps; *secondement*, d'après les ouvertures des cadavres, qui ont prouvé que cet état du cerveau avait lieu dans la manie, qui n'est souvent qu'un degré plus considérable de mélancolie. Je ne vois rien qui empêche de supposer que ce même état du cerveau peut, à un degré modéré, produire la mélancolie, et, à un degré plus considérable, occasioner cette espèce de manie, en laquelle se change si souvent la mélancolie; on admettra surtout cette supposition avec facilité, si l'on convient qu'un plus grand degré de dureté dans la substance du cerveau peut le rendre susceptible d'un plus grand excitement, ou qu'une portion du cerveau peut acquérir plus de dureté que les autres, et en conséquence donner lieu à cette inégalité d'excitement dont dépend réellement la manie.

1591. J'ai ainsi tenté d'exposer ce qui me paraît le plus probable sur la cause prochaine de la mélancolie : la matière peut encore être douteuse à plusieurs égards; mais je suis persuadé que l'on pourra souvent faire usage de ces observations pour se diriger dans le traitement de cette maladie, comme je vais tâcher de le prouver.

1592. Il faut, chez la plupart des mélancoliques, gouverner l'esprit en grande partie de la même manière que je l'ai conseillé plus haut à l'égard de l'affection hypochondriaque; mais comme dans le cas de la vraie mélancolie, il y a communément une imagination fausse ou un faux jugement, qui se manifeste comme une folie partielle, il est de plus nécessaire d'employer alors quelques artifices capables de corriger cette imagination ou ce jugement.

1593. Les différents remèdes propres à modérer les symp-

tômes de dyspepsie qui accompagnent constamment l'hypochondriasis, sont rarement nécessaires ou convenables
dans la mélancolie.

Il n'y a qu'un des symptômes de dyspepsie, qui existe
très-constamment dans la mélancolie, sans être cependant
accompagné d'aucun autre symptôme qui indique l'affection
de l'estomac, savoir la constipation. Il est toujours convenable et même nécessaire de la dissiper; c'est, je pense,
pour cette raison que l'usage des purgatifs a été si souvent
utile dans la mélancolie. Je n'ose pas positivement déterminer s'il y a quelque purgatif qui convienne particulièrement dans cette maladie; mais je n'ai pas d'autre opinion
relativement au choix des purgatifs dans la mélancolie, que
celle que j'ai exposée plus haut sur ce même objet, en parlant de la manie.

1594. Quant aux autres remèdes, je pense que la saignée
convient plus rarement dans la mélancolie que dans la
manie; mais on doit se déterminer relativement aux avantages
que l'on en peut retirer dans les cas particuliers, d'après les
mêmes considérations que dans la manie.

1595. Le bain froid, que j'ai aussi regardé comme très-
utile dans différents cas de folie, n'est, je pense, presque
jamais admissible dans la mélancolie; au moins tant qu'elle
n'est qu'une affection partielle, et qu'il n'y a aucune marque d'un excitement violent. Il est probable au contraire,
à cause de la rigidité générale qui domine dans la mélancolie, que le bain chaud peut y être fréquemment utile.

1596. Quant aux narcotiques que j'ai cru pouvoir être
souvent avantageux dans la manie, je pense qu'ils ne conviennent que très-rarement dans les folies partielles des
mélancoliques, excepté dans certains cas d'excitement
violent, où la mélancolie approche beaucoup de la manie.

1597. Dans ces cas, où la mélancolie approche de la
manie, il est quelquefois nécessaire de recommander une

diète sévère; mais comme il n'est guère possible d'éviter alors l'usage des végétaux, qui, dans les cas d'inertie de l'estomac, produit quelques symptômes de dyspepsie, il ne faut faire usage de la nourriture végétale dans les cas de mélancolie légère, qu'avec quelque précaution.

L'exercice, comme tonique, ne convient ni dans l'hypochondriasis, ni dans la mélancolie; néanmoins il peut être extrêmement utile dans ces deux maladies, relativement aux effets qu'il produit sur l'esprit, et on doit l'employer dans la mélancolie de la même manière que je l'ai conseillé plus haut dans le cas d'hypochondrie.

1598. Après avoir exposé ma doctrine, relativement aux types principaux de folie, je devrais considérer les autres genres, tels que l'amentia et l'onéirodynia (1), que j'ai rangés

---

(1) Le plan que j'ai adopté m'oblige à parler ici de ces deux genres.

De l'*Amentia* ou démence.

La démence consiste dans une faiblesse de l'esprit, relativement à la faculté de juger; de manière que les malades ne peuvent pas percevoir les rapports des objets, ou ne s'en souviennent pas. N. C. Genre LXV.

M. Cullen comprend sous ce genre l'amentia de Sauvages, ou l'oubli, parce que ces maladies se trouvent souvent réunies : elles sont d'ailleurs communément produites par les mêmes causes; et lorsque l'oubli augmente, il conduit toujours à la démence.

Il y a trois espèces de démences : I, la démence *innée*; II, la démence *des vieillards*; III, la démence *accidentelle*.

I. La démence *innée*, est celle qui existe depuis le moment de la naissance; tels sont, 1° l'état de stupidité que Sauvages appelle *amentia morosis*, dans lequel les malades sont plus ou moins privés de la faculté de juger; 2° la démence des microcéphales, c'est-à-dire de ceux qui ont la tête extraordinairement petite.

II. La démence *des vieillards*, ou l'état d'enfance, consiste dans la diminution de l'entendement et de la mémoire, qui est l'effet de l'âge.

dans ma nosologie, dans l'ordre des vésanies : mais comme
je ne puis prétendre jeter un grand jour sur ces matières,

III. La démence *accidentelle* est celle qui est produite par des
causes externes chez des hommes dont le jugement est sain : on doit
regarder comme des variétés de cette espèce, 1° et 2° l'oubli et la
démence qui succèdent aux fièvres, comme Sydenham l'a observé
quelquefois dans des fièvres intermittentes où les malades avaient
été très-affaiblis par les saignées et les purgatifs réitérés ; 3° l'oubli
céphalalgique, qui succède souvent aux douleurs de tête violentes
et gravatives, tant chroniques que fébriles ; 4° l'oubli pléthorique,
qui est produit par des évacuations habituelles supprimées ; 5° la
démence rachialgique, que l'on a observée à la suite de coliques
violentes, particulièrement chez les mélancoliques ; 6° l'oubli qui
s'observe chez ceux qui ont usé avec excès des plaisirs de Vénus ;
7° l'oubli ou la perte de mémoire, produit par les vives affections
de l'ame, telles que la crainte, la terreur, la tristesse ; 8° la démence produite par les poisons narcotiques, tels que le stramonium, la jusquiame ; 9° l'oubli occasioné par l'excès des liqueurs
spiritueuses et des narcotiques ; 10° et 11° la démence et l'oubli
qui sont la suite de chutes ou de coups portés sur la tête.

Sauvages admet encore plusieurs espèces de démences qui ne
doivent pas trouver leur place dans la nosologie, parce que les
causes internes qui en constituent le caractère ne peuvent se reconnaitre par aucun signe externe ; telles sont les espèces de démences
produites par l'épanchement de sérosité, par les tumeurs, les hydatides, la sécheresse du cerveau, et les calculs qui se forment
quelquefois dans ce viscère.

La démence consiste, comme on l'a vu, dans l'affaiblissement
de la faculté de juger et de la mémoire ; elle est en conséquence
aisée à distinguer de la manie, qui est une folie qui s'étend sur tous
les objets.

Ceux qui sont affligés de cette maladie paraissent indifférents à
tout ce qu'on leur dit ; ils rient ou chantent sans sujet, et même
dans des circonstances qui affligent les autres hommes ; ils sont
très-paresseux à agir, ne quittent pas la place où ils se trouvent ;
tout indique chez eux un défaut plus ou moins considérable de

et qu'il est rare qu'elles soient l'objet de la pratique, je pense
que l'on me permettra de ne pas m'en occuper présente-

jugement : ils ne sont cependant pas furieux comme les maniaques,
ni tristes et rêveurs comme les mélancoliques.

De l'Onéirodynie.

Cette maladie consiste dans une imagination vive ou désagréable
pendant le sommeil. N. C. Genre LXVIII.

M. Cullen comprend sous ce nom le somnambulisme ou la maladie des somnambules, et l'incube ou le cauchemar.

Il y a deux espèces d'onéirodynies : I , l'une *active* ; II, l'autre
gravative.

I. L'onéirodynie *active* est celle où les malades marchent et
exercent différents mouvements. Telle est la maladie des somnambules ordinaires, dans laquelle les malades exécutent toutes les
fonctions auxquelles ils sont accoutumés pendant la veille, quoiqu'ils ne voient et n'entendent rien, et soient uniquement dirigés
par leur imagination. Lorsque la maladie est légère, ceux qui en
sont affectés ne sortent pas de leur lit ; néanmoins ils se remuent,
parlent, quelquefois même ils veulent se battre, comme s'ils
étaient attaqués par des ennemis ou des voleurs. D'autres, qui sont
plus gravement affectés, sortent de leur lit, s'habillent, prennent
de la lumière, ouvrent les portes ; on en a vu passer des fleuves à
la nage, s'asseoir sur une fenêtre comme sur un cheval, courir sur
les toits, et s'exposer à différents périls ; et il serait dans ce cas
très-dangereux de les éveiller imprudemment. On peut regarder
comme une variété de cette espèce le somnambulisme cataleptique
dont parle Sauvages, qui commençait par un accès de catalepsie,
et qui se terminait lorsqu'il survenait un second accès.

II. L'onéirodynie *gravative*, dans laquelle le malade se plaint
de ressentir un poids qui comprime particulièrement la poitrine.
On doit rapporter ici les différentes espèces de cauchemar ou d'incube, savoir, 1° le cauchemar pléthorique, qui est celui que produisent la chaleur du lit et le poids des couvertures, en raréfiant le
sang chez les pléthoriques : il attaque particulièrement, lorsque le

ment ; les circonstances particulières même qui m'ont déter-

vent du midi souffle, ceux qui dorment couchés sur le dos. 2° Le cauchemar stomachique, que l'on appelle aussi épilepsie nocturne. Il est l'effet de la compression que l'estomac, plein d'aliments mal digérés, exerce sur le diaphragme. Il s'observe chez ceux qui, immédiatement après avoir mangé, ont la langue chargée, et sont tourmentés de rapports, de nausées et de pesanteur de la tête : les enfants y sont plus sujets que les adultes, surtout ceux qui sont gourmands. L'objet qui se présente à l'imagination pendant le sommeil dans le cauchemar, varie en raison des mœurs du malade et des choses qui l'ont occupé le jour. 3° Le cauchemar hypochondriaque, qui est commun aux mélancoliques et aux hypochondriaques. 4° Le cauchemar intermittent, dont parle Forestus, qui revenait de deux jours l'un chez une fille de neuf ans, et qui approchait d'une attaque d'épilepsie. 5° Le cauchemar vermineux, auquel donnent lieu chez les enfants les vers contenus dans l'estomac. 6° Quoique le cauchemar produit par l'hydrocéphale, puisse rarement se reconnaitre par des signes externes, M. Cullen croit pouvoir le rapporter ici, parce que l'espèce de cauchemar que l'on observe chez ceux qui sont affectés de l'œdème des extrémités inférieures, et d'hydrothorax ou d'ascite, peut être l'effet de l'hydrocéphale.

Plusieurs philosophes ont prétendu que les songes n'étaient pas une affection corporelle, et qu'on ne devait pas les regarder comme une maladie. On peut les considérer comme une preuve de la connexion intime de l'ame avec le corps ; car ils ont lieu toutes les fois que l'un ou l'autre sont affectés : on les observe chez ceux qui ont eu l'esprit vivement frappé d'un objet quelconque pendant le jour ; mais ils paraissent dépendre toujours d'une irrégularité dans le système. Le plus léger songe annonce que le sommeil n'est pas parfait, et qu'une partie du cerveau est irritée pendant que l'autre est dans un état de collapsus. Il est difficile de déterminer les différents degrés qui existent entre les songes violents et ceux qui sont modérés.

Tout ce qui peut augmenter la force avec laquelle le sang se porte vers le cerveau, donne lieu aux rêves ; c'est pourquoi ces derniers

miné à entreprendre cet ouvrage, exigent en quelque sorte que j'agisse ainsi (1).

precèdent souvent le délire dans les fièvres ; et tant que les rêves subsistent, on doit craindre le retour du délire.

Les moyens les plus convenables de prévenir l'onéirodynie, consistent à, 1° diminuer l'état de pléthore ; 2° évacuer l'estomac et les intestins ; 3° prescrire les antiphlogistiques ; 4° diminuer la quantité d'aliments, surtout le soir ; 5° éviter tout ce qui peut émouvoir vivement l'imagination ; 6° avoir la précaution de ne pas se coucher sur le dos.

(1) On peut voir, page 36 de la préface de l'auteur, qu'il a entrepris particulièrement cet ouvrage pour mettre le public en état de juger de ses principes, que critiquaient des personnes qui n'en avaient que des notions imparfaites : c'est pourquoi il a en général négligé les objets qu'il n'a pas cru pouvoir mieux traiter que ceux qui l'ont précédé.

Pour suppléer à ce défaut, et rendre ce livre d'une utilité plus générale à ceux qui commencent à s'occuper de la médecine, j'ai ajouté dans mes notes beaucoup de choses qui se trouvent ailleurs ; mais je pense que l'on m'excusera, en ce que j'ai eu uniquement en vue l'utilité des étudiants, qui, communément, ne peuvent pas consulter un grand nombre de livres, et désirent trouver dans un seul les premières notions de tous les objets qu'embrasse la médecine pratique.

TROISIÈME PARTIE.

Des Cachexies (1).

1599. Je me propose d'établir sous ce titre une classe de maladies qui consistent dans l'état dépravé de toute l'habitude, ou d'une partie considérable du corps, sans qu'aucune pyrexie primitive, ou aucune affection nerveuse, soit combinée avec cet état.

1600. Linné et Sagar ont employé, à l'exemple de plusieurs auteurs qui les ont précédés, le terme de cachexie, pour signifier une maladie particulière ; mais celle qu'ils ont désignée sous ce nom, l'est plus convenablement sous une autre dénomination ; Sauvages et Sagar ont plus justement adopté le terme de *cachexie*, pour désigner une classe. Je les ai suivis en cela, quoique je trouve difficile de donner un caractère qui puisse convenir à toutes les espèces que j'ai comprises dans cette classe. Cette difficulté augmenterait encore, si je voulais renfermer dans la classe que j'ai formée sous le titre de *cachexies*, toutes les maladies que les autres nosologistes y ont admises (2) ; mais j'aime

(1) Les cachexies forment la troisième classe de la nosologie méthodique de l'auteur.

(2) M. Cullen a divisé les maladies suivant qu'elles affectent les fonctions vitales, animales, et naturelles. Il a mis la cachexie au rang des dernières ; mais il n'a pas compris sous ce titre toutes les maladies des fonctions naturelles ; il l'a borné à signifier celles qui sont produites par les changements des substances dont le corps est composé, parce qu'il est impossible de faire une distribution qui corresponde exactement aux trois divisions qu'il a admises.

mieux être imparfait que de manquer beaucoup d'exactitude. Ces difficultés qui subsistent encore dans la nosologie méthodique, ne doivent pas cependant nous embarrasser absolument dans un *Traité de Médecine pratique*. Si je puis parvenir à distinguer et décrire convenablement les différentes espèces qui existent réellement et qui s'observent le plus communément, je m'inquiéterai moins d'être exact dans le caractère général de la classe que j'ai établie ; je pense cependant que l'on doit toujours tenter d'y parvenir, et je vais suivre cet objet du mieux qu'il me sera possible.

LIVRE PREMIER.

Des Amaigrissements.

1601. L'AMAIGRISSEMENT, ou la diminution du volume ou de l'embonpoint de tout le corps, n'est communément qu'un symptôme de maladie, et ne doit que très-rarement être considéré comme une affection primitive et idiopathique ; c'est pourquoi j'aurais peut-être pu, d'après le plan général que j'ai adopté, omettre un pareil symptôme dans ma nosologie méthodique ; mais l'incertitude où l'on est que cette affection soit toujours symptomatique, et le désir de compléter mon système, m'ont déterminé à introduire dans ma nosologie, comme d'autres l'ont fait, un ordre sous le titre de *marcores* ; ce qui m'oblige de donner présentement quelques observations sur les maladies de ce genre.

Toute affection contre nature, qui affecte l'habitude du corps, peut être comprise sous la dénomination de cachexie ; mais il est difficile de distinguer dans cette classe les affections idiopathiques des symptomatiques, et de reconnaître les genres qui appartiennent particulièrement à la cachexie ou aux affections locales.

1602. Je pense qu'il est en conséquence utile, pour remplir cet objet, de rechercher quelles sont chacune des causes d'amaigrissement, dans les différentes maladies où il se manifeste. Cette tentative est le plus sûr moyen de déterminer jusqu'à quel point cette affection est primitive, ou uniquement symptomatique; et on peut, en·considérant même l'amaigrissement sous ce dernier point de vue, retirer quelque avantage de cette recherche.

1603. Les causes d'amaigrissement peuvent, à ce que je crois, se rapporter à deux chefs principaux; c'est-à-dire, à un défaut général de fluides dans les vaisseaux du corps, ou à un défaut particulier d'huile dans le tissu cellulaire. Ces causes sont fréquemment combinées ensemble; mais il est convenable de les considérer d'abord séparément.

1604. Une grande partie du corps étant composée de vaisseaux remplis de fluides, la masse totale doit dépendre beaucoup du volume de ces vaisseaux, et de la quantité de fluides qu'ils contiennent : il est en conséquence aisé de voir que le défaut de fluides dans ces vaisseaux doit, suivant son degré, produire une diminution proportionnelle de la masse de tout le corps. Ceci paraîtra encore plus évident, si l'on considère que dans le corps vivant et sain les vaisseaux paraissent être extraordinairement distendus partout par la quantité de fluides qui y est contenue; mais comme ils sont en même temps élastiques, et qu'ils tendent constamment à se contracter, ils doivent, lorsque la force qui les distend cesse d'agir, ou, pour me servir d'autres termes, lorsqu'il y a une diminution dans la quantité des fluides, se contracter en proportion et diminuer de volume. On peut en outre observer que, comme toutes les parties du système vasculaire communiquent entre elles, toute diminution de la quantité de fluides, dans une partie quelconque, doit diminuer en proportion le volume du système vasculaire, et par conséquent celui de tout le corps.

1605. La diminution et le défaut de fluides, peuvent être l'effet de différentes causes : comme il arrive premièrement, lorsqu'on ne prend pas une quantité suffisante d'aliments, ou que ceux dont on fait usage ne sont pas assez nourrissants. L'*Atrophia lactantium* de Sauvages, espèce 3, est un exemple où le corps ne reçoit pas une quantité suffisante d'aliments ; et il y a plusieurs autres exemples d'amaigrissement, qui sont dus au manque de nourriture, occasioné par la pauvreté, ou par d'autres causes accidentelles.

Quant à la qualité des aliments, je pense que c'est à raison du peu de matière nutritive contenue dans ceux dont on fait usage, que les personnes qui vivent uniquement de végétaux sont rarement grasses et replètes.

1606. La seconde cause du défaut de fluides, est celle où les aliments ne passent pas dans les vaisseaux sanguins, ce qui peut arriver dans le cas où l'on est sujet à des vomissements fréquents ; la nourriture étant alors rejetée peu de temps après avoir été prise, ces vomissements doivent empêcher les fluides de se renouveler en suffisante quantité pour réparer les pertes des vaisseaux sanguins.

Une autre cause, qui interrompt fréquemment le passage de la substance alimentaire dans les vaisseaux sanguins, est l'obstruction des glandes conglobées ou lymphatiques du mésentère, à travers lesquelles le chyle doit nécessairement passer pour se rendre dans le canal thorachique. Les médecins ont observé, chez des personnes de tout âge, mais surtout chez les jeunes gens, un grand nombre d'amaigrissements qui paraissaient dépendre de cette cause. L'on a remarqué aussi que cela arrivait plus fréquemment chez les scrophuleux, dont les glandes mésentériques sont communément affectées de tumeurs ou d'obstructions, et chez lesquels il paraît, en général, dans le même temps, des tumeurs scrophuleuses à l'extérieur. De là le *Tabes scrophulosa synop. Nosol. vol. 2, p. 266.* J'y ai joint comme syno-

15.

nymes le *Tabes glandularis*, *sp.* 10; le *Tabes mesenterica*, *sp.* 4; l'*Atrophia infantilis*, *sp.* 13; l'*Atrophia rachitica*, *sp.* 8; le *Tabes rachialgica*, *sp.* 16. J'ai aussi fréquemment remarqué l'amaigrissement chez des personnes où il n'y avait aucune apparence externe d'écrouelles, mais chez lesquelles on découvrit après leur mort des obstructions du mésentère. Je pense que cela est également arrivé dans la maladie dont les auteurs parlent souvent sous le titre d'*Atrophia infantum*. On l'a ainsi nommée de l'âge où elle se manifeste en général; mais j'en ai vu des exemples à l'âge de quatorze ans, qui ont été constatés par l'ouverture des cadavres. Dans plusieurs cas semblables, je n'ai observé chez les malades aucune apparence d'écrouelles, ni avant, ni dans le temps de l'atrophie.

Je parlerai par la suite d'une autre cause d'amaigrissement qui a lieu chez les phthisiques; mais il est probable que l'obstruction des glandes du mésentère, si fréquente chez ces sortes de personnes, concourt très-puissamment à produire l'amaigrissement qui survient.

Le vice scrophuleux peut être la cause la plus commune des obstructions du mésentère; néanmoins il est assez probable que ces dernières peuvent, ainsi que l'amaigrissement qui en est la suite, être produites par d'autres espèces d'acrimonies.

On pourrait peut-être supposer que l'interception du passage du chyle dans les vaisseaux sanguins, est quelquefois due au vice des vaisseaux absorbants qui se trouvent sur la surface interne des intestins. Il n'est pas aisé de s'assurer de ce fait; mais l'interception du passage du chyle dans les vaisseaux sanguins, peut être certainement due à la rupture du canal thorachique, qui, quand elle n'est pas promptement mortelle, doit nécessairement être suivie en peu de temps d'un amaigrissement général, en donnant lieu à l'hydropisie de poitrine.

1607. La troisième cause du défaut de fluides peut être due à un vice des organes de la digestion, qui ne convertissent pas convenablement les aliments en un chyle propre à se transformer dans les vaisseaux sanguins en une substance douée des qualités requises pour la nutrition. Il n'est cependant pas aisé de déterminer les cas d'amaigrissement que l'on peut attribuer à cette cause; mais je pense que l'on doit expliquer principalement de cette manière l'amaigrissement qui survient dans les dyspepsies et dans les affections hypochondriaques qui ont duré long-temps. C'est cette espèce que j'ai désignée dans ma nosologie sous le titre d'*Atrophia debilium*; et l'*Atrophia nervosa, Sauvag. sp.* 1, est aussi un véritable exemple de cette espèce d'atrophie; c'est pourquoi je l'ai placée comme synonyme. Mais les autres espèces, telles que l'*Atrophia lateralis, Sauv. sp.* 15, et l'*Atrophia senilis, Sauv. sp.* 11, n'y sont pas placées aussi convenablement, en ce que l'on peut en rendre raison d'une manière différente.

1608. La quatrième cause du défaut de fluide dans le corps, consiste dans les évacuations excessives produites par différentes voies; et c'est avec raison que Sauvages a fait l'énumération des espèces suivantes, que j'ai placées comme synonymes sous le titre d'*Atrophia inanitorum*; telles que le *Tabes nutricum, sp.* 4; l'*Atrophia nutricum, sp.* 5; l'*Atrophia à leucorrhœa, sp.* 4; l'*Atrophia ab alvi fluxu, sp.* 6; l'*Atrophia à ptyalismo, sp.* 7, et enfin le *Tabes à sangui-fluxu*: l'on doit observer que cette dernière espèce survient, non-seulement après les hémorrhagies spontanées, ou après les plaies accidentelles, mais même à la suite des saignées trop considérables, et trop souvent réitérées.

Il paraît convenable d'observer à ce sujet, que la maigreur de l'habitude du corps dépend fréquemment d'une transpiration abondante constamment entretenue, quoique en même temps l'on prenne régulièrement une quantité considérable d'aliments nourrissants.

1609. Outre ce défaut de fluides produit par les évacuations qui les entraînent entièrement hors du corps, il peut y avoir défaut de fluide et amaigrissement dans une partie considérable du corps, parce que les fluides sont entraînés vers une seule partie, ou se rassemblent dans une cavité particulière ; et nous avons un exemple de ce genre dans le *Tabes ab hydrope, Sauvag. sp.* 5.

1610. J'ai mis, dans ma *Nosologie méthodique*, le *tabes dorsalis* ou la phthisie dorsale, au nombre des synonymes de l'*Atrophia inanitorum* ; mais je doute beaucoup aujourd'hui que ce soit avec convenance. L'évacuation que l'on regarde comme la cause de cette phthisie, n'étant jamais assez considérable pour pouvoir rendre raison du défaut général des fluides, il faut tâcher de l'expliquer d'une autre manière. Il ne m'est pas possible de déterminer positivement, si les effets de l'évacuation sont dus à la qualité du fluide évacué, ou au plaisir dont est accompagnée cette évacuation, qui énerve singulièrement, ni s'ils sont dus à ce que l'évacuation détruit cette tension des parties, qui jouit du pouvoir singulier d'entretenir la tension et la vigueur de tout le corps ; mais je pense que l'on peut rendre raison de l'amaigrissement qui accompagne le *tabes dorsalis* en admettant l'une de ces deux hypothèses ; c'est pourquoi on doit la considérer comme un exemple de l'*Atrophia débilium*, plutôt que de l'*Atrophia inanitorum*.

1611. La cinquième cause du défaut de fluide et de l'amaigrissement de tout le corps ou d'une de ses parties, est la coalition des parois des petits vaisseaux, qui ne permettent plus l'introduction des fluides, ou qui en reçoivent moins qu'avant ; c'est ce qui paraît arriver dans l'*Atrophia senilis, Sauv. sp.* 11. Il peut aussi survenir une paralysie des gros troncs des artères, qui les rend incapables de pousser le sang dans les petits vaisseaux ; c'est ce qui arrive fréquemment dans le cas de paralysie des extrémités, où les artères sont affectées de même que les muscles. L'*Atrophia latéralis*, *Sauv. sp.* 15, semble être de cette nature.

1612. J'ai dit, § 1602, que le second chef général des causes d'amaigrissement était le défaut d'huile. On connaît aujourd'hui très-bien l'étendue et la quantité du tissu cellulaire qui se trouve dans chaque partie du corps, et l'on sait en conséquence comment ce tissu forme une partie considérable de la masse totale ; mais cette substance est, dans différentes circonstances, plus ou moins remplie de matière huileuse ; son volume doit en conséquence augmenter plus ou moins, et celui de tout le corps en grande partie, suivant qu'elle contient une plus ou moins grande quantité de cette matière.

Le défaut de fluides est, par la raison que je vais donner, généralement accompagné d'un défaut d'huile ; mais les médecins font communément plus d'attention à la dernière cause d'amaigrissement qu'à la première, parce qu'elle est ordinairement plus évidente ; c'est pourquoi je vais maintenant tâcher d'assigner chacune des causes de défaut d'huile, tel qu'on l'observe dans différents cas.

1613. Le mécanisme des sécrétions dans le corps humain, est en général peu connu, et il n'y en a pas qui le soit moins que celui par lequel l'huile se sépare du sang, sans paraître y avoir été contenue avant. C'est pourquoi il est possible que notre théorie sur le défaut d'huile soit imparfaite à plusieurs égards ; il y a néanmoins certains faits qui peuvent s'appliquer à l'objet dont nous nous occupons présentement.

1614. Premièrement, il est probable que le défaut d'huile est dû à un état du sang, moins propre à en favoriser la sécrétion, et à en réparer la perte qui se fait constamment

Cet état du sang doit spécialement dépendre de la nature des aliments dont on fait usage, lesquels contiennent moins d'huile ou de matière huileuse. D'après un grand nombre d'observations faites sur les hommes et sur les animaux domestiques, il paraît assez évident que les aliments dont ils vivent, sont en général plus nourrissants, et surtout plus propres à remplir le tissu cellulaire du corps d'huile, suivant qu'ils en contiennent eux-mêmes une plus grande quantité. Je pourrais, pour éclaircir ceci, considérer en détail et d'une manière particulière les différentes substances qui servent d'aliments ; mais il suffira d'en donner deux exemples. Premièrement, la partie herbacée des végétaux ne nourrit pas les animaux, autant que les semences, qui contiennent évidemment sous un volume donné, une plus grande quantité d'huile ; secondement, les végétaux n'engraissent pas en général autant les hommes, que les nourritures animales, qui contiennent communément une plus grande quantité d'huile.

Il est évident, d'après les mêmes principes, que le défaut d'aliments, ou que des aliments moins nourrissants, peuvent, non-seulement occasioner un défaut général de fluides (§ 1604), mais même produire moins d'huile propre à être versée dans le tissu cellulaire. On doit donc, dans ces cas, attribuer l'amaigrissement qui a lieu à ces deux causes générales.

1615. Le second cas de défaut d'huile peut s'expliquer de la manière suivante. Il est assez évident que l'huile contenue dans le sang s'en sépare et se dépose dans le tissu cellulaire en plus ou moins grande quantité, suivant que la circulation est plus ou moins accélérée ; et qu'en conséquence l'exercice qui accélère la circulation du sang, est une cause fréquente d'amaigrissement. L'exercice produit cet effet de deux manières. Premièrement, en augmentant la transpiration et en entraînant par conséquent une plus

grande quantité de matière nutritive, il en laisse de moins
propre à se déposer dans le tissu cellulaire ; et par-là il
s'oppose non-seulement à l'accumulation des fluides, mais
il doit même, comme je l'ai dit plus haut, en donnant lieu
à leur défaut général, être cause que l'huile manque dans
le tissu cellulaire. Secondement, on sait que l'huile qui se
dépose dans beaucoup de cas, et pour différents usages de
l'économie animale, dans le tissu cellulaire, est absorbée de
nouveau, et mêlée ou répandue dans la masse du sang, d'où
elle est peut-être totalement entraînée hors du corps par le
moyen des différentes excrétions. Or, un des principaux
usages de l'accumulation et de l'absorption de l'huile, paraît
être de favoriser l'action des fibres motrices dans chaque
partie du corps ; c'est pourquoi la nature a pris des précautions pour que l'absorption de l'huile pût aussi se faire en
aussi grande quantité que l'exigerait l'action des fibres motrices : d'où il est évident que l'exercice des fibres musculaires et motrices doit produire l'absorption de l'huile, et en
conséquence, en prévenir, non-seulement la sécrétion,
comme je l'ai déjà dit, mais même donner lieu à son défaut,
en occasionant l'absorption de celle qui a été déposée ;
c'est peut-être particulièrement de cette manière que l'exercice produit l'amaigrissement.

1616. Le troisième cas de défaut d'huile peut être produit
par la cause suivante. I lest probable que l'huile est encore
accumulée dans le tissu cellulaire, pour en être absorbée,
et être entraînée dans la masse du sang, afin d'envelopper
et de corriger l'acrimonie extraordinaire qui peut exister ou
survenir dans les fluides. Ainsi, dans la plupart des cas où
l'on peut distinguer l'acrimonie dominante, comme dans le
scorbut, le cancer, la maladie vénérienne, dans le cas de
poisons, et dans plusieurs autres maladies, on observe que
le défaut d'huile et l'amaigrissement ont lieu ; ce que l'on

doit, je pense, attribuer à l'absorption de l'huile, que produit la présence de l'acrimonie dans le corps.

Il n'est pas hors de vraisemblance que certains poisons introduits dans le corps, peuvent y rester ; et en produisant l'absorption de l'huile, devenir l'origine de l'espèce d'amaigrissement nommée par Sauvages, *Tabes à veneno*, *sp.* 17.

1617. Le quatrième cas d'amaigrissement, que je voudrais attribuer à l'absorption considérable et subite de l'huile contenue dans le tissu cellulaire, est celui qui s'observe dans la fièvre, qui est une cause si commune d'amaigrissement. On pourrait peut-être l'attribuer en partie à l'augmentation de la transpiration, et en conséquence au défaut général de fluide qui peut alors avoir lieu : mais quelque part que puisse avoir cette cause à produire cet effet, nous pouvons, d'après l'affaissement évident et la diminution du tissu cellulaire, que l'on observe alors, conclure avec certitude, qu'il y a une absorption considérable de l'huile qui était déposée dans ce tissu. Cette explication est d'autant plus probable, que l'absorption dont j'ai parlé, a , je pense, nécessairement lieu pour envelopper ou corriger l'acrimonie, qui existe évidemment dans plusieurs fièvres, et que l'on peut même supposer exister dans toutes. L'exemple le plus remarquable d'amaigrissement que l'on observe dans les fièvres, est celui qui survient dans les fièvres hectiques. On peut alors attribuer l'amaigrissement aux sueurs abondantes dont elles sont communément accompagnées : mais il y a de fortes raisons pour croire qu'il existe aussi une acrimonie dans le sang ; qui, dès le commencement même de la maladie, s'oppose à la sécrétion et à l'accumulation de l'huile, et doit, dans les périodes plus avancées, en occasioner une absorption plus considérable, qui semble être portée à un plus haut degré que dans toute autre circonstance, comme le prouve la diminution du tissu cellulaire.

On peut observer, à l'égard des amaigrissements produits par le défaut de fluides, que toute évacuation augmentée produit une absorption dans les autres parties et surtout dans le tissu cellulaire ; c'est pourquoi il est probable que le défaut de fluide, qui est dû aux évacuations augmentées, produit l'amaigrissement, non-seulement par la dissipation des fluides contenus dans le système vasculaire, mais même en occasionant une absorption considérable dans le tissu cellulaire.

1618. J'ai ainsi tâché d'expliquer les différents cas et les causes variées d'amaigrissement ; mais je ne pourrais pas en suivre ici l'examen dans le même ordre que j'ai établi dans ma *Nosologie méthodique* (1). Mon but principal dans cet

---

(1) M. Cullen a compris dans l'ordre des *marcores* ou des *amaigrissements*, deux genres ; savoir, 1° le *tabes* ou l'hectisie; 2° l'atrophie. Je vais suivre ici l'ordre qu'il a adopté dans la quatrième et dernière édition de sa Nosologie : il sera aisé, d'après les observations qui terminent ce chapitre, de suppléer aux défauts qu'il n'a pu éviter.

Du Tabes ou *Hectisie*.

Cette maladie est caractérisée par la maigreur, la faiblesse, la pyrexie hectique. N. C. Genre LXIX.

Il faut ajouter à ces signes l'absence de la toux, afin de distinguer l'hectisie de la phthisie pulmonaire.

Il y a trois espèces d'hectisies : 1° la *purulente ;* 2° la *sçrophuleuse ;* 3° la *vénéneuse.*

I. On nomme hectisie purulente, celle qui est produite par un ulcère tant interne qu'externe, ou par une vomique. Telles sont les espèces suivantes : 1° l'hectisie produite par la vomique des poumons : elle se reconnaît à la fièvre, qui paraît, en quelque sorte, revenir après la péripneumonie, et qui est accompagnée de dyspnée, d'une oppression de poitrine et d'une toux spasmodique ; le malade ne peut en outre rester couché sur l'un des deux côtés ;

ouvrage était de classer les espèces de Sauvages ; mais je
pense aujourd'hui que l'ordre que j'ai établi est fautif, en

---

il ressent une douleur dans l'intérieur de la poitrine, qui augmente
lorsqu'il est couché sur le côté opposé à la vomique ; la fièvre hectique est bien caractérisée, l'amaigrissement augmente de jour en
jour ; enfin le malade rejette quelquefois, après un accès violent de
toux, un kyste ou une membrane remplie de pus. 2º L'hectisie ulcéreuse produite par les ulcères ou les fistules difficiles à guérir,
et entretenue par la carie ou un vice particulier. 3º Le *tabes apos-
tematodes* de Sauvages, ou l'hectisie entretenue par l'ulcère des parties musculaires, n'est qu'une variété de la précédente.

L'hectisie peut encore varier en raison de son siége. Ainsi on la
nomme rénale, hépatique, stomachique, péricardienne, suivant
qu'elle dépend de l'ulcère des reins, du foie, de l'estomac ou du
péricarde.

L'hectisie rénale se reconnaît à une douleur vive et continuelle
des reins, accompagnée d'une pyrexie hectique violente, dont
les redoublements sont très-sensibles la nuit ; le malade a tout
le corps couvert de sueur à son réveil, et les urines sont purulentes.

L'hectisie hépatique commence par une douleur vive du foie ;
on aperçoit une tumeur douloureuse dans la région de ce viscère,
le visage devient plombé, le pouls est petit et fréquent, les paroxysmes de la nuit se terminent par une sueur abondante et par
l'anorexie ; l'épigastre est douloureux après avoir mangé, la soif
est continuelle, il y a une diarrhée rebelle, et les déjections sont
purulentes lorsque la substance du foie, qui est détruite par la
suppuration, pénètre le conduit cholédoque et passe dans l'intestin.

Galien avait observé l'hectisie du péricarde dans le singe et le
coq. Zacutus a vu trois fois cette maladie : elle est accompagnée de
défaillances fréquentes, de palpitations de cœur, d'un pouls dur,
petit, et d'une fièvre hectique.

On peut encore rapporter ici la phthisie catarrhale qui succède aux anciens catarrhes, et qui est accompagnée de pyrexie
hectique.

ce que j'ai combiné et séparé des espèces qui ne devaient
pas l'être : il me paraît plus convenable d'indiquer les ma-

II. L'hectisie scrophuleuse se manifeste chez ceux qui sont attaqués d'écrouelles. On la nomme glandulaire, quand elle occupe
les glandes du cou, des oreilles et des bronches; et elle prend le
nom de mésentérique, quand elle dépend uniquement de l'engorgement des glandes du mésentère.

L'hectisie mésentérique est beaucoup plus commune qu'on ne
pense chez les enfants : on dit vulgairement de ceux qui en sont affectés, qu'ils *sont en chartre*. Les symptômes de cette maladie ont
été décrits avec soin par Juncker, *tab*. 42. Il observe qu'elle commence par un état de langueur, ou une espèce d'engourdissement,
qui affecte tout le corps, et qui est suivie d'un prompt amaigrissement. Cette maladie se reconnaît, 1° aux signes d'écrouelles;
2° à la tuméfaction des glandes mésentériques, si considérable
qu'on peut l'apercevoir à l'extérieur. Elle attaque communément
ceux qui approchent de l'âge de sept ans; les enfants deviennent
pâles et tristes, ils sont dégoûtés de tout; lo ventre est gonflé et
tendu, les selles sont extraordinairement fétides; l'appétit est inégal, quelquefois il manque, d'autrefois il est très-vif, et, dans
certains cas, il approche du pica.

Cette hectisie vient en général lentement : elle s'annonce par le
désir des boissons froides, par des rougeurs accompagnées d'une
chaleur que l'on ressent dans la paume des mains avant qu'elle se
manifeste sur le visage; il n'y a ni soif, ni fréquence du pouls; les
facultés intellectuelles s'exercent avec autant de facilité qu'avant.

L'hectisie survient quelquefois sans aucun signe d'écrouelles; il
est difficile alors de dire quelles peuvent en être les causes. On a
soupçonné qu'elle pouvait être l'effet d'un accroissement très-
prompt, parce qu'on l'a observée chez des jeunes gens qui avaient
grandi tout à coup en peu de temps. On ne peut décider si cet
accroissement prompt est une cause de l'obstruction du mésentère;
mais il est de fait que ceux chez qui il a lieu, ont communément
les vaisseaux lymphatiques gonflés; c'est pourquoi il ne faut pas
se presser de dissiper les tumeurs des glandes lymphatiques, lorsqu'on ne soupçonne pas d'écrouelles.

ladies et de les réunir, suivant leur affinité naturelle, plutôt qu'en raison de leurs apparences extérieures. Je doute

---

L'espèce que Sauvages nomme *scrophula mesenterica*, ne diffère nullement de l'hectisie mésentérique. On doit encore regarder
comme des variétés, 1° l'atrophie des enfants, à laquelle Sydenham donne le nom d'hectisie; 2° l'atrophie rachitique; 3° la
phthisie rachialgique de Tulpius. La première de ces variétés est
communément produite par l'engorgement des glandes mésentériques; la seconde est un symptôme du rachitis porté au dernier degré; la troisième est l'effet d'une humeur âcre qui affecte la moelle
épinière : elle est accompagnée de douleurs très-violentes de toute
l'épine du dos, et d'une fièvre lente; le visage est pâle, tiré; les
yeux paraissent languissants, les extrémités sont dans le marasme, et presque immobiles; tout le corps est extraordinairement desséché.

III. L'hectisie vénéneuse est produite par les poisons. Ainsi
l'arsenic, pris même en très-petite quantité, y donne lieu.

L'atrophie qui succède aux fièvres appartient à l'hectisie purulente ou au genre suivant.

Il est évident, d'après cette énumération des différentes espèces
d'hectisies, que cette maladie doit toujours être regardée comme
symptomatique, puisqu'elle est toujours produite par des engorgements des glandes ou par des ulcères. Néanmoins il est possible
que les évacuations considérables, ou long-temps continuées, occasionent un degré de faiblesse capable d'augmenter les exacerbations naturelles de la fréquence du pouls, qui s'observent chez
tous les hommes le soir. Dans quelques cas même ces exacerbations peuvent devenir si fortes, qu'elles prennent le type de la fièvre
hectique; et alors il est difficile d'en assigner la cause. Cette fréquence du pouls annonce, en général, qu'il se forme un ulcère interne; mais il est possible qu'elle soit uniquement l'effet de la
faiblesse : ainsi, l'amaigrissement qui a lieu chez une femme
saine qui nourrit un enfant vigoureux, est accompagné d'une espèce de fièvre hectique, parce que l'évacuation considérable du
lait tend à produire le marasme. Il faut alors, pour juger de l'état
du malade, faire attention aux autres symptômes qui caractérisent
l'hectisie.

même que la distinction que j'ai tenté d'établir entre le *tabes* et l'*atrophia*, dans ma nosologie, soit bien exacte ;

De l'Atrophie.

Le caractère de l'atrophie consiste dans l'amaigrissement et la faiblesse, sans pyrexie hectique. N. C. Genre LXX.

On doit regarder comme symptomatiques la plupart des espèces d'amaigrissements où il n'y a point de fièvre.

L'atrophie peut dépendre d'un certain état du système qui y dispose plus ou moins. Quelques auteurs ont cru qu'elle était l'effet des inflammations lentes qui attaquent certains viscères, dans différentes circonstances, ou qui succèdent aux inflammations aiguës, et que, dans ce cas, l'inflammation se perpétuait, quoique la fièvre eût cessé. On a supposé aussi qu'il pouvait exister, surtout chez les jeunes gens, certaines inflammations lentes, indépendantes d'aucune inflammation générale, lesquelles étaient caractérisées par une prostration de force considérable, défaut d'appétit, et un caractère particulier de chaleur, sans augmentation de fréquence dans le pouls. Néanmoins je crois, avec M. Cullen, qu'il est probable que ces sortes d'inflammations n'existent jamais sans pyrexie, ou au moins sans que le pouls soit plus fréquent que de coutume ; alors l'absence de la fièvre hectique suffit communément pour distinguer l'atrophie de l'hectisie. J'ai vu plusieurs cas de ce genre, où le pouls, qui était le matin à peine sensible, paraissait plus développé le soir, et était en même temps plus précipité et dur ; mais cette distinction est souvent difficile à saisir.

M. Cullen distingue quatre espèces d'atrophies, en raison des causes qui peuvent y donner lieu. Elle peut être produite, I, par l'inanition ; II, par la faim ; III, par la cacochymie ; IV, par la faiblesse.

I. L'atrophie est produite par l'inanition, lorsqu'elle a été précédée d'une évacuation considérable. Les variétés de cette espèce sont, 1° l'atrophie produite par le ptyalisme, quelle que soit la cause qui y donne lieu ; car le ptyalisme peut être l'effet du scorbut, ou d'une mauvaise habitude, ou de l'usage du mercure. 2° L'atrophie occasionée par le vomissement continuel, comme

car je pense qu'il y a certaines maladies de la même nature, qui tantôt sont accompagnées de fièvre, et d'autres fois ne le sont pas.

il arrive dans les cas d'obstruction au pylore. 3° L'atrophie qui succède aux différentes espèces de diarrhées. 4° L'hectisie et l'atrophie des nourrices. 5° L'atrophie des femmes attaquées de flueurs blanches considérables. 6° La phthisie dorsale, qui est une maladie qui affecte ceux qui ont usé avec excès des plaisirs de Vénus : elle s'annonce par une douleur de tête violente, accompagnée d'un sentiment de formication qui s'étend depuis le cou jusqu'aux lombes, et d'une douleur de rhumatisme qui empêche de fléchir les genoux ; le ventre est constipé, les urines coulent avec douleur ; les malades rendent la semence ou une humeur visqueuse qui sort des prostates en urinant ou en dormant ; la tête est lourde ; il y a tintement d'oreilles ; la maigreur augmente de jour en jour, ainsi que la faiblesse ; cependant la fièvre ne survient que vers la fin de la maladie, et alors les fonctions de l'estomac sont entièrement dérangées, les yeux sont affectés, et il y a un tremblement des mains. 7° La phthisie qui succède aux sueurs immodérées. 8° L'atrophie produite par des pertes de sang abondantes ou anciennes.

II. L'atrophie produite par la faim, est celle qui est la suite du défaut d'aliments ; telle est l'atrophie des enfants à la mamelle dont les nourrices n'ont point de lait. On connaît que ces enfants ne sont pas suffisamment nourris, en ce qu'ils urinent peu, évacuent peu par les selles ; ils maigrissent et pleurent sans cesse ; et ces accidents se dissipent en leur donnant du lait en abondance.

III. L'atrophie occasionée par la cacochymie, a lieu lorsque les aliments sont corrompus. Les variétés de cette espèce sont, 1° l'atrophie scorbutique, qui comprend celle qui est l'effet du scorbut et des différentes maladies chroniques, ou qui succède aux maladies aiguës dont la convalescence est difficile : cette affection est caractérisée par des ulcères de la bouche et des taches de différentes couleurs, qui se manifestent sur les extrémités. 2° La phthisie syphilitique, qui est l'effet de la maladie vénérienne. 3° La phthisie ou le marasme qui succède aux différentes espèces d'hydropisies.

1619. Après avoir examiné les différentes espèces d'amaigrissements , je devrais peut-être parler de leur cure : mais il est aisé d'apercevoir que la plus grande partie des espèces que j'ai indiquées plus haut , sont purement symptomatiques , et qu'en conséquence leur traitement doit être le même que celui des maladies primitives dont ces espèces dépendent. Quant à celles que l'on pourrait considérer comme idiopathiques , il paraît que l'on peut les guérir , en détruisant entièrement les causes éloignées ; et les moyens de le faire sont assez évidents (1).

IV. L'atrophie est l'effet de la faiblesse , lorsque la nutrition est dépravée, sans avoir été précédée d'évacuations excessives ou d'aucune cacochymie. On doit rapporter à cette espèce, 1o l'atrophie nerveuse de Morton, ou la consomption qui s'annonce par la bouffissure de tout le corps , la pâleur du visage , le dégoût pour tous les aliments solides. Les malades sont dans un tel état de faiblesse qu'ils restent continuellement au lit; l'urine est communément en petite quantité, et rouge; il n'y a ni fièvre , ni difficulté de respirer. Les affections de l'ame , et l'abus des liqueurs spiritueuses , donnent communément lieu à cette maladie. 2o L'atrophie latérale ou de la moitié du corps. 3o L'atrophie des vieillards.

(1) Les espèces d'amaigrissements que l'on pourrait considérer comme idiopathiques , sont la phthisie dorsale et la mésentérique. Dans la phthisie dorsale, il faut, 1o éviter les causes occasionelles ; 2o faire usage de l'exercice en plein air, et du bain froid ; 3o donner des aliments gélatineux nourrissants, mais avec discrétion, suivant les forces de l'estomac.

Ces indications peuvent s'appliquer à toutes les espèces d'émaciations où l'on ne soupçonne pas d'affection locale. Il faut cependant observer que dans le cas où la maladie est l'effet d'un accroissement très-prompt , le régime ne suffit pas. Le seul moyen sur lequel on puisse compter alors , paraît être de fortifier le corps par le travail et l'exercice, avant que la faiblesse soit parvenue à un degré considérable.

3. 16

LIVRE II.

Des Intumescences, ou *Tumeurs générales.*

1620. Les tumeurs dont je vais parler dans ce livre, s'étendent sur tout le corps ou sur une partie considérable du corps; ou au moins, quoique peu étendues, elles sont de la même nature que celles qui s'étendent plus généralement.

Les tumeurs comprises dans cet ordre artificiel, ne peuvent guère se distinguer l'une de l'autre que par la matière qu'elles contiennent ou qui les forme; et c'est sous ce point de vue que j'ai divisé cet ordre en quatre sections ; car ces tumeurs peuvent contenir, *premièrement*, de l'huile ; *secondement*, de l'air; *troisièmement*, un fluide aqueux ; ou, *quatrièmement*, l'augmentation de volume peut dépendre de l'accroissement de toute la substance de certaines parties, et particulièrement d'un ou de plusieurs viscères de l'abdomen.

CHAPITRE PREMIER.

Des Tum·   adipeuses.

1621. J'ai nommé, a· c les autres nosologistes, *Poly-sarcie* (1), l'unique ma. lie dont je m'occuperai dans ce

---

(1) La *polysarcie* est un gonflement graisseux du corps, qui est incommode. Genre LXXI.

Ce genre ne comprend qu'une espèce, qui est la polysarcie adipeuse de Sauvages, ou la corpulence : elle diffère de la corpulence charnue ou athlétique, en ce qu'elle est accompagnée de la difficulté de se mouvoir et de dyspnée.

chapitre ; et ce terme peut se rendre par celui de corpulence, ou plus exactement par celui d'obésité ; car j'ai placé ici cette maladie d'après la supposition commune qu'elle dépend particulièrement de l'huile accumulée en plus grande quantité que de coutume dans le tissu cellulaire. Les degrés de cette corpulence ou de cette obésité varient beaucoup suivant les différents individus, et elle devient souvent considérable, sans être regardée comme une maladie. Néanmoins il y en a un certain degré que l'on convient généralement être morbifique ; tel est celui où elle produit chez ceux qui en sont affectés, à raison de la difficulté de respirer, un malaise, et où elle les rend, à cause de leur peu d'aptitude à l'exercice, incapables de s'acquitter envers les autres des devoirs de la société : c'est pour cela que j'ai donné ici une place à cette maladie. Plusieurs médecins l'ont considérée comme un objet de pratique, et ont pensé que lors même qu'elle n'était pas portée à un degré fort considérable, elle disposait à un grand nombre de maladies : je crois en effet qu'elle aurait dû être plus fréquemment qu'elle ne l'a été, l'objet de la pratique, et qu'elle mérite en conséquence que je m'en occupe ici.

1622. On objectera peut-être que je n'ai pas été fort exact, en plaçant l'obésité au rang de l'*intumescentia pinguedinosa*, et en faisant entendre, par conséquent, qu'elle consiste dans une augmentation du volume du corps, produite uniquement par l'accumulation extraordinaire de l'huile dans le tissu cellulaire. J'ai prévu cette objection. Il est vrai que si, comme j'ai déjà dit, l'amaigrissement (§ 1602) dépend d'un défaut général de fluide dans le système vasculaire, ou d'un défaut d'huile dans le tissu cellulaire, j'aurais peut-être encore pu observer que la corpulence, ou l'état général de plénitude du corps, peut dépendre de la pléthore du système vasculaire, autant que de celle du tissu cellulaire ; et j'aurais peut-être dû, pour la même raison, classer,

16.

à l'exemple de Linné et de Sagar, la pléthore comme une maladie particulière, et la donner comme un exemple d'une intumescence morbifique. Néanmoins j'ai, d'après Sauvages et Vogel, évité de le faire, parce que je pense que la pléthore doit être considérée uniquement comme un état du tempérament, qui peut disposer à la maladie ; mais qui, par lui-même, n'en est pas une, à moins qu'elle ne soit, suivant le langage des stahliens, une *plethora commota*, comme il arrive quand elle produit une maladie accompagnée de symptômes particuliers qui donnent lieu de la distinguer par une dénomination différente. Il me paraît aussi que les symptômes que Linné, et particulièrement Sagar, donnent pour caractériser la pléthore, ne se rencontrent jamais que quand l'*intumescentia pinguedinosa* contribue beaucoup à les produire. Néanmoins, il est essentiel d'observer ici que la pléthore et l'obésité sont généralement combinées ensemble, et que, dans quelques cas de corpulence, il peut être difficile de déterminer laquelle de ces causes contribue le plus à la produire. Il est cependant très-possible que la pléthore se rencontre sans une très-grande obésité ; mais je pense que l'obésité ne parvient jamais à un degré considérable sans produire la pléthore *ad spatium* dans une grande partie du système de l'aorte, et, en conséquence, sans donner lieu à la pléthore *ad molem* dans les poumons et dans les vaisseaux du cerveau.

1623. Je pense qu'en tentant le traitement de la polysarcie, il faut constamment faire attention à la réunion de la pléthore et de l'obésité, de la manière que je viens d'exposer ; et que quand les effets morbifiques de la constitution pléthorique menacent la tête ou les poumons, on doit recourir à la saignée ; mais on observe en même temps que les personnes fort grasses ne supportent pas bien la saignée ; et lorsque les circonstances que je viens d'indiquer n'exigent pas d'y recourir sur-le-champ, on ne doit presque jamais en

faire usage uniquement à cause de l'obésité. On doit faire
la même remarque relativement à toutes les autres évacuations que l'on peut proposer pour guérir la corpulence; car
elles ne peuvent soulager que très-imparfaitement, si l'on
n'a recours aux autres moyens dont je vais parler; et ces évacuations, en vidant ou en affaiblissant le système, peuvent
favoriser le retour de la pléthore et l'accroissement de l'o-
bésité.

1624. Soit que la *polysarcie* ou corpulence dépende de
la pléthore ou de l'obésité, soit qu'on la considère comme
maladie, ou qu'elle menace d'en produire une, on doit la
guérir ou en prévenir les effets par le régime et l'exercice.
On fera usage d'une manière de vivre austère, ou plutôt,
ce qui est encore plus facile à pratiquer, il faut qu'elle soit
de nature à donner peu de matière nutritive : en conséquence, elle consistera particulièrement, ou presque uniquement en végétaux, et l'on ne vivra, autant qu'il sera
possible, que de lait. Ce régime est celui qu'il faut adopter,
et il doit généralement précéder l'exercice; car l'obésité
ne permet guère l'exercice du corps, qui est néanmoins le
seul moyen qui puisse être fort efficace. Il paraît difficile,
dans bien des cas, d'admettre un exercice de ce genre : je
pense pourtant que les personnes, même les plus grasses,
pourront parvenir à le supporter en le tentant d'abord avec
beaucoup de modération, et en l'augmentant par degrés et
fort lentement; mais il faut en même temps qu'elles persis-
tent avec beaucoup de constance dans cette tentative.

1625. Souvent il est difficile d'admettre ou d'exécuter ce
moyen, quoiqu'il soit le seul efficace; on a, en conséquence,
songé à en employer d'autres pour diminuer la corpulence.
Tous consistent, si je ne me trompe, en certaines méthodes
qui tendent à produire un état salin dans la masse du sang;
car tels sont, à ce que je crois, les effets du vinaigre et du

savon (1), que l'on a proposés. Je suis persuadé que le dernier passe difficilement dans les vaisseaux sanguins sans se dissoudre et sans former un sel neutre avec l'acide qu'il rencontre dans l'estomac. On peut juger, d'après ce que j'ai dit plus haut (§ 1615), combien les substances âcres et salines conviennent pour diminuer l'obésité. Je n'ai pas encore eu occasion d'observer quels sont les effets du vinaigre, du savon et des autres substances que l'on a employées pour diminuer la corpulence; mais je suis très-persuadé que ces substances, en produisant un état âcre et salin du sang, peuvent avoir des conséquences plus fâcheuses que la corpulence que l'on se propose de corriger : on ne doit donc pas les hasarder tant qu'on peut recourir à l'abstinence et à l'exercice, qui sont des moyens moins dangereux et plus certains.

CHAPITRE II.

Des Tumeurs flatulentes.

1626. Le tissu cellulaire reçoit l'air avec beaucoup de facilité, et lui permet de passer d'une partie dans toutes les autres. C'est pourquoi on voit souvent des emphysèmes produits par l'air renfermé dans le tissu cellulaire, qui est au-dessous de la peau, et dans toutes les différentes parties du corps. Les tumeurs flatulentes qui se forment au-dessous de la peau, paraissent le plus communément, en conséquence de l'introduction immédiate de l'air extérieur; mais dans quelques cas, surtout lorsque ces tumeurs affectent des parties internes qui ne communiquent pas avec le canal ali-

____

(1) Le docteur Fleming a donné le savon avec succès?

mentaire, on ne peut supposer ou apercevoir cette introduction : il faut donc alors chercher quelque autre cause
qui donne lieu à la production et à l'amas de l'air, quoiqu'il
soit souvent difficile de bien connaître cette cause (1).

Tous les solides et les fluides qui constituent le corps humain renferment une quantité considérable d'air fixe, qui
peut reprendre son état d'élasticité, et se séparer de ces
substances par l'action de la chaleur, de la putréfaction,
et peut-être par d'autres causes ; mais je ne prétends pas déterminer laquelle de ces causes a pu donner lieu aux différents exemples de pneumatose et de tumeurs flatulentes
dont les auteurs ont parlé. Ces difficultés m'empêchent de
pouvoir traiter avec clarté de la pneumatose (2) en général :

––––––––––––

(1) On pourrait croire qu'il se fait dans ces cas une sécrétion
de l'air interposé entre les lames du tissu cellulaire ; les vapeurs
qui s'élèvent de toutes les parties du corps sous forme élastique,
pourraient aussi contribuer à rendre raison des différentes espèces
d'emphysèmes ; la plus petite cause suffit souvent pour répandre
cette maladie dans tout le tissu cellulaire ; la plus commune est
une plaie ou une contusion de la poitrine ou même du larynx.

(2) La pneumatose est une tumeur élastique, accompagnée d'un
sentiment de tension, qui rend un son lorsqu'on la comprime avec
la main. N. C. Genre LXXII.

M. Cullen comprend sous ce nom la pneumatose et la tympanite
de Sauvages. Il admet quatre espèces de pneumatoses : I, la *spontanée* ; II, la *traumatique* ; III, la *vénéneuse* ; IV, l'*hystérique*.

I. La pneumatose *spontanée* est celle qui survient sans aucune
cause évidente. Ses variétés sont, 1º l'emphysème spontané de Sauvages, qui a son siége au-dessous de la peau ; 2º la pneumatose
fébrile qui survient quelquefois tout à coup dans les fièvres, ou
qui en est la suite.

II. La pneumatose *traumatique* est celle qui est la suite de
plaies. Elle est souvent l'effet des blessures ou des contusions de la
poitrine.

III. La pneumatose *vénéneuse* est celle qui est produite par

c'est pourquoi je pense, à l'égard des tumeurs flatulentes, qu'il est nécessaire de me borner uniquement à considérer celles de la région abdominale , dont je vais parler sous le nom générique de tympanite.

1627. La tympanite (1) est un gonflement de l'abdomen,

---

des poisons introduits extérieurement., ou pris par la bouche. Ainsi la morsure de certains animaux produit une bouffissure universelle.

IV. La pneumatose *hystérique* est celle qui accompagne l'affection hystérique : elle se manifeste quelquefois sur l'abdomen , mais plus fréquemment aux jambes. La tumeur qu'elle forme diffère de celles qui sont produites par l'eau , en ce qu'elle est plus considérable le matin , et ne cède pas à la pression du doigt Cette affection succède alternativement au diabète et au ptyalisme hystérique.

On a tenté les scarifications dans cette maladie. Sauvages donné quelques exemples de pneumatose fébrile survenue à la suite de contusions à la poitrine , que l'on a dissipée par la saignée. Les évacuants que l'on a mis en usage semblent ne produire aucun effet sur l'air contenu dans le tissu cellulaire.

(1) La tympanite est une tumeur de l'abdomen, élastique, sonore, accompagnée de tension ; le ventre est resserré , et les autres parties maigrissent. N. C. Genre LXXIII.

M. Cullen comprend aussi sous ce nom , le météorisme de Sauvages. Il admet deux espèces de tympanites ; savoir , I, la tympanite *intestinale* ; II, la tympanite *abdominale*.

I. La tympanite *intestinale* se reconnaît à une tumeur de l'abdomen souvent inégale, et le malade rend fréquemment par en haut des vents qui diminuent la tension et la douleur.

Les variétés de cette espèce sont , 1° la tympanite intestinale proprement dite. Cette maladie commence souvent par des borborygmes et des douleurs de l'abdomen vives et durables ; ces douleurs sont bornées d'abord autour du nombril, et s'étendent ensuite dans tout le bas-ventre. 2° La tympanite qui dépend de l'emphysème des intestins et des autres viscères de l'abdomen , et que Sauvages appelle *enterophysodes*. Cette espèce se reconnaît, en ce

dans lequel les téguments sont très-distendus par une puissance interne, et où la distension est égale dans les diffé-

---

que la tumeur de l'abdomen est inégale, et particulièrement en ce qu'elle est accompagnée du pneumatocèle et du pneumatomphale. 3° La tympanite vermineuse, qui accompagne souvent les fièvres vermineuses, ou qui est produite par les vers. 4° La tympanite spasmodique, qui affecte quelquefois les mélancoliques et les hypochondriaques. 5° Le météorisme du ventricule, qui consiste dans le gonflement de l'épigastre, de manière qu'il ne reste aucune cavité depuis le sternum jusqu'au nombril; tantôt il y a de la douleur, et d'autres fois il n'y en a point : cette affection n'est pas rare chez les jeunes personnes affectées de chlorose, ou dont les règles sont supprimées ; les hommes pituiteux et flegmatiques y sont aussi sujets : elle est produite par l'air renfermé dans le ventricule; néanmoins le gonflement qui la caractérise n'est pas fort considérable. 6° Le météorisme de l'abdomen, qui est un symptôme de l'affection iliaque, de l'inflammation des intestins, et des maladies aiguës où il y a des signes de putridité et de gangrène. Dans les cas d'inflammation ou de putridité, il y a une tension considérable et une douleur fort vive, qui se terminent par le dévoiement dès que la gangrène survient. 7° Le météorisme hystérique, qui s'observe chez les femmes sujettes à l'affection hystérique. 8° Le météorisme produit par certains poisons, tels que le fruit du mancenillier. Toutes les substances fermentescibles, telles que le vin nouveau et la bière, produisent aussi une tympanite momentanée.

II. Dans la tympanite *abdominale*, le son est plus sensible, la tumeur est plus égale, les vents sortent plus rarement et soulagent moins.

Ses variétés sont, 1° la tympanite abdominale proprement dite, dans laquelle l'air est renfermé dans la cavité de l'abdomen : dans cette variété, les douleurs se portent davantage à l'extérieur, et la constipation est moins considérable : on la distingue en sèche et en humide ; elle est sèche quand il n'y a que de l'air contenu dans la cavité de l'abdomen, ce qui arrive quelquefois dans le commencement de la maladie ; elle est humide quand elle se trouve réunie à l'ascite, comme on l'observe quand elle a subsisté quelque temps ;

rentes positions du corps. La tumeur ne cède pas facilement
à la compression ; et si elle cède un peu , elle reprend très-
promptement son premier état dès que cette compression

---

alors les urines sont briquetées , la fièvre et l'inflammation surviennent : dans ce cas, cette affect'on ne diffère que par son siége
de l'ascite flatulente. 2° La tympanite réunie à l'ascite, dans laquelle l'abdomen est rempli d'eau et d'air, et rend un son quand on
le frappe avec les doigts ; les urines sont rares et les jambes en-
flées. 3° L'ascite flatulente , dans laquelle les viscères de l'abdomen sont rassemblés en pelotons sous le diaphragme, et recouverts du péritoine et non de l'épiploon. 4 La tympanite observée
par Stwart dans un cas où la vésicule du fiel étant percée par une
plaie , la bile s'était répandue dans la cavité de l'abdomen, et
avait donné lieu à une distension extraordinaire des intestins , qui
fut en peu de temps suivie de la mort.

On trouve encore le genre suivant dans la Nosologie de M. Cullen.

Du *Physomètre* ou *Tympanite de l'utérus.*

Cette affection consiste dans une tumeur légère, élastique, située
dans la région de l'utérus, dont elle a la forme. N. C. Genre LXXIV.

Elle diffère de la tympanite passagère de l'utérus par sa durée,
et en ce que la malade ne rend pas d'air par le vagin. Il est également aisé de la distinguer du globe hystérique, de l'éréthisme de
l'utérus qui succède à l'avortement , et des douleurs qui précèdent
quelquefois le retour périodique des règles , parce que dans tous
ces cas l'utérus paraît fréquemment se gonfler et se durcir par intervalles, et se porter tantôt d'un côté, tantôt d'un autre ; mais la
maladie se dissipe en peu de temps.

On distingue le physomètre en sec et en humide. Dans le premier, la matrice est uniquement remplie d'air, et son volume n'est
guère plus considérable que dans l'état naturel ; dans le second,
il y a un épanchement de sérosité réuni à l'air, et la matrice acquiert quelquefois un volume énorme ; ce qui , joint à la pesanteur
que ressent la malade , suffit pour distinguer cette variété de la
première. Dans l'un et l'autre cas, la chaleur du feu ou du lit augmente la tumeur.

cesse. Lorsque l'on frappe sur cette tumeur, elle rend un son semblable à celui d'un tambour, ou de toute autre membrane animale distendue. On ne s'aperçoit d'aucune fluctuation interne, et le tout est moins pesant que ne paraît le comporter le volume de la tumeur. Le malaise que produit la distension diminue communément lorsque l'air sort par haut ou par bas du canal alimentaire.

1628. Tels sont les caractères auxquels la tympanite peut se distinguer de l'ascite ou de la physconie ; et un grand nombre d'expériences prouvent que la tympanite dépend toujours d'une quantité extraordinaire d'air ramassé dans quelques-unes des parties qui sont au-dessous des téguments de l'abdomen : mais le siége de l'air varie un peu, suivant les différents cas ; et c'est ce qui produit les différentes espèces de tympanites.

La première est celle où l'air est entièrement renfermé dans la cavité du canal alimentaire, et particulièrement dans celle des intestins. C'est pourquoi cette espèce, qui est la plus commune de toutes, et à laquelle conviennent particulièrement les caractères que j'ai donnés plus haut, a été nommée *tympanites intestinalis* (*Sauvag.*, *sp.* 1).

La seconde espèce est celle où l'air n'est pas entièrement renfermé dans la cavité des intestins, mais où il pénètre encore entre leurs membranes ; telle est l'espèce nommée par Sauvages *tympanites enterophysodes* (*sp.* 3). On n'a observé que très-rarement cette espèce ; et il est probable qu'elle n'est survenue qu'à la suite de la tympanite intestinale, dans des cas où l'air, en s'échappant de la cavité des intestins, s'était insinué entre leurs membranes. Néanmoins il est possible que l'érosion de la tunique interne des intestins puisse donner lieu à l'air, qui se trouve si constamment dans leur cavité, de s'introduire dans les interstices de leurs membranes, quoiqu'il n'y en ait pas eu d'accumulé avant dans toute l'étendue de leur cavité.

La troisième espèce est celle où l'air est renfermé dans le sac du péritoine, ou dans ce que l'on appelle communément la cavité de l'abdomen, c'est-à-dire dans l'espace qui se trouve entre le péritoine et les viscères ; et alors la maladie se nomme *tympanites abdominalis* (*Sauvag.*, *sp.* 2). On a douté que cette espèce pût exister sans la tympanite intestinale : il est certain que le cas est rare ; mais il est hors de doute, d'après l'ouverture de quelques cadavres, que cette maladie s'est réellement rencontrée quelquefois.

La quatrième espèce est celle où la tympanite intestinale et abdominale sont réunies ou ont lieu en même temps. Il est probable que, dans ce cas, la tympanite intestinale est la maladie primitive, et que l'autre n'est qu'une conséquence de l'air qui s'échappe, par érosion ou rupture, des tuniques des intestins, et qui passe de leur cavité dans celle de l'abdomen. Il est possible que l'érosion ou la rupture donne lieu à l'air qui se trouve si constamment dans le canal intestinal, de s'introduire dans la cavité de l'abdomen en assez grande quantité pour produire la tympanite abdominale, quoiqu'il n'y ait eu avant aucun amas considérable d'air dans la cavité intestinale même ; mais je ne connais pas de faits capables de décider cette question d'une manière positive.

On a encore admis une cinquième espèce où la tympanite abdominale se trouve réunie à l'hydropisie ascite ; et Sauvages nomme en conséquence cette maladie *tympanites asciticus* (*sp.* 4). Il est vrai que dans la plupart des tympanites on a trouvé, à l'ouverture des cadavres, une certaine quantité de sérosité épanchée dans le sac du péritoine ; mais cela ne suffit pas pour constituer l'espèce dont je viens de parler ; et lorsque l'amas de sérosité est plus considérable, ce n'est communément que dans les cas où, d'après les causes qui ont précédé et les symptômes qui accompagnent la tympanite, on peut regarder l'ascite comme la maladie primitive : cette combinaison n'offre donc pas une véritable espèce de tympanite.

1629. Comme cette dernière espèce n'est pas une véritable tympanite, et que quelques-unes des autres sont non-seulement extrêmement rares, mais même ne peuvent, quand elles se rencontrent, être regardées comme maladies primitives, ni se distinguer facilement, et sont par elles-mêmes absolument incurables, je n'en parlerai pas davantage ici; je me bornerai à considérer, dans ce que je vais dire, le cas le plus fréquent, et presque l'unique objet de la pratique, qui est la *tympanite intestinale*.

1630. Je n'ai pas remarqué que cette espèce fût l'effet d'un tempérament particulier, ou qu'elle dépendît d'aucune disposition primitive que l'on pût reconnaître. Elle s'observe dans les deux sexes et dans tous les âges, mais fréquemment chez les jeunes gens.

1631. On a assigné différentes causes éloignées à la tympanite; mais il y en a un grand nombre qui ne la produisent pas communément. Quelques-unes l'ont réellement précédée; néanmoins, comme je n'ai pu que dans peu de cas découvrir la manière dont elles produisent la maladie, il ne m'est pas possible d'assurer qu'elles en soient les vraies causes.

1632. Les phénomènes qui se manifestent dans les différentes périodes de cette maladie sont les suivants.

La tumeur du ventre parvient quelquefois très-promptement à un degré considérable, et il est rare qu'elle se forme aussi lentement que le fait communément l'ascite. Dans quelques cas cependant, la tympanite vient par degrés; elle s'annonce par une flatulence extraordinaire de l'estomac et des intestins, accompagnée de borborygmes fréquents et de vents qui sortent plus fréquemment que de coutume par haut et par bas. Cet état est encore accompagné souvent de douleurs de coliques, qui se font surtout sentir autour du

nombril et sur les côtés vers le dos ; mais en général, à
mesure que la maladie avance, ces douleurs deviennent
moins vives, et, assez constamment, le malade désire rendre
des vents ; mais il n'y parvient qu'avec difficulté, et quand
cela arrive, le sentiment de distension diminue un peu ; néanmoins ce soulagement n'est ordinairement que passager et
de peu de durée. Lorsque la maladie commence, on aperçoit quelque inégalité dans la tumeur et dans la tension des
différentes parties du bas-ventre ; mais bientôt cette tension
devient égale partout, et présente les symptômes dont j'ai
parlé dans le caractère de la maladie. Dans le principe de
la tympanite et pendant ses progrès, le ventre est resserré,
et les excréments que l'on rend sont communément durs et
secs. Dans le commencement, l'urine n'est ordinairement
que très-peu changée en quantité ou en qualité ; mais à mesure que la maladie avance, elle change communément à
ces deux égards, et enfin la strangurie, ou même l'ischurie surviennent quelquefois. Il est rare que la maladie soit
fort avancée, sans que l'appétit diminue considérablement,
et que la digestion se fasse mal ; et tout le corps, excepté
le ventre, devient en même temps d'une maigreur extrême.
A tous ces symptômes se joignent enfin la soif et un sentiment désagréable de chaleur ; le pouls est très-fréquent, et
continue ainsi pendant tout le cours de la maladie. Lorsque
la tumeur du ventre a acquis un volume considérable, la
respiration devient très-difficile et est accompagnée d'une
toux fréquente et sèche ; alors les forces du malade diminuent, et les symptômes fébriles augmentant de jour en
jour, la mort survient ; il est probable qu'elle est quelquefois une suite de la gangrène qui affecte les intestins (1).

____

(1) L'ouverture des cadavres prouve qu'en effet cette maladie
se termine fréquemment par la gangrène des intestins : c'est pourquoi, quelques jours avant la mort, le ventre est communément

1633. La tympanite dure communément quelque temps, et doit être mise au rang des maladies chroniques. Il est

---

moins tendu et moins volumineux, les douleurs diminuent et la diarrhée succède fréquemment à la constipation. Je vais en rapporter ici un exemple *.

Un enfant de dix ans avait eu en quatre années deux maladies inflammatoires de poitrine, à la suite desquelles il se plaignit de coliques ; le ventre se tuméfia par degrés, et acquit un volume considérable ; le son qu'il rendait en le frappant, indiquait une tympanite ; les digestions se faisaient mal, l'appétit manquait, et il y avait constipation. Cet état dura environ six mois ; mais, pendant les trois derniers mois, les coliques augmentèrent, le dévoiement survint, et il y avait un mouvement de fièvre, particulièrement sensible le soir ; le pouls était dur et précipité, et la peau brûlante : quelques jours avant la mort, l'enflure parut sensiblement diminuée, l'enfant était gai ; le jour même qu'il mourut, il joua jusqu'au soir, qu'il se plaignit de coliques très-violentes, et demanda à se coucher : à peine le fut-il, qu'il se mit sur le côté comme pour dormir ; au bout d'une heure on en approcha, et on le trouva mort. Le lendemain on fit l'ouverture du cadavre.

On trouva tous les intestins extraordinairement boursouflés, les circonvolutions du côté gauche enflammées, et celles du côté droit couvertes de taches gangréneuses ; leur superficie était adhérente à la surface interne de l'abdomen ; ces circonvolutions étaient collées les unes aux autres et au mésentère par une substance fibreuse ; les glandes du mésentère parurent toutes gorgées, et former comme des petits grains de chapelets ; la portion du péritoine qui tapisse la surface interne des parois antérieures de l'abdomen, était recouverte d'une substance tuberculeuse, gangréneuse, qui avait trois lignes d'épaisseur ; toute la portion libre du cæcum adhérait aux circonvolutions des intestins grêles correspondantes. L'arc du colon était adhérent, dans toute son étendue, aux parois de l'abdo-

---

* Cette observation, dans laquelle la tympanite n'était qu'un symptôme, appartient évidemment à l'histoire de la péritonite chronique, affection mal déterminée à l'époque où écrivait M. Bosquillon, et dont, comme on l'a vu au § 384, Cullen n'a point traité dans sa Médecine pratique, quoiqu'à l'exemple de Vogel, il en ait parlé dans sa Nosologie. (D. L.)

rare qu'elle donne promptement la mort, excepté dans les cas où il survient tout à coup dans les fièvres une maladie de ce genre. Sauvages a désigné, avec raison, cette dernière espèce par une dénomination différente, et l'a appelée *météorisme*. Je crois qu'on doit toujours la considérer comme une affection symptomatique, entièrement différente de la tympanite dont nous nous occupons présentement.

---

men; l'épiploon l'était au-dessus du colon aux parois de l'abdomen, où il paraissait ratatiné et reployé sur lui-même. L'arc du colon adhérait également au foie, à la vésicule du fiel, à l'estomac et à la rate, depuis le cæcum jusqu'à l'épigastre; la portion du co- lon qui répond à celle qui est située du côté interne, présentait une espèce de bandelette noire, gangréneuse, qui s'étendait jusque sur la portion voisine du péritoine; tout le reste du colon était parsemé de taches gangréneuses, de même que le mésocolon transverse, qui adhérait aussi avec les parties ambiantes. Le pancréas était petit, squirrheux; le foie, l'estomac, la rate et la vessie étaient adhérents dans toute leur étendue aux parties voisines; le foie était très-mollasse, et d'un brun-jaune; l'estomac petit, ré- tréci; la rate également petite, dure, et présentait quelques points de suppuration. Le tissu cellulaire de la région lombaire gauche était rouge, enflammé et infiltré; la portion iliaque du colon et le rectum étaient recouverts de taches gangréneuses, blanches, noires et rouges; la paroi postérieure de la vessie adhérente au rectum, était recouverte des mêmes taches, son tissu cellulaire était rouge et infiltré de sang dans plusieurs parties, et noir dans d'autres.

Les deux côtés de la poitrine étaient remplis d'une quantité d'eau sanguinolente semblable à de la lavure de chair, les poumons étaient petits et mollasses; le lobe droit adhérait par sa surface externe à la partie correspondante de la plèvre, les veines qui rampent sur la surface du cœur, formaient un réseau admirable, rempli de sang, comme si elles eussent été injectées exprès. Le vo- lume du cœur égalait tout au plus celui d'un enfant de trois ans; ses différentes cavités ne contenaient aucune goutte de sang, et paraissaient aussi nettes que si elles eussent été lavées.

1634. La tympanite est en général une maladie mortelle ; il est rare que l'on puisse la guérir : je vais cependant indiquer ce que l'on peut tenter pour y parvenir ; mais avant, je ferai mes efforts pour expliquer sa cause prochaine, qui seule doit servir de base à toutes les tentatives que l'on peut raisonnablement faire pour en obtenir la guérison.

1635. Il est un peu difficile de déterminer quelle est la cause prochaine de la tympanite. On a supposé que, dans beaucoup de cas, cette cause était simplement une quantité extraordinaire d'air contenu dans le canal alimentaire, produite par l'air même, qui se dégageait et se détachait, beaucoup plus abondamment que de coutume, des aliments dont on faisait usage. Je pense que les aliments tirés des végétaux, subissent toujours un certain degré de fermentation, et qu'en conséquence, il s'en développe et s'en détache une certaine quantité d'air pendant qu'ils sont contenus dans l'estomac et les intestins ; mais il paraît que les fluides animaux qui se trouvent dans le canal alimentaire, et qui se mêlent avec les aliments, empêchent que cette même quantité d'air ne s'en détache pendant leur fermentation, comme cela serait arrivé sans ce mélange, qui probablement contribue aussi à la réabsorption de l'air qui s'en était détaché avant jusqu'à un certain point. La quantité extraordinaire d'air qui, dans certaines circonstances, se dégage des aliments, peut donc être quelquefois assez considérable pour produire la tympanite : ainsi cette maladie peut dépendre d'un vice des fluides qui servent à la digestion ; ce qui les rend incapables de s'opposer à un développement trop abondant de l'air, et de produire l'absorption qui se fait communément chez les personnes qui jouissent d'une bonne santé. Il est certain qu'il se trouve quelquefois dans le canal alimentaire une quantité extraordinaire d'air, qui est dû à la nature des aliments, ou au défaut du fluide digestif. Cet air peut contribuer, et

3.   17

contribue certainement, jusqu'à un certain point, à produire certaines maladies venteuses du canal alimentaire; mais on ne peut supposer qu'il soit la cause de la tympanite, en ce qu'elle survient souvent lorsqu'il n'a précédé aucun désordre du système. De même que dans les cas où les commencements de la tympanite sont accompagnés d'affections flatulentes dans tout le canal alimentaire, le ton des intestins modère, comme l'on sait, le développement de l'air, et contribue à son absorption, ou en facilite l'expulsion; les symptômes de flatulence qui surviennent quand la tympanite est caractérisée, doivent aussi, à ce que je crois, se rapporter à une perte de ton des fibres musculaires des intestins, plutôt qu'à un vice quelconque des fluides digestifs.

1636. Ces considérations, jointes à d'autres, me portent à conclure que la cause prochaine de la tympanite consiste particulièrement dans la perte de ton des fibres musculaires des intestins. Mais de plus, comme l'air d'une nature quelconque, accumulé dans la cavité des intestins, doit, par sa propre élasticité, se frayer un passage par haut ou par bas, et être même entièrement chassé hors du corps par le secours de l'inspiration : il est probable que dans le cas où l'absorption et l'expulsion n'ont pas lieu, et où l'air s'accumule de manière à produire la tympanite, son passage est interrompu dans quelques endroits du canal intestinal. Cette interception de l'air ne peut guère être attribuée à d'autres causes qu'aux constrictions spasmodiques de certaines parties de ce canal; d'où je conclus que ces constrictions concourent en partie à constituer la cause prochaine de la tympanite. Je ne puis déterminer avec certitude, et je ne crois pas même qu'il soit nécessaire de déterminer si ces constrictions spasmodiques doivent être attribuées à la cause éloignée de la maladie, ou si on doit les considérer comme la conséquence d'un degré d'atonie qui a précédé.

1637. Après avoir ainsi tenté de déterminer la cause prochaine de la tympanite, je vais parler de sa curation : on n'a, il est vrai, que rarement obtenu la guérison, et cela n'est guère arrivé que dans les cas où la maladie était récente ; je dois néanmoins exposer ce que l'on peut raisonnablement tenter pour y parvenir, rapporter les tentatives que l'on fait communément, et quelles sont celles qui ont quelquefois été suivies du succès.

1638. La première indication que l'on doit songer à remplir, est de chasser l'air accumulé dans les intestins : il est nécessaire, pour cet effet, de dissiper les constrictions qui lui ont particulièrement donné lieu de s'accumuler, et qui continuent à interrompre son passage dans le cours des intestins. Comme on ne peut guère dissiper ces constrictions qu'en excitant le mouvement péristaltique des portions voisines des intestins, on emploie communément les purgatifs ; mais on convient en même temps que l'on ne doit faire usage que des laxatifs les plus doux, parce que les drastiques violents, donnés lorsque les intestins sont extraordinairement distendus, pourraient produire l'inflammation.

C'est aussi pour cette raison que l'on a fréquemment eu recours aux lavements ; et ils sont d'autant plus nécessaires, que les excréments qui se ramassent dans les intestins, sont en général durs et desséchés. Cet état des excréments doit non seulement déterminer à réitérer très-fréquemment les lavements, mais il faut surtout y insister lorsqu'ils font sortir une quantité considérable d'air, et qu'il est par conséquent démontré qu'ils diminuent, jusqu'à un certain point, le spasme des intestins.

1639. On a proposé différents antispasmodiques, et on emploie communément les remèdes de ce genre, dans la vue de détruire la constriction des intestins, et dans l'opinion même qu'ils peuvent agir en quelque sorte comme carminatifs ; mais il est rare que leurs effets soient considérables , et l'on prétend qu'ils ont quelquefois été nuisibles à raison de leurs qualités échauffantes et inflammatoires. Néanmoins il est toujours convenable de joindre aux purgatifs et aux lavements quelques - uns des antispasmodiques les plus doux ; et c'est avec beaucoup de raison que l'on a conseillé de donner toujours, après l'action des purgatifs , le plus puissant des antispasmodiques , c'est-à-dire un narcotique.

1640. Le gonflement extraordinaire, la tension, l'état de desséchement , et particulièrement les constrictions spasmodiques qui dominent, ont déterminé à proposer comme remède , les fomentations et le bain chaud. On dit les avoir employés avec succès ; mais on a remarqué que les bains fort chauds n'étaient pas aussi utiles que les bains tièdes long-temps continués.

1641. D'après la supposition que cette maladie dépend particulièrement de l'atonie du canal alimentaire , les toniques paraissent y être indiqués. On a en conséquence employé les ferrugineux et différents amers ; et si les toniques conviennent , il est probable que le quinquina peut être utile.

1642. Aucun tonique n'étant plus puissant que le froid appliqué sur la surface du corps , ou que les boissons froides , on y a eu aussi recours dans la tympanite. On a constamment prescrit les boissons froides , et l'on a employé le bain froid avec avantage ; plusieurs observations prouvent même que la maladie a été guérie tout à coup et entièrement par l'application réitérée de la neige sur le bas-ventre.

1643. Il est à peine nécessaire d'observer qu'il faut éviter, dans le régime de ceux qui sont attaqués de tympanite, tous les aliments qui peuvent facilement produire des vents dans l'estomac; et il est probable que les acides minéraux et les sels neutres peuvent être utiles comme antizymiques.

1644. On a proposé, dans les cas de tympanite rebelle et désespérée, l'opération de la paracentèse ; mais ce remède est fort incertain, et il y a à peine une observation qui prouve qu'il ait réussi. Il est aisé de voir que cette opération convient particulièrement, et presque uniquement, dans le cas de tympanite abdominale ; mais il est très-douteux que cette dernière puisse exister indépendamment de la tympanite intestinale, ou au moins cela n'est pas aisé à décider. Quand même il serait possible de s'assurer de son existence, il n'y a pas beaucoup d'apparence que l'on puisse la guérir par ce remède, et il n'y a encore aucune observation capable de déterminer jusqu'à quel point cette opération pourrait se pratiquer sans danger dans la tympanite intestinale.

CHAPITRE III.

Des Tumeurs aqueuses ou *Hydropisies.*

1645. Il se forme souvent, dans différentes parties du corps humain, un amas contre nature de sérosités ou de fluide aqueux. La maladie qui en résulte, quoique variée, suivant les parties qu'elle affecte, est néanmoins désignée sous le nom générique d'hydropisie ; et les épanchements d'eau particuliers, quoique distingués en raison des parties qu'ils occupent, et des autres circonstances qui les accompagnent, paraissent tous dépendre de quelques causes générales qui leur sont communes. Il convient, en conséquence, avant de considérer les différentes espèces, de tenter d'assigner les causes générales de l'hydropisie.

1646. Il paraît que chez les personnes qui jouissent de la meilleure santé, il s'épanche ou s'exhale constamment, sous forme de vapeur, dans toutes les cavités et dans tous les interstices capables de le recevoir, une sérosité ou un fluide aqueux qui, étant constamment et promptement absorbé par les vaisseaux propres à remplir cette fonction, ne peut séjourner long-temps, ou s'accumuler dans ces cavités : il est évident, d'après cette idée de l'économie animale, que quand la quantité de fluide séreux épanché dans une cavité, est trop considérable pour pouvoir être reprise tout à coup par les vaisseaux absorbants, ce fluide doit s'accumuler dans ces parties ; ou, si la quantité épanchée n'est pas plus abondante que de coutume, il suffit que l'absorption soit interrompue ou diminuée d'une manière quelconque, pour donner lieu à un amas extraordinaire de fluide.

Ainsi, on peut en général attribuer l'hydropisie à un épanchement augmenté, ou à la diminution de l'absorption ; je vais, en conséquence, rechercher les différentes causes de ces effets.

1647. L'épanchement peut être augmenté par l'accroissement extraordinaire de l'exhalation qui se fait naturellement, ou par la rupture des vaisseaux qui charient les fluides séreux ou aqueux, ou des sacs qui les renferment.

1648. L'exhalation naturelle peut être augmentée par différentes causes, et particulièrement par les obstacles qui gênent le retour du sang veineux qui se porte des derniers vaisseaux du corps au ventricule droit du cœur : ces obstacles semblent agir en s'opposant au passage libre du sang des artères dans les veines ; ils augmentent en conséquence la force avec laquelle les fluides contenus dans les artères sont poussés dans les vaisseaux exhalants ; ce qui doit nécessairement augmenter aussi la quantité de fluide que laissent échapper ces derniers.

1649. Les obstacles qui s'opposent au retour du sang veineux qui vient des derniers vaisseaux, peuvent être dus à certaines circonstances qui gênent son cours ; très-souvent des affections particulières du ventricule droit du cœur même , l'empêchent de recevoir de la veine cave la quantité de sang qu'il en reçoit dans l'état de santé ; ou des embarras des vaisseaux du poumon, s'opposent à ce que le ventricule droit se vide entièrement, et l'empêchent, par conséquent , de recevoir de la veine cave la quantité ordinaire de sang. Ainsi on a vu un polype contenu dans le ventricule droit du cœur , l'ossification de ses valvules , et des embarras considérables et permanents des poumons , donner lieu à l'hydropisie.

1650. On peut éclaircir la manière dont ces causes générales agissent, en observant que le retour du sang veineux est , en quelque sorte , retardé lorsque le corps reste dans une telle position que la pesanteur du sang devient un obstacle à son mouvement dans les veines ; ce qui a lieu dans les cas où la circulation est faible : c'est pourquoi la position droite du corps produit ou augmente les tumeurs œdémateuses des extrémités inférieures.

1651. Non-seulement ces causes peuvent, en interrompant d'une manière générale le mouvement du sang veineux , augmenter l'exhalation et produire l'hydropisie , mais les obstacles que le sang rencontre dans les veines particulières , peuvent aussi être suivis des mêmes effets : l'exemple de ce genre le plus remarquable , est celui où des obstructions considérables du foie empêchent le sang, qui vient de la veine-porte et de ses rameaux nombreux , d'y circuler librement ; d'où il arrive que ces obstructions sont une cause fréquente de l'hydropisie.

1652. On a mis aussi au nombre des causes de l'hydropisie, les squirrhosités de la rate et des autres viscères, de même que la squirrhosité du foie ; mais je ne puis concevoir de quelle manière elles produisent cette maladie, si ce n'est lorsque ces squirrhosités sont voisines de quelque veine considérable , dont la compression peut produire un certain degré d'ascite, ou bien quand, en comprimant la veine-cave, elles peuvent donner lieu à l'anasarque des extrémités inférieures. Il est cependant vrai que l'on a souvent découvert des squirrhosités de la rate et des autres viscères, dans les cadavres de ceux qui sont morts d'hydropisie; mais je pense qu'on les a rarement observées sans qu'il existât en même temps des squirrhosités au foie, et je suis porté à croire que les premières étaient l'effet des dernières, plutôt que la cause de l'hydropisie; ou, si l'on a rencontré des squirrhosités des autres viscères, dans les cadavres des hydropiques, dans des cas où le foie en était exempt, ces squirrhosités étaient les effets de quelques-unes des causes d'hydropisie, dont je parlerai par la suite, et étaient par conséquent des symptômes accidentels, plutôt que des causes de ces espèces d'hydropisies.

1653. L'interruption du mouvement du sang dans les veines particulières produit un effet semblable, même dans les plus petites portions du système veineux : ainsi, un polype formé dans la cavité d'une veine, ou des tumeurs engendrées dans ses membranes, s'opposent au libre passage du sang, et produisent l'hydropisie dans les parties situées vers les extrémités des veines où se rencontrent de semblables obstacles.

1654. Mais la cause qui interrompt le plus fréquemment le mouvement du sang dans les veines, est la compression qu'elles éprouvent par des tumeurs situées dans leur voisinage; tels sont les anévrysmes des artères, les abcès, les squirrhes ou les tumeurs stéatomateuses des parties voisines.

On peut rapporter ici la compression de la veine-cave descendante par le volume de l'utérus chez les femmes grosses, ou par celui de l'eau dans l'ascite; car ces deux genres de compression produisent fréquemment des tumeurs séreuses des extrémités inférieures.

1655. On peut supposer qu'une pléthore générale extraordinaire du système veineux, est capable d'augmenter l'exhalation, et que cette pléthore peut être la suite de la suppression des flux ou évacuations de sang qui ont subsisté pendant quelque temps, tels que les flux menstruel et hémorrhoïdal. Néanmoins il est rare que l'hydropisie soit produite par une cause semblable; et lorsqu'elle a lieu, l'on peut, je crois, supposer que l'hydropisie est due aux mêmes causes que la suppression même, plutôt qu'à la pléthore que ces suppressions ont produite.

1656. Je crois qu'une des causes les plus fréquentes de l'augmentation d'exhalation, est le relâchement des vaisseaux exhalants. Il est probable qu'une semblable cause peut avoir lieu; car les membres paralytiques, où l'on doit soupçonner un pareil relâchement, sont fréquemment affectés de tumeurs séreuses et œdémateuses, comme on a coutume de les appeler.

Mais un exemple plus remarquable, et beaucoup plus fréquent, qui prouve l'action de cette cause, est la faiblesse générale du système, qui accompagne si souvent l'hydropisie. Il est assez évident que la faiblesse générale produit l'hydropisie, en ce qu'elle est très-communément la suite de causes qui affaiblissent puissamment; telles sont les fièvres continues ou intermittentes, long-temps prolongées : les évacuations de toutes espèces qui ont subsisté longtemps, et qui étaient en quelque sorte excessives; enfin, presque toutes les maladies qui ont été longues, et qui ont en même temps donné lieu aux autres symptômes de faiblesse générale.

Entre les autres causes qui produisent une faiblesse générale du système, et qui donnent en conséquence lieu à l'hydropisie, il y en a une qu'il ne faut pas oublier, parce qu'elle est fréquente : c'est l'usage immodéré des liqueurs spiritueuses; c'est pourquoi les ivrognes de toute espèce,

et surtout les buveurs d'eau-de-vie, sont si souvent attaqués
de cette maladie.

1657. On conviendra facilement que la faiblesse générale
peut produire le relâchement des vaisseaux exhalants ; et
je pense que c'est particulièrement elle qui donne lieu à
l'hydropisie, parce que la plupart des causes dont j'ai parlé
jusqu'ici, n'occasionent que des hydropisies particulières ;
mais l'état de faiblesse générale augmente l'exhalation dans
toutes les cavités et dans tous les interstices du corps, et
est, en conséquence, suivi d'une maladie générale. Ainsi
l'on voit des épanchements séreux survenir en même temps
dans la cavité du crâne, dans celles du thorax et de l'abdomen, et dans presque toute l'étendue du tissu cellulaire.
Dans ces cas, l'action d'une cause générale est évidente par
elle-même ; car ces différentes hydropisies augmentent dans
une partie lorsqu'elles diminuent dans une autre ; et cela
arrive alternativement dans les différentes parties. Je pense
que cette combinaison de diverses espèces d'hydropisies, ou plutôt, comme on pourrait la nommer, cette hydropisie universelle, doit être, en conséquence, rapportée
à une cause générale ; et, dans beaucoup de cas, il est difficile d'en admettre une autre que le relâchement anormal
des vaisseaux exhalants : c'est ce que j'appelle *dia* *hydropique* : cette cause agit fréquemment seule ; mais souvent, en concourant, en quelque sorte, avec les autres
causes, elle donne spécialement lieu à leur entier effet.

Cet état du système paraît d'abord être celui que l'on a
considéré comme une maladie particulière, sous le titre de
cachexie ; mais je l'ai toujours regardé, toutes les fois que
je l'ai observé, comme le commencement d'une hydropisie
générale, et j'ai toujours trouvé qu'il l'était réellement.

1658. Les différentes causes d'hydropisie dont je viens
de parler, peuvent donner lieu à cette maladie, quoiqu'il
n'y ait aucune surabondance de sérosité dans les vaisseaux

sanguins : il faut cependant remarquer qu'un excès de ce genre peut souvent produire l'hydropisie, surtout lorsque cette surabondance concourt avec les causes dont j'ai fait l'énumération plus haut.

Une des causes de cet excès de sérosité peut être une quantité extraordinaire d'eau introduite dans le corps. Ainsi l'hydropisie est survenue quelquefois après avoir bu une trop grande quantité d'eau (1). Il est vrai que, dans beaucoup de cas, l'on boit des quantités considérables d'eau, sans qu'il en résulte aucune maladie, parce qu'elle passe avec beaucoup de facilité par les selles, les urines ou la transpiration insensible. Mais il n'en est pas moins certain que, quelquefois, une quantité extraordinaire de boissons aqueuses s'est échappée par les différents vaisseaux exhalants internes, et a produit l'hydropisie. Il paraît que cela est arrivé, parce que les conduits excrétoires n'étaient pas disposés à laisser échapper le fluide aussi promptement qu'il était introduit dans le corps, ou parce que ces conduits avaient été obstrués par quelques causes qui y avaient concouru accidentellement. On a en conséquence avancé qu'une grande quantité d'eau très-froide, prise tout à coup, avait produit l'hydropisie : il est probable qu'alors le froid avait occasioné une constriction des conduits excrétoires.

La proportion du fluide aqueux contenue dans le sang peut augmenter, non-seulement en buvant une très-grande quantité d'eau, comme on vient de le dire, mais même par l'eau contenue dans l'atmosphère, lorsque la peau est dans un état capable de l'absorber ou de s'en imprégner. On sait que cet état de la peau peut avoir lieu, au moins dans certaines circonstances ; et il est probable que souvent,

---

(1) Hales a injecté de l'eau dans la jugulaire d'un chien, et, en peu de temps, l'animal est devenu hydropique.

dans l'hydropisie commençante, lorsque la circulation du sang est très-faible sur la surface du corps, l'état de transpiration de la peau peut se changer en celui d'absorption, et ainsi augmenter au moins considérablement la maladie.

1659. La seconde cause de la surabondance des fluides aqueux dans les vaisseaux sanguins, est l'interruption des excrétions séreuses habituelles : c'est pourquoi l'on prétend que les personnes fort exposées à un air froid et humide sont sujettes à l'hydropisie. On dit aussi que l'interruption ou la diminution considérable de la sécrétion de l'urine, a donné lieu à cette maladie ; et il est certain que dans le cas d'ischurie rénale, la sérosité retenue dans les vaisseaux sanguins s'est épanchée dans quelques-unes des cavités internes, et a produit l'hydropisie.

1660. La troisième cause qui peut produire dans le sang un excès de sérosité capable de s'échapper par les vaisseaux exhalants, sont les hémorrhagies très-considérables, spontanées ou artificielles. Ces évacuations, en enlevant une grande quantité de globules rouges et de gluten, qui sont les principaux agents qui retiennent le sérum dans les vaisseaux rouges, permettent au sérum de s'échapper plus facilement par les conduits exhalants : c'est pourquoi les hydropisies surviennent souvent à la suite de ces évacuations.

Il est possible aussi que les cautères larges, qui ont duré long-temps, produisent le même effet en diminuant considérablement la proportion de gluten.

Je soupçonne que la surabondance des parties séreuses dans le sang, est non-seulement due à la *spoliation* du gluten dont je viens de parler, mais même au vice des puissances digestives et assimilatrices de l'estomac et des autres organes, qui, en conséquence, ne peuvent préparer et convertir les aliments dont on fait usage, de manière qu'il en résulte une proportion convenable de globules rouges et de gluten ; mais ces puissances continuant à fournir les parties aqueuses, donnent lieu à la surabondance de ces dernières, et les disposent en conséquence à s'échapper en trop grande quantité par les vaisseaux exhalants. C'est de cette manière que l'on peut expliquer l'hydropisie qui accompagne si fréquemment la chlorose, maladie qui se manifeste toujours par une pâleur de tout le corps, et dans laquelle il est évident qu'il y a un défaut de globules rouges. Or, c'est à ce défaut seul que doit être attribuée la manière imparfaite dont se font la digestion et l'assimilation des substances nutritives.

Je n'ose pas déterminer s'il y a une imperfection semblable dans ce que l'on appelle *cachexie*. Il est très-évident que cette affection est communément due aux causes générales de faiblesse dont j'ai parlé plus haut; et comme il est probable que la faiblesse générale peut affecter les organes qui servent à la digestion et à l'assimilation des aliments, l'état imparfait de ces fonctions, en produisant le défaut de globules rouges et de gluten, peut souvent concourir, avec le relâchement des vaisseaux exhalants, à produire l'hydropisie.

1661. Telles sont les différentes causes de l'exhalation augmentée, que j'ai regardée comme la cause principale de l'épanchement qui produit l'hydropisie; mais j'ai également observé, § 1647, que l'épanchement peut aussi arriver par la rupture des vaisseaux qui charient des fluides aqueux, et produire le même effet.

C'est de cette manière que la rupture du canal thorachique a donné lieu à un épanchement de chyle et de lymphe dans la cavité du thorax, et que la rupture des vaisseaux lactés a produit un épanchement semblable dans la cavité de l'abdomen : dans l'un et l'autre cas, l'hydropisie est survenue.

Il est assez probable que la rupture des vaisseaux lymphatiques, produite par des efforts, ou par la compression

violente des muscles voisins, peut occasioner un épanchement qui, en se répandant dans le tissu cellulaire, est
capable de donner lieu à une hydropisie considérable.

On doit rapporter à ce genre de causes, les exemples fréquents où la rupture ou l'érosion des reins, des uretères
et de la vessie, en occasionant un épanchement d'urine
dans la cavité de l'abdomen, a été suivie de l'ascite.

1662. Relativement à la rupture des vaisseaux qui charient les fluides aqueux, ou des vésicules qui contiennent
ces fluides, il faut observer que l'ouverture des cadavres a
souvent fait découvrir des vésicules formées sur la surface
de plusieurs parties internes : on a supposé que la rupture
de ces vésicules, communément appelées *hydatides*, avait
été une cause fréquente de l'hydropisie, en laissant échapper continuellement un fluide aqueux. Je ne puis nier la
possibilité de cette cause, mais je soupçonne que l'on doit
en rendre raison d'une manière différente.

On a fréquemment trouvé, dans presque toutes les parties différentes du corps des animaux, des amas de vésicules
sphériques, remplies d'un fluide aqueux ; et, dans beaucoup
de cas de prétendues hydropisies, particulièrement dans
celles que l'on nomme *enkystées*, la tumeur était entièrement due à un amas de pareilles hydatides. On a formé un
grand nombre de conjectures relativement à la nature de
ces vésicules et à la manière dont elles sont produites. Mais
il paraît que l'on a enfin décidé la question. Il semble certain qu'il y a un animal vivant, du genre des vers, qui est
renfermé dans l'intérieur de chacune de ces vésicules, ou
qui y est adhérent : ce ver a le pouvoir de former une vésicule pour lui-même, et de la remplir d'un fluide aqueux
qu'il tire des parties voisines ; c'est pourquoi les naturalistes
modernes ont, avec raison, appelé cet animal *tænia hyda-
tigena*. Je ne puis m'étendre ici sur l'origine et la structure
de cet animal, ni parcourir les différentes parties du corps

qu'il occupe ; mais il convenait qu'en exposant les causes
de l'hydropisie, je disse un mot des hydatides : je finirai ce
paragraphe en observant que la plupart des hydropisies
enkystées extraordinaires, que l'on a observées dans différentes parties du corps humain, étaient de véritables amas
de pareilles hydatides; mais je ne puis déterminer présentement comment les tumeurs qu'elles occasionent peuvent
se distinguer des autres espèces d'hydropisies, ni quel est
le traitement qu'elles exigent.

1663. Après avoir parlé des hydatides, je reviens aux
autres causes générales d'hydropisie, qui, comme je l'ai
dit, § 1646, peuvent être l'interruption ou la diminution
de l'absorption, qui doit enlever les fluides qui s'exhalent
dans les différentes cavités et dans les différents interstices
du corps : néanmoins il n'est pas aisé de déterminer les causes
de cette interruption.

1664. Il est probable que l'absorption peut diminuer, ou
même cesser entièrement, par la perte du ton des vaisseaux
absorbants, qui sont les extrémités des vaisseaux lymphatiques. Je ne puis douter qu'il est nécessaire que ces extrémités aient un certain degré de ton ou de puissance active ;
et il paraît vraisemblable que la même faiblesse générale qui
produit le relâchement des vaisseaux exhalants, dans lequel
j'ai supposé que consistait la diathèse hydropique, doit donner lieu en même temps à la perte de ton des absorbants :
c'est pourquoi le relâchement des exhalants est généralement accompagné de la perte de ton des absorbants, et doit
contribuer à produire l'hydropisie : il est cependant probable que la diminution d'absorption y a aussi beaucoup de
part, parce que les hydropisies se guérissent souvent par
les médicaments qui paraissent agir en excitant l'action des
absorbants.

1665. On a supposé que l'absorption qui se fait par les
extrémités des vaisseaux lymphatiques, pouvait être inter-

rompue par l'obstruction de ces vaisseaux, ou au moins par celle des glandes conglobées à travers lesquelles ces vaisseaux passent. Ceci est cependant fort douteux. Comme les vaisseaux lymphatiques ont des rameaux entre lesquels il y a de fréquentes communications, il n'est pas probable que l'obstruction de l'un, ou même de plusieurs de ces rameaux, puisse beaucoup contribuer à interrompre l'absorption de leurs extrémités.

Il n'est guère probable, pour la même raison, que l'obstruction des glandes conglobées puisse produire un effet semblable; au moins il n'y a que l'obstruction des glandes du mésentère, à travers lesquelles il passe une portion très-considérable de la lymphe, qui pourrait interrompre l'absorption : on ne peut même admettre facilement cette supposition, en ce qu'il y a lieu de croire que ces glandes, lors même qu'elles sont considérablement tuméfiées, ne sont pas totalement obstruées : j'ai en effet vu plusieurs cas où la plus grande partie des glandes mésentériques étaient fort gorgées, sans que le passage des fluides dans les vaisseaux sanguins en fût interrompu, ou sans qu'il survînt d'hydropisie.

La tumeur de la glande axillaire semble, il est vrai, produire souvent l'œdème du bras; mais il me paraît douteux que la tumeur du bras puisse être attribuée à la compression de la veine axillaire, plutôt qu'à l'obstruction des vaisseaux lymphatiques.

1666. On peut supposer que l'absorption est interrompue d'une manière particulière dans le cerveau. Comme on ne s'est pas encore assuré avec certitude qu'il existât des vaisseaux lymphatiques dans cet organe, on peut supposer que l'absorption, qui y a certainement lieu, se fait par les extrémités des veines, ou par le moyen des vaisseaux qui portent directement le fluide dans les veines ; de manière que tout ce qui s'oppose au mouvement libre du sang dans les veines du cerveau, peut y interrompre l'absorption, et donner lieu à l'accumulation du fluide séreux qui survient si fréquemment par la congestion du sang dans ces veines : mais je ne propose tout ceci que comme une conjecture.

1667. Après avoir ainsi exposé les causes générales de l'hydropisie, je vais parler des différentes parties du corps dans lesquelles s'amasse la sérosité, et indiquer les différentes espèces d'hydropisies ; mais je ne pense pas qu'il soit nécessaire que j'entre dans un détail minutieux sur cet objet. Dans beaucoup de cas, on ne peut s'assurer de ces amas de sérosité par aucun symptôme externe ; et ils ne peuvent être, par conséquent, des objets de pratique : il y en a un grand nombre que l'on peut reconnaître jusqu'à un certain point, et qui ne paraissent pas pouvoir se guérir par le secours de l'art. Mais ce qui me détermine particulièrement à ne pas entrer dans un grand détail sur les différentes espèces d'hydropisies, c'est que le docteur Monro, et d'autres auteurs qui sont entre les mains de tout le monde, se sont suffisamment occupés de cet objet ; je me bornerai donc ici à considérer les espèces qu'on observe le plus fréquemment, et qui sont les objets les plus ordinaires de la pratique : ces espèces sont, l'anasarque, l'hydrothorax et l'ascite ; je vais parler de chacune dans autant de sections séparées.

SECTION PREMIÈRE.

De l'Anasarque (1).

1668. L'ANASARQUE est une tumeur de la surface du corps qui, communément, ne se manifeste d'abord que sur cer-

---

(1) L'anasarque est une tumeur molle, sans élasticité, qui affecte tout le corps ou une de ses parties. N. C. Genre LXXV.

M. Cullen comprend sous le nom d'anasarque, la *phlegmatia* de

taines parties, mais qui fréquemment s'étend enfin à tout
le corps. L'anasarque forme une tumeur uniforme sur tout

Sauvages, connue vulgairement sous la dénomination d'œdématie
ou d'infiltration des jambes. Il admet cinq espèces d'anasarques;
savoir : I, la *séreuse*; II, l'*oppilée*; III, l'*exanthématique*;
IV, l'*anémienne*; V, l'anasarque produite par la *faiblesse*.

I. L'anasarque *séreuse* est produite, ou par la rétention de sérosité dans les cas où des évacuations habituelles sont supprimées,
ou par l'augmentation de la sérosité, pour avoir bu une trop grande
quantité d'eau.

Les variétés de cette espèce sont, 1° l'anasarque métastatique,
ainsi appelée par Sauvages, parce qu'elle succède à la suppression
des évacuations habituelles sanguines ou séreuses, telles que les
hémorrhoïdes, la diarrhée, les ulcères. Cette espèce est quelquefois périodique, et précède l'écoulement des règles chez les femmes.
Elle peut aussi être produite par la transpiration supprimée,
comme on l'a observé chez des personnes qui, étant fort échauf-
fées, s'étaient reposées et endormies dans des endroits froids et
humides. 2° La phlegmatie laiteuse, ou l'infiltration laiteuse, qui
affecte les nouvelles accouchées, et même les femmes qui nourrissent. Elle est communément précédée de la suppression des lochies
ou du lait : elle commence par des douleurs dans la matrice, et
par un engorgement douloureux des aines; les cuisses, ensuite
les jambes, enfin les pieds sont successivement affectés de tension
et de douleur, et jamais l'enflure ne commence dans un ordre opposé, comme on l'observe dans la phlegmatie ordinaire. La douleur se dissipe à mesure que l'enflure survient; la tumeur est opaque
et non transparente. Cette espèce d'anasarque est l'effet de l'atonie,
qui a succédé à l'inflammation des viscères de l'abdomen; c'est à
tort qu'on la regarde comme une métastase laiteuse, puisque les
femmes qui nourrissent n'en sont pas à l'abri. 3° La phlegmatie
produite par la suppression des règles, qui est communément accompagnée de signes de chlorose. 4° L'anasarque ou la leucophlegmatie urineuse, que l'on a observée dans le cas où les urines étaient
supprimées par un calcul qui bouchait le conduit de l'urètre.
5° L'anasarque des buveurs d'eau, qui survient quelquefois pour

le membre qu'elle occupe : lorsque cette tumeur commence,
elle est toujours molle, et reçoit facilement l'impression du

---

avoir usé d'une grande quantité d'aliments aqueux, tels que les
fruits d'été, ou pour avoir bu des eaux croupies ou même aci-
dules.

II. L'anasarque *oppilée* est celle qui est produite par la compression des veines, comme il arrive dans, 1º l'anasarque des
femmes grosses. Dans cette variété, les lombes se gonflent de chaque côté, et forment la tumeur vulgairement nommée *le bourlet*;
les mains et le visage sont en même temps enflés : lorsque le terme
de l'accouchement est éloigné, la tumeur augmente au point de
rendre la respiration difficile, et de faire craindre l'ascite ou l'hydropisie de poitrine ; souvent les lèvres de la vulve sont énormé-
ment gonflées. 2º L'œdématie ou l'enflure des extrémités, qui s'observe vers la fin de la grossesse. Dans ce cas, l'œdème se manifeste
particulièrement le soir, et ne paraît que peu ou point le matin ;
quelquefois l'enflure n'excède pas les lombes ; l'abdomen paraît
être, le sixième ou le septième mois, plus gros qu'il ne l'est communément le neuvième ; alors la malade porte plusieurs enfants,
ou est affectée d'hydropisie de la matrice, et accouche vers la fin du
neuvième mois. 3º La phlegmatie crurale, ou l'enflure des cuisses,
qui s'observe vers la fin du huitième mois de la grossesse, et qui
est accompagnée de l'œdème des grandes lèvres. M. Cullen regarde
encore comme une variété de cette espèce, 4º l'angine de Lower,
ou l'angine œdémateuse de Boërhaave. Lower, ayant lié avec un
fil les veines jugulaires d'un chien, observa, quelques heures après,
un gonflement considérable de toutes les parties qui étaient au-
dessus de la ligature, et le chien périt en deux jours suffoqué ;
pendant ce temps, les larmes et la salive coulèrent abondamment ; et en disséquant les parties tuméfiées, Lower vit, avec
étonnement, qu'elles n'étaient point rouges, mais que les muscles
et les glandes étaient remplis d'une sérosité limpide.

III. L'anasarque *exanthématique* est celle qui succède aux exanthèmes, et particulièrement à l'érysipèle : ses variétés sont, 1º l'a-
nasarque exanthématique proprement dite, produite par la répercussion de la gale, de la rougeole, de la petite-vérole et d'autres

18.

doigt ; il en résulte un creux , qui reste quelque temps après
que la compression est dissipée , mais qui disparaît ensuite

---

maladies de la peau. 2° La phlegmatie exanthématique, qui s'observe à la fin de la petite-vérole confluente , lorsque les pustules
sont fort grosses. Dans la fièvre lente nerveuse, souvent il survient
une éruption miliaire accompagnée de toux et de difficulté de respirer , qui se termine fréquemment par la phlegmatie , et même
par le gonflement de l'abdomen. 3° La phlegmatie ulcéreuse, ou
l'œdème des jambes et des pieds , accompagné d'ulcères érysipéla-
teux, qui s'observe fréquemment chez les vieillards , les cachectiques et les valétudinaires. Dans ce cas , on aperçoit d'abord une
tumeur et une rougeur quelquefois livides , accompagnées d'une
chaleur incommode ; ensuite les jambes s'ulcèrent, et rendent une
grande quantité de pus séreux. 4° La phlegmatie de Malabar, qui,
suivant Kœmpfer , est une excroissance de chair endémique dans
ce pays , qui s'étend depuis le gras de la jambe jusqu'aux genoux,
et affecte rarement les doigts : cette excroissance n'attaque qu'une
jambe ; la partie est tous les mois , vers le temps de la pleine lune ,
affectée d'une inflammation qui se dissipe au bout de peu de jours ;
cependant la tumeur ne diminue point , mais se change en une
chair de mauvaise qualité ; de manière qu'en avançant en âge, la
jambe acquiert un volume deux ou trois fois plus considérable que
dans l'état naturel. Cette tumeur est inégale , œdémateuse , dure ,
squirrheuse, et couverte d'ulcères qui rendent de la sanie. 5° La
phlegmatie éléphantique : cette espèce ne diffère de la précédente
qu'en ce que , non-seulement les jambes , mais même les pieds ,
sont affectés de tumeurs dures et difformes , semblables à celles
que l'on observe dans l'éléphantiasis. 6° L'anasarque américaine
ne paraît pas différer de l'anasarque ordinaire.

IV. L'anasarque *anémienne* est l'effet de l'appauvrissement du
sang , occasioné par les hémorrhagies , telles que les hémorrhoïdes , les règles excessives ou les saignées réitérées : elle survient aussi quelquefois à la suite des diarrhées, de la lienterie, du
diabète.

V. L'anasarque produite par la *faiblesse* , s'observe chez ceux
qui ont été exténués par des maladies longues , ou par d'autres

par degrés. Cette tumeur commence généralement à paraître sur les extrémités inférieures ; alors elle se manifeste uniquement le soir, et disparaît le matin. Communément elle est plus considérable lorsque le malade est resté long-temps debout pendant le jour ; mais il y a plusieurs observations qui prouvent que l'exercice l'a empêchée entièrement de revenir comme elle avait coutume. Cette tumeur ne paraît d'abord

---

causes. Ses variétés sont, 1° la phlegmatie vulgaire, ou l'enflure œdémateuse, qui précède et accompagne l'ascite, l'anasarque et l'hydropisie de poitrine : elle survient souvent dans l'empyème ; cette maladie est presque toujours symptomatique ; elle commence par l'œdème des malléoles, qui augmente le soir et diminue ou disparaît le matin : cette tumeur est légèrement transparente, conserve l'impression du doigt ; elle gagne insensiblement les jambes, ensuite les cuisses et les lombes. 2° L'anasarque qui succède aux fièvres, telles que les fièvres intermittentes. 3° L'anasarque hystérique, qui affecte les femmes hystériques, et ceux qui sont d'un tempérament sec et mélancolique : cette espèce diffère des autres en ce que la tumeur retient à peine l'impression du doigt. On la distingue de la phlegmatie, en ce que les bras, les mains et le visage même se gonflent le soir. 4° La phlegmatie hystérique ne diffère de l'enflure œdémateuse ordinaire, qu'en ce que la tumeur ne conserve pas l'impression du doigt, et que le visage n'est pas pâle. 5° L'anasarque rachialgique est celle qui succède aux coliques violentes : le visage, les pieds, les mains et le ventre sont gonflés, la respiration est difficile, le pouls est dur, inégal ; l'urine est rouge et en petite quantité. 6ª La phlegmatie de Délos est une maladie qui a été endémique dans l'île de Délos ; les parties supérieures, particulièrement le cou et la poitrine, étaient affectés d'œdème ; les parties inférieures en étaient exemptes ; non-seulement le visage, mais même les cheveux blanchissaient. Cette maladie ne se trouve décrite que dans une lettre d'Eschine à Philocrate, qui paraît supposée.

C'est à tort que Sauvages regarde comme une espèce d'anasarque le gonflement de la peau, produit par le pus épanché dans le tissu cellulaire.

qu'aux pieds et vers les malléoles : néanmoins , lorsque les causes qui la produisent continuent à agir , elle s'étend par degrés sur les parties supérieures , elle gagne les jambes , les cuisses et le tronc , quelquefois même la tête. Communément la tumeur des extrémités inférieures diminue pendant la nuit; le matin, le gonflement du visage est très-considérable , et disparaît en général presque entièrement dans le cours de la journée.

1669. On regarde communément les termes d'*anasarque* et de *leucophlegmatie* comme synonymes ; cependant quelques auteurs ont proposé de désigner , sous ces deux dénominations , des maladies différentes , et se sont servis du terme d'*anasarque* pour indiquer la maladie quand elle commence par les extrémités inférieures , et que de là elle gagne par degrés les parties supérieures de la manière que je viens de décrire : ils nomment, au contraire , *leucophlegmatie* , le même genre de gonflement , lorsqu'il se manifeste d'abord sur presque toute la surface du corps. Ils paraissent croire aussi que ces deux maladies sont produites par des causes différentes : suivant eux, l'anasarque peut survenir par les différentes causes indiquées § 1648 à 1659 ; mais la leucophlegmatie est due spécialement à un défaut de globules rouges , comme nous l'avons dit § 1660 et suivants : néanmoins je ne vois pas sur quoi peut être raisonnablement fondée cette distinction ; car quoique dans les hydropisies produites par les causes indiquées § 1660 et suivants, la maladie paraisse affecter quelquefois d'une manière plus immédiate tout le corps , cependant cela ne constitue pas une différence de l'anasarque ordinaire , où la maladie finit par être entièrement la même par toutes les circonstances qui l'accompagnent ; et lorsqu'elle est produite par un défaut de globules rouges , elle survient exactement de la même manière que l'anasarque , comme je l'ai fréquemment observé.

1670. Il est évident que l'anasarque consiste dans un amas extraordinaire d'un fluide séreux qui s'épanche dans le tissu cellulaire immédiatement au-dessous de la peau. Quelquefois ce fluide pénètre la peau même, et suinte à travers les pores de la cuticule; d'autres fois il est trop grossier pour pouvoir y passer, et élève l'épiderme sous la forme de vessies. Il arrive aussi que la peau, ne livrant pas passage à l'eau, est comprimée et durcie, et en même temps tellement distendue, qu'elle donne une dureté extraordinaire à la tumeur que forme l'anasarque. C'est aussi dans ces dernières circonstances que l'inflammation érythématique affecte facilement ces sortes de tumeurs.

1671. L'anasarque peut être immédiatement produite par l'une des différentes causes d'hydropisie qui agissent d'une manière plus générale sur le système : lors même que les autres espèces d'hydropisies se manifestent d'abord par des circonstances particulières, et qu'elles sont produites par quelques-unes des causes qui affectent généralement le système, l'anasarque s'y réunit toujours plus ou moins promptement.

1672. La manière dont cette maladie commence communément, est facile à expliquer d'après ce que j'ai dit § 1650, relativement aux effets que produit la position du corps. On comprendra pourquoi ses progrès ont lieu par degrés, et pourquoi elle affecte, au bout de quelque temps, non-seulement le tissu cellulaire qui est au-dessous de la peau, mais même, comme il est probable, une grande partie de ce tissu dans les parties internes, si l'on fait attention que les différentes portions du tissu cellulaire communiquent facilement entre elles, mais surtout que les mêmes causes générales de la maladie agissent sur chaque partie du corps. Il me paraît que dans l'anasarque, l'eau s'épanche plus facilement dans la cavité du thorax et dans les poumons, que dans la cavité de l'abdomen, ou que dans les autres viscères qui y sont contenus.

1673. Les urines coulent presque toujours peu dans l'anasarque, et sont, en raison de leur petite quantité, d'une couleur foncée, et, par la même cause, elles déposent facilement, après être refroidies, un sédiment abondant et rougeâtre. Cette petite quantité d'urine est due quelquefois à l'embarras des reins ; mais il est probable qu'elle est généralement occasionée par les parties aqueuses du sang qui s'échappent par le tissu cellulaire, et ne peuvent en conséquence se porter en aussi grande quantité vers les reins.

La maladie est encore généralement accompagnée d'un degré extraordinaire de soif, symptôme que l'on pourrait attribuer à ce que la langue et le gosier reçoivent aussi une moindre quantité de fluide ; car ces parties sont extrêmement sensibles à toute diminution de la quantité ordinaire de fluide.

1674. Pour tenter la cure de l'anasarque, il se présente trois indications générales à remplir : il faut,

1° Détruire les causes éloignées de la maladie ;

2° Evacuer la sérosité qui est déjà amassée dans le tissu cellulaire ;

3° Rétablir le ton du système, dont l'atonie doit être considérée, dans beaucoup de cas, comme la cause prochaine.

1675. Les causes éloignées sont très-souvent telles que, non-seulement elles agissent, mais que même elles sont détruites long-temps avant que la maladie ne survienne. C'est pourquoi, quoique leurs effets subsistent, elles ne peuvent être l'objet de la pratique ; mais si ces causes, telles que l'intempérance, l'indolence, et quelques autres, continuent à agir, il faut les écarter. Le plus souvent les causes éloignées de l'hydropisie, sont certaines maladies qui ont pré-

cédé, que l'on doit traiter par les remèdes qui leur conviennent particulièrement, et dont je ne puis parler ici. La
cure en est, à la vérité, souvent difficile ; mais il convenait
de ne pas oublier cette indication, pour montrer que,
quand ces causes éloignées ne peuvent être détruites, la
cure de l'hydropisie doit être difficile, ou même impossible : c'est pourquoi, dans beaucoup de cas, les indications
suivantes seront peu utiles ; l'exécution de la seconde, particulièrement, tourmentera non - seulement beaucoup le
malade sans succès, mais même hâtera en général sa fin.

.1676. La seconde indication, qui consiste à évacuer les
eaux accumulées, peut quelquefois être exécutée avec avantage, et souvent procurer au moins un soulagement passager. On peut la remplir de deux manières. La première
consiste à évacuer directement l'eau contenue dans la partie
affectée d'hydropisie, en y faisant des ouvertures convenables ; la seconde, à déterminer certaines excrétions séreuses, en conséquence desquelles on peut ranimer l'absorption dans les parties malades ; le sérum étant ainsi absorbé et porté dans les vaisseaux sanguins, peut ensuite
être évacué par l'une ou l'autre des excrétions générales,
ou même sortir spontanément par l'une de ces deux voies.

. 1677. Dans l'anasarque, il faut pratiquer communément
des ouvertures dans la partie affectée sur quelque endroit
des extrémités inférieures : la manière la plus convenable
est de faire un grand nombre de petites mouchetures qui
pénètrent jusque dans le tissu cellulaire. On faisait autrefois des incisions considérables ; mais comme toute plaie
faite dans une partie affectée d'hydropisie doit, pour guérir, nécessairement s'enflammer et suppurer, la gangrène y
survient facilement : c'est pourquoi il est beaucoup plus sûr
de ne faire que des mouchetures légères, qui peuvent se
guérir par résolution. Il convient aussi d'observer qu'il

faut faire ces mouchetures à quelque distance l'une de l'autre, et éviter de les pratiquer dans les parties les plus déclives.

1678. On peut quelquefois évacuer l'eau épanchée dans les parties affectées d'anasarque, en ouvrant avec le caustique un cautère un peu au-dessous du genou ; car, comme le gonflement considérable des parties inférieures est particulièrement produit par la sérosité qui, s'exhalant dans les parties supérieures, tombe constamment dans celles qui sont au-dessous, les cautères pratiqués comme je viens de le dire, peuvent, en évacuant l'eau contenue dans les parties supérieures, modérer beaucoup la maladie. Néanmoins il faut recourir aux cautères avant que l'hydropisie soit fort avancée, et avant que les parties aient beaucoup perdu de leur ton ; car autrement les endroits sur lesquels on les applique, sont sujets à se gangrener.

Quelques praticiens on conseillé les sétons, dans les mêmes vues qui m'ont déterminé à proposer les cautères ; mais je crains que les sétons ne soient plus sujets que les cautères à l'accident dont je viens de parler.

1679. On a appliqué quelquefois les vésicatoires pour évacuer la sérosité des membres affectés d'anasarque : cette méthode a eu parfois de grands succès ; mais comme la gangrène survient facilement sur les parties couvertes de vésicatoires, on ne doit les employer qu'avec beaucoup de précaution, et peut-être dans les circonstances seules où j'ai dit plus haut que convenaient les cautères.

1680. Les feuilles de chou appliquées sur la peau, produisent facilement une exsudation aqueuse de sa surface : ces feuilles, appliquées sur les pieds et les jambes affectés d'anasarque, ont quelquefois produit une évacuation d'eau très-abondante, dont on a retiré beaucoup d'avantage.

Je regarde comme un remède analogue à ce dernier, les

bas de soie huilés (1) : on a remarqué que ces bas , appliqués sur les pieds et les jambes , de façon à intercepter toute communication avec l'air externe , avaient procuré quelquefois l'évacuation d'une certaine quantité d'eau par les pores de la peau ; et l'on dit qu'ils ont diminué , de cette manière , les tumeurs œdémateuses ; mais j'en ai fait plusieurs essais sans jamais en retirer beaucoup d'avantage , non plus que de l'application des feuilles de chou.

1681. Le second moyen que j'ai proposé, § 1676, pour évacuer l'eau chez les hydropiques , consiste dans l'usage des émétiques , des purgatifs , des diurétiques et des sudorifiques.

1682. Le vomissement spontané a quelquefois déterminé une absorption dans les parties affectées d'hydropisie, et évacué les eaux qui y étaient contenues , d'où l'on peut , avec raison , supposer que le vomissement excité par l'art , doit produire le même effet : c'est pourquoi on l'a souvent employé , et avec succès ; mais il faut , lorsqu'on a recours à ce moyen , choisir les émétiques antimoniaux violents , et les réitérer fréquemment à des intervalles courts (2).

---

(1) On a fait aussi des frictions sur le bas-ventre , et sur tout le corps avec de l'huile , devant un feu léger , en couchant ensuite le malade dans un lit bien chaud , après l'avoir enveloppé d'une couverture de laine : ce moyen a , dit-on , été avantageux en augmentant la transpiration , et en excitant une légère diarrhée; d'autres fois il a procuré un prurit utile , et produit un peu d'élévation dans le pouls. *Voyez* § 1716.

(2) Sydenham a donné le vin d'antimoine à grande dose avec succès : ce remède agissait par le vomissement , les selles et les urines ; il le réitérait trois ou quatre fois quand il excitait la diarrhée ; et s'il ne produisait pas cet effet , il y ajoutait un purgatif. Mais cette pratique ne convient que dans les hydropisies commençantes , et souvent elle fait extrêmement souffrir le malade ; c'est pourquoi elle exige beaucoup de circonspection.

1683. Les malades se soumettent plus volontiers à l'usage des purgatifs qu'à celui des émétiques, et communément ils supportent les premiers avec plus de facilité que les derniers. Il n'y a pas non plus de moyen plus certain que l'action des purgatifs, pour procurer une évacuation abondante de sérosité : c'est pour cette raison qu'ils ont été employés plus fréquemment, et peut-être avec plus de succès, que toute autre espèce d'évacuation dans l'hydropisie. On a généralement observé qu'il était nécessaire de choisir les purgatifs les plus actifs ; ces purgatifs sont très-connûs, et il est en conséquence inutile d'en faire ici l'énumération : je pense en effet que les plus violents sont les plus efficaces pour produire l'absorption, en ce que leur stimulus se communique plus promptement aux autres parties du système (1) ; mais l'opinion que quelques-uns des plus doux

---

(1) Les purgatifs sur lesquels il paraît que l'on a le plus compté dans l'hydropisie, sont les pilules lunaires (pilules avec le nitrate d'argent), recommandées par Boyle et Boërhaave, la gomme-gutte et l'élatérium. On a donné la gomme-gutte contre les vers, et on l'a souvent réitérée à petite dose sans danger ; on peut en conséquence la prescrire avec plus de hardiesse qu'on ne le fait communément dans l'hydropisie. M. Cullen a employé le jalap combiné avec le mercure et l'antimoine, pour en augmenter l'action. Le tartrate antimonié de potasse, joint au jalap, est peut-être un des meilleurs remèdes. Il est toujours avantageux d'allier les purgatifs drastiques avec quelques préparations salines; on rend par ce moyen leur effet plus certain. On a combiné avec avantage la scammonée avec le safran de mars (oxyde noir de fer) et l'antimoine (sulfure d'antimoine). L'aloës paraît très-propre à corriger l'action des purgatifs drastiques, tels que la coloquinte.

On ne peut proposer que des vues générales sur la curation de l'hydropisie ; car le succès de tous les remèdes proposés jusqu'à ce jour est fort douteux : on doit cependant observer que, quand on a recours aux purgatifs violents, il faut les réitérer à des intervalles plus courts qu'on ne le fait communément; car, comme le

pouvaient s'employer avec avantage, a prévalu depuis peu, surtout à l'égard des cristaux, vulgairement appelés crême de tartre (tartrate acidule de potasse) : ce remède, donné à grande dose, et fréquemment réitéré, a quelquefois rempli l'indication que l'on se proposait, c'est-à-dire qu'il a excité des évacuations considérables par les selles et par les urines, et guéri par ce moyen l'hydropisie (1). Cependant l'action et les effets de ce médicament ont souvent manqué, dans des cas où les purgatifs drastiques ont été suivis du plus grand succès.

Les praticiens ont observé depuis long-temps, que les purgatifs exigeaient d'être réitérés à des intervalles aussi courts que les malades pouvaient les supporter : il est probable que cet effet est dû à ce que, quand on ne les donne pas de manière à exciter promptement l'absorption, l'éva-

---

remarque Sydenham, on rend peu de service si l'on n'agit violemment : il faut entraîner subitement l'eau dans le cours de la circulation et ensuite l'évacuer.

(1) J'ai souvent employé la crême de tartre avec avantage ; mais la terre foliée (acétate de potasse) m'a paru beaucoup plus active : j'ai guéri plusieurs malades uniquement par son usage, dans des cas où tous les autres remèdes avaient été inutiles ; j'en ai donné jusqu'à une once par jour, dans une infusion de quelques plantes toniques ; dans les cas où ce remède n'a pas opéré la guérison, il a toujours beaucoup soulagé les malades. J'observerai, avant de quitter cet article, que l'usage des doux purgatifs a été adopté par les médecins les plus célèbres de l'antiquité. Galien, dans le livre de *simplic. Medicament. facultatibus, lib. I*, recommande toutes les eaux salines comme très-avantageuses dans l'hydropisie. Il ajoute dans le *lib. IX de Compos. medic. secundum locos, tom. XIII, p. 6, éd Chart.*, qu'il est prouvé par l'expé ience, que l'on peut donner hardiment toute espèce de boisson hydragogue aux hydropiques. Dans le livre *de Remediis facile purabilibus, tom. X, p. 627*, il recommande l'eau de chiendent aux hydropiques.

cuation qu'ils procurent affaiblit le système et augmente l'afflux des liquides vers les parties affectées d'hydropisie.

1684. Les reins sont une voie naturelle par laquelle s'évacue une grande partie des fluides aqueux contenus dans les vaisseaux sanguins ; et il est vraisemblable qu'en augmentant à un degré considérable l'excrétion qui se fait par les reins, l'on pourra, par ce moyen, aussi-bien que par tout autre, exciter l'absorption dans les parties affectées d'hydropisie : c'est pourquoi on a toujours convenablement employé les diurétiques pour guérir cette maladie. On trouve dans tous les traités de *Matière médicale* et de *Médecine pratique*, l'énumération des différents diurétiques dont on peut faire usage : il est en conséquence inutile de la répéter ici (1) ; mais malheureusement aucun de ces re-

---

(1) Les diurétiques que l'on emploie le plus communément, sont l'ognon de scille, le colchique, l'ail, les sels alcalis fixes *.

L'ognon de scille est bon, donné à petite dose, de manière qu'il ne fasse pas vomir : on peut le faire infuser dans du vin, et le combiner avec quelques sels neutres, ou avec les alcalis fixes ; mais communément il ne produit aucun effet, parce qu'on le prescrit en trop petite quantité. On l'a donné en substance avec avantage, uni avec les gommes résolutives, telles que le galbanum, la gomme ammoniaque, et même le savon.

Le colchique est souvent plus actif, quoiqu'on puisse douter qu'il soit aussi efficace que le prétend Storck.

L'ail, et toutes les plantes de ce genre, sont diurétiques ; mais il n'est efficace que lorsqu'on en avale des ognons entiers. On divise la racine en petits morceaux, que l'on plonge dans l'huile, et l'estomac en supporte, par ce moyen, une très-grande quantité.

* L'un des médicaments dont, à petites doses, l'action diurétique m'a paru la plus certaine dans l'hydropisie essentielle, est la digitale pourprée. Nombre de fois je l'ai administrée avec succès dans l'anasarque et l'ascite, et deux fois elle m'a réussi dans des hydrothorax bien caractérisés. Dans ces derniers cas, il est vrai, j'ai donné en même temps, et à haute dose, l'oxymel scillitique ; mais dans la plupart des autres, la poudre de digitale a seule été employée. (D. L.)

mèdes n'a une action fort certaine : on ne sait pas bien non
plus pourquoi ils réussissent quelquefois , et pourquoi ils
manquent leur effet aussi souvent; on ignore aussi pourquoi
l'un peut être utile pendant que l'autre ne l'est pas. C'est un
défaut général de tous ceux qui ont écrit sur la médecine
pratique, de nous rapporter les cas où certains médicaments
ont été très-efficaces , et de négliger de nous dire dans combien d'autres cas ces mêmes médicaments n'ont eu aucun
succès.

1685. Il faut particulièrement observer ici , qu'il n'y a
guère de diurétique plus puissant que l'eau commune bue
en grande quantité. J'ai , il est vrai, observé plus haut ,
§ 1658 , qu'une grande quantité d'eau ou de liqueurs
aqueuses prises en boisson, avait quelquefois été une des
causes d'hydropisie ; et les praticiens craignaient tellement,
autrefois , que les liqueurs ne se portassent dans les endroits
affectés d'hydropisie , et n'augmentassent la maladie , qu'ils
prescrivaient en général de s'abstenir, autant qu'il était
possible , des boissons de ce genre. On a même assuré que
l'on avait entièrement guéri des hydropisies , en évitant ce
moyen d'augmenter l'exhalation , et par l'abstinence de
toute espèce de boisson. Néanmoins la conclusion que l'on
pourrait tirer de ces faits est très-douteuse. On a très-rarement vu l'hydropisie survenir pour avoir bu une grande
quantité de liquides ; il y a au contraire des exemples sans
nombre qui prouvent que l'on a bu de grandes quantités
d'eau qui ont passé par les selles et les urines , sans produire

---

Les alcalis fixes n'ont que peu d'efficacité ; ils nuisent dans les
cas où la soif est considérable : d'ailleurs ils peuvent augmenter la
fièvre , causer des inflammations internes , et même supprimer les
urines ; comme on l'a observé à l'égard des cendres de genêt.

On a aussi donné le sénéka ou le polygala de Virginie avec succès , ainsi que les cloportes. Le vin d'Eupatoire a réussi à Storck.
D'autres ont recommandé différentes préparations de genièvre.

aucun degré d'hydropisie. Quant à l'abstinence totale de
boisson , c'est une pratique dont l'exécution est très-difficile ;
et en conséquence, elle a été si rarement exécutée, qu'il
n'est pas possible de savoir jusqu'à quel point elle peut
être efficace. Il est vrai que l'on a souvent adopté la méthode de donner une très-petite quantité de boissons ; mais
je l'ai vu cent fois continuer long-temps sans aucun avantage évident ; au contraire, l'expérience prouve que l'usage
de faire boire fort abondamment, est non-seulement sans
danger, mais même très-souvent efficace pour guérir l'hydropisie. Le docteur Milman , homme rempli de sagacité et
très-instruit, mérite, suivant moi, des éloges, pour la manière dont il s'est occupé de rétablir la pratique de donner
de grandes quantités de liquides dans le traitement de l'hydropisie. Non-seulement les observations qu'il rapporte d'a-
près sa propre pratique , et d'après celle de plusieurs célèbres médecins des autres parties de l'Europe , mais de plus
le grand nombre d'exemples que l'on trouve dans les livres
de médecine, sur les bons effets des eaux minérales bues
en grande quantité pour guérir l'hydropisie, ne me permettent
pas de douter que la méthode recommandée par le docteur
Milman ne soit fort souvent très-convenable (1) : je pense
qu'elle convient spécialement dans les cas où l'on doit particulièrement tenter la curation par les diurétiques. Il est
très-probable que ces médicaments ne peuvent être portés

____

(1) Le docteur Milman n'a introduit cette pratique en Angleterre , comme il en convient lui-même, que d'après le succès qu'elle
eut en France , où M. Bacher l'a fait connaître , ou du moins l'a
rendue plus générale ; car il y avait déjà eu des médecins qui n'as-
treignaient pas les hydropiques à l'abstinence de la boisson ; et on
trouve dans les auteurs anciens , plusieurs exemples heureux de
cette pratique , sans parler des observations nombreuses qui prouvent que les eaux minérales , bues en grande quantité , ont guéri
l'hydropisie.

en certaine quantité vers les reins, sans un grand volume d'eau; et l'usage fréquent que l'on a fait depuis peu des cristaux de tartre, a prouvé souvent que leurs effets diurétiques n'é-taient guère remarquables que dans les cas où l'on y joignait beaucoup d'eau, et que, sans cela, l'on s'apercevait rarement des effets diurétiques de ce remède. J'observerai, en terminant ce que j'ai à dire sur cet objet, que, comme il y a un très-grand nombre d'hydropisies absolument incurables, la pratique dont je viens de parler, peut souvent ne pas réussir; cependant on ne risque communément rien de la tenter : il est même probable que l'on peut la continuer avec beaucoup d'avantage, lorsqu'on s'aperçoit que l'eau passe facilement par les conduits sécrétoires de l'urine, et surtout que cette dernière surpasse la boisson en quantité; mais si, au contraire, l'urine n'est pas augmentée, ou si elle n'est pas même proportionnée à la boisson, on peut conclure que l'eau que l'on prend s'échappe par les vaisseaux exhalants, et qu'elle augmentera la maladie.

1686. Les sudorifiques sont une autre classe de remèdes que l'on peut employer pour exciter une excrétion séreuse, et pour guérir par conséquent l'hydropisie. On a en effet eu quelquefois recours aux médicaments de ce genre : on les regarde comme utiles; mais il y a peu d'observations qui prouvent qu'ils aient opéré la guérison; et quoique j'aie eu quelques exemples de leurs succès, ils n'ont été d'aucune efficacité dans la plupart des cas où j'ai tenté d'en faire usage.

Il est bon, en nous occupant de cet objet, d'indiquer les différents moyens que l'on a proposés et employés pour dissiper l'humidité du corps; et il ne faut pas oublier surtout l'application externe de la chaleur sur sa surface (1).

---

(1) On a mis les malades dans un bain de sable chaud, on les a exposés à l'ardeur du soleil, on leur a appliqué une ceinture remplie-

Je n'ai aucune expérience sur ces sortes d'applications ; leur propriété et leur utilité ne peuvent être fondées que sur le crédit des auteurs qui en ont parlé ; je me contenterai d'offrir la conjecture suivante sur cet objet : si ces moyens ont réellement été utiles, il est rare qu'ils aient agi en enlevant toute l'humidité sensible ; d'où il est probable qu'ils ont rétabli la transpiration, qui est si souvent considérablement diminuée dans cette maladie ; ou peut-être ont-ils changé l'état de la peau, qui, comme nous l'avons dit, absorbait l'humidité, en un état contraire ; c'est-à-dire qu'ils l'ont rendue perspirable.

1687. Le temps le plus convenable pour remplir la troisième indication que nous avons admise, est celui où l'on a réussi à évacuer l'eau des hydropiques, par les différents moyens que nous venons d'indiquer ; cette indication consiste à rétablir le ton du système, dont la perte est si souvent la cause de la maladie. On peut néanmoins en faire convenablement usage dès la première apparence d'hydropisie, et employer alors avec succès certaines mesures adaptées à cette circonstance. Je suis persuadé que, dans plusieurs cas où la maladie est légère, ces mesures peuvent en arrêter l'accroissement.

1688. Ainsi, dès que le premier symptôme qui indique communément l'anasarque, se manifeste, c'est-à-dire, dès que l'on commence à s'apercevoir de ces tumeurs des pieds et des jambes que l'on appelle œdémateuses, on emploie souvent avec avantage les trois remèdes suivants ; savoir, le bandage, les frictions et l'exercice.

1689. Il est suffisamment évident qu'il faut un certain degré de compression externe pour soutenir le ton des vais-

---

de sel calciné, on a lavé tout le corps avec des éponges imbibées d'eau de chaux, enfin on a fait des fomentations et des frictions aromatiques ; mais tous ces moyens ont rarement réussi.

seaux, et particulièrement pour arrêter les effets du sang, qui, par sa pesanteur, dilate les vaisseaux des extrémités inférieures ; et il a souvent été utile de procurer cette compression, par l'application convenable d'un bandage. Il faut, lorsqu'on y a recours, prendre garde que la compression ne soit plus forte sur la partie supérieure du membre que l'on comprime, que sur l'inférieure ; et je pense que l'on ne peut guère éviter plus sûrement cet inconvénient, qu'en faisant usage d'un bas lacé, convenablement construit.

1690. Les frictions sont un autre moyen de favoriser l'action des vaisseaux sanguins, et d'empêcher la stagnation des fluides dans leurs extrémités. En conséquence, l'usage des brosses pour la peau a souvent contribué à dissiper les tumeurs œdémateuses. Il me paraît que, dans les cas que je viens d'indiquer, les frictions conviennent mieux le matin, où le gonflement est beaucoup diminué, que le soir, où il est fort augmenté. Je pense aussi que les frictions sont plus utiles quand on ne les fait que de bas en haut, que quand on les fait alternativement en haut et en bas. On emploie communément, au lieu de brosses pour les frictions, des flanelles chaudes et sèches : cela peut être plus convenable dans certains cas ; mais je ne puis concevoir que l'on retire aucun avantage d'imprégner ces flanelles de certaines fumées sèches.

1691. J'observerai, relativement à l'exercice, que quand les malades restent long-temps debout pendant la journée, le gonflement qui survient le soir paraît augmenter ; cependant, comme l'action des muscles contribue beaucoup à favoriser le mouvement du sang veineux, je suis certain que l'exercice de la promenade, continué autant que le malade peut le supporter, prévient souvent les tumeurs œdémateuses qui seraient survenues s'il était resté long-temps debout ou même assis.

1692. Ces mesures peuvent être très-utiles dans le commencement de l'hydropisie, dont les causes ne sont pas fort actives ; mais elles seront souvent insuffisantes, lorsque la maladie sera plus violente : il faut, en conséquence, recourir alors à des remèdes plus puissants; savoir, à l'exercice et aux toniques, que l'on peut employer pendant le cours de la maladie, et surtout lorsque les eaux sont évacuées.

1693. L'exercice convient pour favoriser toutes les fonctions de l'économie animale, particulièrement pour aider la transpiration, et prévenir ainsi l'accumulation des fluides aqueux dans le corps. Je pense aussi qu'il est un des moyens les plus efficaces d'empêcher que la peau ne soit dans une condition propre à absorber l'humidité de l'air ; et je suis persuadé, comme je l'ai indiqué plus haut au sujet de l'amaigrissement (§ 1607), qu'une transpiration complète et abondante sera toujours un moyen d'exciter l'absorption dans chaque partie du système. On peut, en conséquence, attendre de grands avantages de l'exercice dans l'hydropisie ; et il faut le varier suivant ce qui sera plus convenable au malade. Cependant il ne faut jamais lui en faire faire plus qu'il n'en peut supporter aisément : comme ce moyen contribue, en mettant les muscles en action, à favoriser le mouvement du sang veineux, je suis porté à croire que l'exercice du corps sera toujours très-utile dans l'anasarque, à quelque degré que le malade puisse le supporter. L'expérience que j'ai acquise, me persuade aussi que plusieurs hydropysies peuvent être guéries par l'exercice seul, employé dès le commencement de la maladie.

1694. Outre l'exercice, l'on emploie convenablement différents toniques pour rétablir le ton du système. Les principaux remèdes de ce genre sont, les ferrugineux, l'écorce du Pérou et les différents amers Ils conviennent nonseulement pour rétablir le ton du système en général, mais ils sont encore particulièrement utiles pour fortifier les organes de la digestion, qui, dans l'hydropisie, sont fréquemment très-affaiblis : on peut aussi, pour remplir la même indication, joindre souvent les aromatiques aux toniques.

1695. Le bain froid est, dans beaucoup de cas, le meilleur tonique qu'on puisse employer; mais dans le commencement de l'hydropisie, lorsque la foiblesse du système est considérable, on ne peut guère le tenter sans danger. Néanmoins, lorsqu'on a entièrement évacué les eaux, et qu'il s'agit de fortifier le système pour empêcher la rechute, on peut recourir quelquefois au bain froid ; mais il faut l'employer avec précaution ; et il n'est guère admissible que quand le système a d'ailleurs recouvré une bonne partie de sa vigueur. Certainement le bain froid peut, dans ces circonstances, être très-utile pour confirmer et perfectionner les forces.

1696. Pendant que l'on emploiera les différents moyens dont je viens de parler pour fortifier le système chez ceux qui relèvent d'hydropisie, il sera bon de s'occuper constamment de soutenir les évacuations séreuses : on entretiendra en conséquence la transpiration par beaucoup d'exercice, et on favorisera l'écoulement abondant des urines par l'usage fréquent des diurétiques.

SECTION II.

De l'Hydrothorax ou *Hydropisie de poitrine.*

1697. L'amas, contre nature, d'un fluide séreux dans le thorax, auquel on donne le nom d'*hydrothorax* (1), est

---

(1) Les signes qui caractérisent l'hydrothorax, sont la dyspnée, la pâleur du visage, l'œdème des extrémités ; le malade éprouve beaucoup de difficulté à rester couché ; il se réveille tout à coup

plus commun qu'on ne le croit communément ; néanmoins
on ne peut pas toujours s'assurer avec beaucoup de certi-

en sursaut, et se plaint de palpitation ; la fluctuation est sensible
dans la poitrine. N. C. Genre LXXVIII.

Les espèces d'hydrothorax sont, 1° l'hydrothorax vulgaire qui
succède aux maladies aiguës de la poitrine, ou aux obstructions
de quelque viscère : elle est souvent une suite de l'asthme ou de la
dyspnée. 2° L'hydrothorax qui succède aux fièvres. On a souvent
observé cette espèce d'hydrothorax, et une adhérence considérable des poumons à la plèvre, dans les cadavres des malades affectés de pleurésie, qui étaient morts entre le sixième et le onzième
jour. On a pensé que cette maladie était l'effet des saignées réitérées ; mais je crois qu'on doit l'attribuer à une autre cause ; car
j'ai vu deux enfants morts d'hydropisie de poitrine à la suite d'une
pleurésie, quoiqu'ils n'eussent point été saignés. 3° L'hydrothorax
produite par la gale, la rougeole et autres maladies de la peau répercutées.

M. Cullen pense qu'il n'est pas fort convenable de rapporter ici
les espèces d'hydrothorax dont la nature, l'origine et le siége ne
peuvent se reconnaître par aucun signe externe. Telles sont, 1° l'hydrothorax chyleuse, produite par la rupture d'un des vaisseaux qui
charient le chyle dans le conduit thorachique. On voit un exemple
de cette espèce dans Willis, *Pharm. rat. P. I, sect. I, chap.* 13.
2° L'hydrothorax occasionée par des hydatides. 3° L'hydrothorax du
médiastin. 4° L'hydrothorax de la plèvre, qui dépend d'un épanchement d'eau entre les lames de la plèvre ou le diaphragme, mais
qui ne peut se reconnaître que par l'ouverture du cadavre. 5° L'hydrothorax du péricarde, ou hydropisie du péricarde. Outre les
signes propres à l'hydrothorax vulgaire, on remarque dans ce cas
que le pouls est légèrement dur, petit, inégal et intermittent ; le
malade a des palpitations de cœur fréquentes, et tombe en syncope lorsqu'il veut se coucher horizontalement ; on aperçoit un
mouvement d'ondulation entre la troisième et la cinquième côte,
qui répond au battement du cœur ; le visage est livide et comme
plombé.

C'est à tort que Sauvages rapporte à l'hydrothorax la difficulté

tude de sa présence, et souvent il parvient à un degré considérable avant qu'on ait pu le reconnaître.

1698. Ces amas de fluide aqueux occupent différentes parties du thorax. Très-souvent l'eau est renfermée en même temps dans les deux sacs de la plèvre; mais il arrive fréquemment que l'on n'en trouve que dans l'un des deux. Quelquefois il n'y en a que dans le péricarde; mais, le plus souvent, cette dernière espèce d'hydropisie ne survient que quand il y a aussi de l'eau dans l'une des cavités du thorax, ou dans toutes les deux. Dans quelques cas, on ne trouve la sérosité amassée que dans le tissu cellulaire des poumons qui environne les bronches, sans qu'il y ait aucun épanchement dans la cavité du thorax.

Il arrive assez fréquemment que l'amas d'eau consiste particulièrement dans un grand nombre d'hydatides dont le siége varie; quelquefois elles paraissent flotter dans la cavité du thorax; mais, fréquemment elles sont unies et attachées à différentes parties de la surface interne de la plèvre.

1699. L'amas d'eau variant tellement quant au siége qu'il occupe et aux circonstances qui le produisent, il en résulte des symptômes différents suivant les différents cas : c'est pourquoi il est souvent difficile de déterminer la présence et la nature de la maladie. Néanmoins je vais tâcher d'en indiquer ici les symptômes les plus communs, et particulièrement ceux qui en caractérisent le type principal et le plus fréquent, lorsque la sérosité est renfermée dans les deux sacs de la plèvre, ou, comme on s'exprime communément, dans les deux cavités du thorax.

---

de respirer, produite par le gonflement de l'omentum, qui quelquefois acquiert un volume si considérable, qu'il comprime le diaphragme, et produit tous les symptômes de l'hydropisie de poitrine.

1700. La maladie commence fréquemment par un sentiment d'anxiété vers la partie inférieure du sternum. Peu de temps après, il se joint à ce symptôme une difficulté de respirer, qui n'est d'abord sensible que quand le malade se meut un peu plus vivement que de coutume, soit en se promenant sur un endroit escarpé, soit en montant un escalier; mais au bout de quelque temps, cette difficulté de respirer devient plus constante et plus considérable, surtout pendant la nuit, lorsque le corps est dans une situation horizontale. Communément il est alors plus aisé au malade de se coucher sur un côté que sur un autre, quelquefois même il reste plus facilement couché sur le dos que sur l'un ou l'autre côté. Ces symptômes sont ordinairement accompagnés d'une toux fréquente, qui est d'abord sèche, mais à laquelle se joint, au bout de quelque temps, une expectoration d'un mucus limpide.

Tous ces symptômes ne suffisent pas pour connaître avec certitude l'hydrothorax, parce qu'ils accompagnent souvent d'autres maladies de la poitrine. Néanmoins on ne peut douter long-temps de son existence, si, aux symptômes précédents, se réunissent le gonflement œdémateux des pieds et des jambes, la pâleur et la bouffissure du visage, et des urines rares. Quelques auteurs ont écrit qu'il survenait quelquefois dans cette maladie, avant l'œdème des jambes, une tumeur aqueuse du scrotum; mais je n'en ai jamais vu d'exemple (1).

1701. Il survient quelquefois un symptôme que l'on a regardé comme un caractère certain, lorsque l'existence de la maladie n'est pas encore parfaitement constatée; ce

---

(1) J'ai vu deux fois la tumeur aqueuse du scrotum précéder l'œdème des jambes dans des cas où l'hydrothorax succédait à des maladies aiguës : les malades ont succombé au bout de peu de temps.

symptôme consiste en ce que le malade, immédiatement après s'être endormi, est réveillé subitement avec un sentiment d'anxiété, une difficulté de respirer, et une violente palpitation de cœur. Ces sensations l'obligent de se mettre sur-le-champ sur son séant ; et très-souvent la difficulté de respirer continue à rendre nécessaire et à empêcher le sommeil pendant une grande partie de la nuit. J'ai fréquemment remarqué ce symptôme dans l'hydrothorax ; mais j'ai vu aussi plusieurs cas où il ne s'est pas rencontré. J'ajouterai que je n'ai pas observé ce même symptôme dans le cas d'empyème ou de toute autre maladie du thorax : c'est pourquoi, lorsqu'il accompagne la difficulté de respirer, et qu'il se trouve réuni aux plus légers signes d'hydropisie, je ne balance pas à conclure qu'il y a de l'eau dans la poitrine, et mon jugement s'est toujours trouvé confirmé par les symptômes qui sont survenus ensuite.

1702. L'hydrothorax ne se manifeste souvent que par un très-petit nombre, ou presque aucun des symptômes que j'ai indiqués plus haut ; et on ne le reconnaît par conséquent avec certitude, que quand il survient quelques autres signes. Le plus décisif est la fluctuation d'eau dans la poitrine, que le malade même ou le médecin reconnaissent dans certains mouvements du corps. Je n'ai pas eu occasion d'observer jusqu'à quel point on peut faire usage de la méthode proposée par Avenbrugger pour s'assurer de la présence et de la quantité d'eau contenue dans la poitrine (1).

On a avancé qu'il survenait dans cette maladie une tumeur sur les côtés ou sur le dos ; mais je n'en ai jamais rencontré aucun exemple. J'ai vu une fois un des côtés du thorax

---

(1) Voyez la traduction qu'a faite M. Corvisart de l'ouvrage latin d'Avenbrugger, et les précieux commentaires qu'il y a joints, 1 vol. in-8°, 1808. (D. L.)

considérablement élargi, les côtes avançant plus en dehors de ce côté que de l'autre.

On a fréquemment observé que l'hydrothorax était accompagnée d'un degré d'engourdissement ou de paralysie
dans un bras ou dans les deux.

Dès que cette maladie a fait quelques progrès, le pouls
devient communément irrégulier, et fréquemment intermittent ; mais cela arrive dans un si grand nombre d'autres
maladies de la poitrine, qu'on ne peut regarder ce changement du pouls comme un signe d'hydrothorax, à moins
qu'il ne soit accompagné de quelques-uns des symptômes
dont j'ai parlé ci-dessus.

1703. Cette maladie, de même que les autres hydropisies, est communément accompagnée de soif et d'urines
rares, dont on doit rendre raison de la même manière que
dans le cas d'anasarque (§ 1673). Néanmoins l'hydrothorax existe quelquefois sans soif, ou sans aucun autre symptôme fébrile ; mais cela ne s'observe que dans les affections
partielles, ou bien lorsqu'une affection plus générale n'est
encore qu'à un léger degré. Il y a cependant en général
dans ces deux cas, surtout lorsque la maladie est fort avancée, un léger degré de fièvre ; et je pense que c'est alors
que ces sortes de malades sont plus sensibles que de coutume au froid, et qu'ils se plaignent du refroidissement de
l'air, lorsque d'autres personnes ne s'en aperçoivent pas.

1704. L'hydrothorax paraît quelquefois seule, sans qu'il
existe en même temps aucune autre espèce d'hydropisie :
dans ce cas, la maladie est le plus souvent une affection
partielle ; elle n'existe que dans l'un des côtés du thorax,
ou elle est formée par des hydatides rassemblées dans un
côté de la poitrine. Cependant l'hydrothorax constitue très-
souvent une partie d'une hydropisie plus générale, et survient lorsqu'il y a de l'eau dans les trois cavités principales
du corps et dans une grande partie du tissu cellulaire. J'ai

observé plusieurs fois, que de semblables hydropisies universelles commençaient d'abord par un épanchement dans la poitrine. Cependant l'hydrothorax est le plus fréquemment une suite de l'anasarque qui s'accroît graduellement ; et, comme je l'ai dit plus haut, la diathèse générale semble souvent affecter plus promptement le thorax que la tête ou l'abdomen.

1705. Il est rare que les remèdes guérissent ou même modèrent cette maladie. Elle augmente communément de plus en plus la difficulté de respirer, jusqu'à ce que l'action des poumons soit entièrement interrompue par la quantité d'eau épanchée ; et fréquemment la mort arrive plus promptement qu'on ne s'y attendait : dans plusieurs cas où l'hydrothorax a été mortelle, j'ai vu un crachement de sang survenir plusieurs jours avant la mort.

1706. Souvent la cause de l'hydrothorax est évidemment l'une des causes générales d'hydropisie que j'ai indiquées plus haut ; mais je trouve qu'il n'est pas aisé de décider ce qui détermine ces causes générales à agir spécialement sur le thorax ; et qu'il est surtout difficile de connaître celle qui produit les amas particuliers d'eau qui s'y forment.

1707. Il est évident, d'après ce que j'ai dit plus haut, que la cure de l'hydrothorax doit être entièrement la même que celle de l'anasarque ; et quand ces deux affections existent simultanément comme effet d'une diathèse générale, il n'y a point de doute que la méthode curative ne doit pas différer dans les deux cas. Lors même que l'hydrothorax est seule, que la maladie est partielle, et produite par des causes particulières qui n'agissent que sur le thorax, on ne peut guère employer que les moyens généraux que j'ai proposés plus haut ; il n'y en a même qu'un particulièrement adapté à l'hydrothorax, et qui consiste à évacuer, par la paracenthèse du thorax les eaux qui se sont amassées.

1708. Il est difficile de déterminer les cas où cette opération convient plus particulièrement. Il n'y a pas de doute qu'elle ne puisse s'exécuter sans danger ; et il paraît que l'on a de fortes preuves qu'elle l'a quelquefois été avec succès. Lorsque la maladie dépend d'une diathèse hydropique générale, cette opération seule ne suffit pas pour guérir ; mais elle peut procurer un soulagement de quelque durée ; et dans les cas où les autres remèdes paraissent avoir été employés avec avantage, l'évacuation des eaux peut favoriser beaucoup la guérison complète. Néanmoins je n'ai jamais été assez heureux pour voir cette opération pratiquée avec succès ; j'ai même été trompé dans mes espérances lorsqu'elles paraissaient le mieux fondées, c'est-à-dire dans les cas d'affection partielle.

SECTION III.

De l'Ascite ou Hydropisie du bas-ventre.

1709. On donne le nom d'*ascite* (1) à tout amas d'eau, qui cause une tumeur générale et une distension du bas-

---

(1) Cette maladie est caractérisée par un gonflement et une tension de l'abdomen ; ce gonflement n'est presque pas élastique, mais accompagné de fluctuation. N. C. Genre LXXIX.

Il y a deux espèces d'ascites : I, l'ascite *abdominale* ; II, l'ascite *enkystée*.

I. L'ascite *abdominale* se reconnaît à une tumeur égale de tout l'abdomen, et à une fluctuation assez manifeste. Cette espèce est l'ascite ordinaire. Elle varie en raison de la cause qui l'a produite ; car elle peut être la suite A de l'obstruction, B de la faiblesse, C de l'appauvrissement du sang.

A. Les variétés de l'ascite *abdominale*, produite par l'obstruction des viscères, sont, 1º l'espèce commune, qui s'annonce par l'œdème des pieds, par des urines rouges et en petite quantité, et par la soif, qui augmente de jour en jour : lorsque la maladie est

ventre , et ces amas d'eau sont plus fréquents que ceux qui ont lieu dans le thorax.

---

avancée, la fièvre lente , le défaut d'appétit , la maigreur , la difficulté de respirer et une toux sèche , se réunissent aux symptômes précédents : il y a souvent, avant la mort, une hémoptysie légère ; le malade ne peut rester couché horizontalement sans craindre d'être suffoqué ; il survient quelquefois sur l'abdomen un érysipèle qui rend une matière ichoreuse. 2° L'ascite produite par l'obstruction ou le squirrhe du foie. 3° L'ascite qui succède aux engorgements de la rate. 4° L'ascite qui accompagne les écrouelles. 5° L'ascite artificielle que Lower a produite en liant une grosse veine chez un chien.

B. Les variétés de l'ascite qui dépend de la faiblesse, sont celles où cette maladie succède aux maladies de la peau, à la goutte, à la fièvre , au scorbut.

C. L'ascite est l'effet de l'appauvrissement du sang , lorsqu'elle succède aux saignées réitérées ou aux hémorrhagies considérables.

L'ascite varie aussi en raison des matières épanchées, qui ressemblent quelquefois à du pus, à de l'urine, au chyle ou à de l'huile. Il faut appliquer à ces variétés , ce qui a été dit plus haut relativement aux variétés semblables d'hydrothorax.

II. L'ascite *enkystée* se reconnaît à ce que la tumeur de l'abdomen est , au moins dans les commencements, partielle, et accompagnée d'une fluctuation moins sensible. Les variétés de cette espèce sont, 1° l'ascite produite par l'obstruction des ovaires. Elle commence par une douleur et une tumeur de l'aine ; elle est familière aux femmes dont les règles ont cessé de couler, aux veuves, et à celles qui sont stériles, ou qui ont eu des maladies des trompes, des ovaires ou de la matrice. 2° L'hydropisie enkystée, qui diffère de l'ascite ordinaire en ce qu'elle commence par une tumeur qui se manifeste d'abord dans un des côtés de l'hypogastre ; cette tumeur prend insensiblement de l'accroissement, et occupe toute la cavité de l'abdomen. Dans ces cas, l'hydropisie est produite fréquemment par le squirrhe de l'ovaire ; ou le sac membraneux qui contient les eaux, prend son origine de l'un des ovaires, et s'étend sur tous les viscères. 3° L'hydromètre de l'o-

1710. Les amas d'eau qui se font dans le bas-ventre ont, de même que ceux qui constituent l'hydrothorax, dif-

---

vaire, dans laquelle les trompes sont remplies d'un amas de sérosité qui dilate leur cavité outre mesure. Munnicks parle d'une hydropisie de ce genre où la trompe pesait cent douze livres, et Bianchi cite un exemple où elle pesait cent cinquante livres. 4° L'ascite sanglante, produite par le sang épanché et accumulé entre le péritoine et les muscles de l'abdomen. 5° L'ascite de l'estomac, où l'eau est épanchée dans ce viscère. 6° L'ascite omentale, dans laquelle l'eau distend la cavité de l'épiploon. 7° L'ascite où l'eau est accumulée au-dessous de la peau ou dans la duplicature du péritoine. Cette espèce se distingue des autres, en ce qu'il n'y a ni soif, ni dyspnée, ni œdème des extrémités, et en ce que les urines ne sont pas briquetées. Il y a une tumeur partielle et circonscrite des téguments de l'abdomen, dans laquelle on aperçoit une fluctuation sans aucun signe de suppuration ou d'épanchement dans la cavité du bas-ventre. Ces variétés diffèrent encore en raison des matières épanchées : ainsi on a quelquefois trouvé du sang accumulé entre les muscles de l'abdomen et le péritoine, ou dans la cavité de la matrice.

Des autres genres d'Hydropisies.

Les autres genres d'hydropisies dont il est parlé dans la Nosologie de M. Cullen, sont : I, l'hydrocéphale ; II, l'hydrorachitis ; III, l'hydromètre ; IV, l'hydrocèle. Je vais donner ici les caractères de ces quatre genres.

De l'Hydrocéphale.

L'hydrocéphale se reconnaît à une tumeur molle de la tête, qui est sans élasticité, et accompagnée de la séparation des sutures du crâne.

On ne doit admettre qu'une espèce d'hydrocéphale ; savoir, l'externe, car l'interne a été désignée plus haut sous le nom d'apoplexie hydrocéphalique. N. C. Genre LXXVI.

De l'Hydrorachitis.

L'hydrorachitis est une petite tumeur molle, qui se mani-

férents siéges : ils se forment le plus communément dans le
sac du péritoine, ou dans la cavité générale de l'abdomen;

---

feste sur les vertèbres des lombes, qui sont désunies. N. C.
Genre LXXVII

De L'Hydromètre.

L'hydromètre ou hydropisie de la matrice, est une tumeur
de l'hypogastre particulière aux femmes : cette tumeur croît par
degrés ; elle imite la figure de l'utérus, elle cède à la pression, ou
bien l'on y aperçoit une fluctuation ; elle n'est accompagnée ni
d'ischurie, ni de grossesse. N. C. Genre LXXX.

On ne peut guère admettre d'espèces d'hydromètre que l'on
puisse distinguer par des signes externes. Néanmoins on trouve
les variétés suivantes dans Sauvages.

1º L'hydromètre ascitique, dans laquelle la cavité de l'utérus
est uniquement remplie de sérosité : il y a en même temps œdème
des extrémités ; et, en frappant un côté de l'utérus, on aperçoit la
fluctuation. 2º L'hydromètre des femmes grosses, qui se distingue
de la précédente par le mouvement de l'enfant, et le volume énorme
du bas-ventre. 3º L'hydromètre hydatique, dans laquelle la matrice est remplie d'hydatides. 4º L'ascite utérine, dans laquelle
l'utérus est tellement distendu par les eaux, qu'il s'élève jusqu'au
cartilage xiphoïde. 5º et 6º L'hydromètre sanguine et la puriforme,
formées par le sang ou le pus accumulé dans l'utérus.

De l'Hydrocèle.

L'hydrocèle connue aussi sous le nom de hernie fausse, est
une tumeur du scrotum, qui n'est pas accompagnée de douleur :
cette tumeur croît par degrés ; elle est molle, transparente, et
on y aperçoit une fluctuation. N. C. Genre LXXXI.

Les espèces d'hydrocèle sont, 1º l'oschéocèle aqueuse, produite uniquement par un amas de sérosité. Cette espèce varie en
raison du lieu où l'eau s'accumule; tantôt elle est renfermée dans
la cavité de la tunique vaginale du testicule, et se nomme hydrocèle enkystée ; d'autres fois elle se forme une cavité dans le tissu
cellulaire du scrotum, entre les téguments et le dartos, ou entre

mais souvent les eaux commencent par se rassembler dans des sacs qui sont formés sur un ou plusieurs viscères, et qui leur sont unis : il n'y a peut-être pas d'exemples plus fréquents de ce genre que l'hydropisie des ovaires chez les femmes. On trouve quelquefois dans l'ascite l'eau entièrement hors du péritoine, et renfermée entre cette membrane et les muscles abdominaux.

1711. Ces amas d'eau contenus dans des saçs unis avec des viscères particuliers , et ceux qui sont formés hors du péritoine, constituent la maladie que les auteurs ont désignée sous le nom d'*hydropisie enkystée* (*hydrops saccatus.*) Il est souvent très-difficile de s'assurer du véritable siége , et même de l'existence de ces espèces d'hydropisies. Elles sont produites en général par des amas d'hydatides.

1712. Dans le cas le plus ordinaire , c'est-à-dire dans l'hydropisie abdominale, la tumeur s'étend d'abord jusqu'à un certain point sur tout le ventre; mais elle est en général plus considérable dans l'épigastre. Néanmoins, à mesure que la maladie fait des progrès , la tumeur devient plus uniforme sur toute l'étendue de l'abdomen. La distension et le sentiment de pesanteur, quoique considérables , varient peu, suivant que le corps change de position ; le malade ressent principalement de la pesanteur dans le

---

le dartos et le crémaster. Quelquefois l'eau se rassemble dans le tissu cellulaire des membranes vaginales du cordon des vaisseaux spermatiques ou des testicules , séparément ou conjointement ; enfin la sérosité s'accumule dans le sac herniaire , lorsque les parties sont déplacées , soit que l'on en ait fait la réduction ou non. 2° L'oschéocèle formée par des hydatides. 3° L'oschéocèle du Malabar, qui s'annonce par un érysipèle qui revient tous les mois à la pleine lune, et cesse au bout d'un jour ; alors les vaisseaux lymphatiques étant corrodés , il s'épanche une liqueur séreuse dans la cavité du scrotum, qui croît avec la lune à un tel point qu'on est obligé de lui ouvrir une issue.

côté sur lequel il est couché ; et alors la distension devient un peu moins considérable du côté opposé. Dans presque tous les cas d'ascite, le médecin peut s'assurer par le tact , et quelquefois par l'ouïe , de la fluctuation que produit l'eau renfermée dans le bas-ventre. La perception de la fluctuation ne suffit cependant pas pour s'assurer avec certitude des différents degrés d'hydropisie ; elle sert uniquement à distinguer parfaitement l'hydropisie de la tympanite , des différentes espèces de physconies, et de la grossesse chez les femmes.

1713. L'ascite survient fréquemment sans qu'il existe en même temps aucune autre espèce d'hydropisie ; mais elle n'est quelquefois qu'une partie de l'hydropisie universelle. Dans ce cas, elle est communément une suite de l'espèce d'anasarque , qui s'accroît par degrés ; néanmoins l'ascite , quoique réunie à l'anasarque , n'indique pas toujours une diathèse générale ; car le plus souvent elle occasione tôt ou tard des tumeurs œdémateuses des extrémités inférieures. Lorsque l'amas d'eau dans l'abdomen devient considérable, par une cause quelconque , il est toujours accompagné de difficulté de respirer ; mais ce symptôme paraît souvent lorsqu'il n'y a pas d'eau dans la poitrine. Quelquefois l'ascite n'est pas accompagnée de fièvre ; néanmoins on en observe fréquemment plus ou moins. La maladie ne parvient jamais à un degré considérable, sans être accompagnée de soif et d'urines rares.

1714. La plus grande difficulté qui se rencontre dans le diagnostic de l'ascite, consiste à distinguer les cas où l'eau est renfermée dans la cavité de l'abdomen , de ceux où les différents degrés d'hydropisie enkystée, dont j'ai parlé plus haut, ont lieu. Il n'y a peut-être aucun moyen certain de déterminer , d'une manière positive, le diagnostic dans tous les cas ; mais on peut, dans un grand nombre, tenter de former un jugement à cet égard.

On peut en général présumer que l'eau est renfermée dans la cavité de l'abdomen, lorsque les symptômes qui ont précédé donnent lieu de soupçonner une diathèse hydropique générale, et qu'en même temps il se manifeste quelque degré d'hydropisie dans d'autres parties du corps, surtout si le gonflement du bas-ventre a été égal dès le commencement même de la maladie ; mais quand elle n'a pas été précédée d'un état cachectique remarquable du système, et que dans le principe la tumeur et la tension ont été plus considérables dans une partie du ventre que dans une autre, il y a lieu de soupçonner une hydropisie enkystée. Dans les cas même où la tension et la tumeur sont générales et uniformes dans toute l'étendue du bas-ventre, on aura de très-fortes raisons de soupçonner que l'ascite est du genre des hydropisies enkystées, selon que les circonstances suivantes se rencontreront en plus ou moins grand nombre. Tout le reste du corps est en général peu affecté ; les forces du malade sont peu diminuées, l'appétit est bon, et le sommeil naturel est peu interrompu ; les règles continuent à couler comme de coutume chez les femmes ; l'anasarque n'est pas encore formée, ou est bornée aux extrémités inférieures, et l'on n'observe pas une pâleur leucophlegmatique ou une couleur plombée du visage : il n'y a ni fièvre, ni soif considérable, ou bien les urines ne sont pas rares, comme il arrive lorsque l'affection est plus générale.

Je pense qu'il n'y a guère d'exception à cette règle générale que dans le cas où l'on peut présumer avec beaucoup de probabilité, que l'ascite est l'effet d'un squirrhe du foie ; car il est possible, à ce que je crois, que ce squirrhe occasione un amas d'eau dans la cavité de l'abdomen, quoique d'ailleurs tout le reste du corps ne soit pas fort affecté.

1715. L'ascite qui est du genre des enkystées, ne me paraît pas susceptible de guérison. Je la crois même difficile à guérir, lorsque l'eau est épanchée dans la cavité de l'abdomen seule, et qu'il n'existe en même temps aucune autre espèce d'hydropisie ; car on peut présumer qu'elle dépend alors d'un squirrhe du foie ou de quelque autre affection considérable des viscères de l'abdomen, que je regarde comme très-difficiles à détruire ; et l'ascite, qui en dépend, doit par conséquent l'être aussi. Néanmoins on peut souvent procurer, dans ce cas, un soulagement passager par le moyen de la paracentèse.

1716. Lorsque l'ascite forme une partie de l'hydropisie universelle, elle est susceptible de guérison, autant que le sont les autres espèces de ce genre ; et il est évident qu'il faut, pour y parvenir, faire usage des moyens que j'ai proposés plus haut pour la cure de l'anasarque générale.

Il arrive fréquemment que l'ascite est accompagnée de diarrhée, et alors on ne peut recourir aussi librement aux purgatifs qu'on a coutume de le faire dans les cas d'anasarque. Il faut, en conséquence, souvent la traiter presque uniquement par les diurétiques.

Les diurétiques que l'on peut employer, sont particulièrement ceux dont j'ai parlé ci-dessus ; mais, dans l'ascite, on a recommandé comme tel un remède d'une nature particulière, qui consiste à faire une douce friction long-temps continuée sur tout l'abdomen, avec les doigts trempés dans l'huile. Ce moyen a souvent été utile pour déterminer les urines à couler avec plus d'abondance ; néanmoins il n'a pas produit cet effet dans la plupart des essais dont j'ai eu connaissance.

1717. On peut, dans l'ascite, recourir à un moyen particulier pour évacuer sur-le-champ les eaux épanchées : ce moyen consiste dans l'opération de la paracentèse de l'abdomen, qui est fort connue. Il est difficile de décider dans quelles circonstances cette opération est le plus convenable ; mais, autant que je puis en juger, on peut s'y déterminer par les mêmes considérations dont j'ai parlé plus haut à l'occasion de la paracentèse du thorax.

La manière de pratiquer la paracentèse de l'abdomen, et les précautions qu'elle exige, sont aujourd'hui tellement connues, et se trouvent dans un si grand nombre de livres, qu'il est entièrement inutile de donner ici aucun précepte sur ce sujet, surtout d'après la manière étendue et judicieuse dont il a été traité par M. Bell, dans le second volume de son *Corps de Chirurgie*.

CHAPITRE IV.

Des Tumeurs générales produites par l'augmentation de volume de toute la substance du corps ou de certaines parties.

1718. Il se présente plusieurs difficultés nosologiques relativement aux objets dont j'ai à parler dans ce chapitre ; et il est surtout difficile de décider si la *physconie* (1) doit

(1) On nomme ainsi une maladie dans laquelle le ventre est dur et volumineux. Cette maladie est communément symptomatique ; néanmoins, comme elle est digne de l'attention du médecin, en ce qu'elle seule peut diriger dans le diagnostic des maladies du bas-ventre, je vais donner ici son caractère, et dire un mot de ses espèces.

De la *Physconie* ou *Ventrosité*.

C'est une tumeur particulièrement bornée à une partie de l'abdomen, qui croît par degrés, qui n'est point sonore, ni accompagnée de fluctuation. N. C. Genre LXXXII.

M. Cullen a suivi Sauvages et Cusson dans l'énumération des espèces, parce que le temps ne lui a pas permis de les classer avec plus d'exactitude. Ces espèces sont au nombre de quinze.

I. La physconie hépatique, dans laquelle le foie est squirrheux

être admise dans l'ordre des tumeurs générales. Néanmoins il n'est pas nécessaire de discuter présentement ce point ;

---

on rempli de calculs, quelquefois même de petites vessies, et acquiert un tel volume qu'il remplit une grande partie de la capacité du bas-ventre : on l'a vu peser jusqu'à quarante livres.

II. La physconie splénique, qui dépend de squirrhe ou d'obstruction de la rate.

III. La physconie rénale, où l'un des reins acquiert un volume considérable ; ce qui peut être l'effet d'un calcul, d'un sarcome, ou de la graisse accumulée dans le rein, comme je l'ai observé chez un homme qui, depuis long-temps, portait un ventre extraordinairement volumineux ; le visage était coloré, les fonctions de l'estomac n'étaient nullement troublées ; il se plaignit, après un exercice violent et des excès de boisson, d'une faiblesse extrême ; la fièvre survint, le volume du ventre augmenta ; on y aperçut, dès le second jour de la maladie, une fluctuation qui devint, ainsi que la tumeur, beaucoup plus sensible jusqu'au huitième jour, que le malade périt. On ouvrit le cadavre ; le ventre contenait une quantité d'eau très-considérable, et le rein gauche remplissait la plus grande partie de la cavité abdominale.

IV. La physconie utérine, produite par le volume de la matrice, dont les parois acquièrent une épaisseur considérable, et dans la cavité de laquelle il se forme des excroissances dont le volume augmente par degrés au point d'imiter la grossesse. Fréquemment ces excroissances s'enflamment et deviennent carcinomateuses ; et alors elles excitent, avant que de prendre beaucoup d'accroissement, des douleurs très-vives, que j'ai vu confondre avec l'affection hystérique ; ces douleurs cessent et reviennent au bout de certains intervalles, sans observer aucune régularité ; pendant qu'elles subsistent, le volume de la matrice devient très-considérable, le spasme qu'elles produisent se communique aussi aux intestins, et y occasione un gonflement très-sensible ; lorsque les douleurs cessent, le ventre s'affaisse communément ; mais comme la matrice est plus volumineuse que dans l'état naturel, on l'aperçoit facilement par le tact au-dessus des os pubis. Souvent les règles coulent régulièrement, et l'appétit subsiste ; il est même quelquefois plus

car je ne m'oecuperai nullement ici de la physconie, parce qu'il est rare qu'on puisse la traiter avec quelque succès, et

---

considérable que de coutume, pendant une partie du cours de la maladie. Ce n'est communément qu'aux approches de la mort, lorsque les douleurs deviennent plus vives, et sont presque continuelles, qu'il survient une espèce de fièvre lente, et que les fonctions de l'estomac sont troublées.

V. La physconie produite par la tuméfaction de l'ovaire.

VI. La physconie mésentérique. Elle est due, 1° aux hydatides; 2° aux tumeurs écrouelleuses; 3° aux squirrhes; 4° aux sarcomes; 5° aux stéatomes; 6° aux tumeurs fongueuses qui affectent les glandes du mésentère.

VII. La physconie intestinale. Morgagni a observé un exemple de cette espèce où les intestins étaient rassemblés en pelotons et agglutinés ensemble. Fanton a trouvé l'intestin colon couvert d'un sarcome considérable. Cette espèce est accompagnée de coliques violentes et de vomissements fréquents.

VIII. La physconie *omentale*, dans laquelle l'épiploon devient dur, squirrheux ou cartilagineux. On l'a vu peser jusqu'à cinquante-six livres.

IX. La physconie *polysplanchna*, dans laquelle plusieurs viscères sont affectés de squirrhes, de sarcomes, de tumeurs graisseuses ou d'hydatides.

X. La physconie *viscérale*. Il y a dans cette espèce un ou plusieurs viscères de l'abdomen fort gros; mais la substance de ces viscères n'est pas changée de nature, et ses fonctions s'exécutent comme de coutume; il n'y a que le volume de changé, et on peut le reconnaître au tact. Néanmoins les fonctions des autres viscères peuvent être troublées par la compression qu'exerce sur les parties voisines celui dont le volume est augmenté; ainsi les malades affectés de cette espèce de physconie se plaignent souvent de dyspnée, d'un sentiment de pesanteur et de malaise lorsqu'ils veulent exécuter certains mouvements.

XI. La physconie externe, produite par des loupes formées dans la substance même du péritoine.

XII. La physconie externe squirrheuse. Dans cette espèce tout

qu'il ne m'est pas possible de donner rien d'utile relativement
à la pathologie ou à la méthode curative de cette maladie.

***

l'abdomen paraît, au tact, être en quelque sorte dur comme une
pierre ; la graisse, les membranes et les muscles même de l'abdomen paraissent détruits ou changés de substance. Souvent la tumeur commence par un tubercule qui se forme dans une partie de
l'abdomen. J'ai vu un exemple qui a paru être déterminé par l'action du vice vénérien et du mercure. Un jeune homme avait eu un
bubon que l'on fit suppurer pendant plusieurs mois ; on lui avait
administré une grande quantité de mercure, on le croyait guéri :
dès que le bubon fut fermé, il survint une inflammation des testicules, qui, étant dissipée, laissa une tumeur légère à l'épidi-
dyme. On conseilla au malade d'abandonner cette tumeur à la
nature ; ce qu'il fit : au bout de deux ans, comme elle augmentait un peu, on lui fit prendre des bains et des frictions mercurielles ; mais pendant le traitement, que l'on ne put suivre que trois
semaines, chaque testicule acquit un volume énorme, et devint
gros comme la tête ; l'engorgement se communiqua en peu de
temps au cordon des vaisseaux spermatiques de chaque côté ; il
survint sur le bas-ventre une tumeur très-dure, et épaisse d'environ
trois ou quatre pouces, qui s'étendait jusqu'au cartilage xiphoïde,
et formait comme une cuirasse qui couvrait tout l'abdomen. Le
malade conservait de l'appétit, mais ne pouvait que difficilement
retenir dans l'estomac ce qu'il prenait ; il se dégoûtait facilement
de tous les aliments qu'il avait demandés avec le plus vif empres-
sement ; il n'avait point de fièvre, et ne se plaignait que d'un
malaise et d'une faiblesse extrême ; la respiration était peu gênée, le sommeil assez bon : au bout de trois mois de cet état, il
se plaignit de coliques et de douleurs hémorrhoïdales ; on appliqua les sangsues à l'anus, les douleurs parurent se calmer ; le
lendemain il survint un dévoiement considérable, qui rassura le
malade, parce qu'on lui avait annoncé qu'il ne pourrait guérir
que par une crise de ce genre ; mais, au bout de quelques jours, il
périt dans le moment où il se félicitait, à ceux qui l'environnaient,
de sentir sa tumeur diminuer à mesure qu'il évacuait. Je ne pus
obtenir l'ouverture du cadavre ; mais il paraît que le malade a été

1719. Le second et l'unique genre de maladie comprise sous le titre que j'ai donné à ce chapitre, est le rachitis : il est véritablement un exemple que l'on doit rapporter à la classe des cachexies et à l'ordre des tumeurs générales ; je vais en conséquence offrir quelques observations à ce sujet.

Du Rachitis (1).

1720. On a supposé que l'origine de cette maladie était moderne, et l'on a prétendu qu'elle ne remontait pas à plus

----

suffoqué par la compression que la tumeur exerçait sur les viscères du bas-ventre et sur la poitrine.

XIII. La physconie externe produite par des hydatides : cette espèce s'est quelquefois trouvée combinée avec un abcès , et le malade a guéri.

XIV. La physconie produite par un amas de graisse dans le tissu cellulaire : cette tumeur est très-douloureuse et accompagnée d'une fièvre lente , jointe à un amaigrissement extrême de tout le reste du corps. Lieutaud en rapporte un exemple où les téguments de l'abdomen étaient extrêmement distendus , et néanmoins reployés de manière à tomber sur les cuisses. Les viscères de l'abdomen étaient obstrués , squirrheux et en suppuration.

XV. La physconie produite par une excroissance survenue sur quelqu'une des parties contenues dans l'abdomen. Vésale , Bénivenius et Fernel , donnent un exemple d'une excroissance de ce genre au pylore.

(1) Ceux qui sont attaqués de cette maladie ont une grosse tête, qui avance particulièrement en devant ; les genoux sont tuméfiés , les côtes déprimées ; l'abdomen est gonflé, et les autres parties maigrissent. N. C. Genre LXXXIII.

Le rachitis est simple ou compliqué avec d'autres maladies.

On a admis deux espèces de rachitis ; savoir, la noueure et le rachitis des Anglais : on a prétendu que la dernière espèce différait de la première , en ce qu'elle n'attaquait que les enfants qui avaient fait leurs dents , et qui avaient passé deux ans ; mais cette

de deux cents ans. Quoique cette opinion ait été soutenue par des personnes dont l'autorité est très-respectable, plusieurs considérations me déterminent à ne pas la regarder comme probable (1); mais ce point est de trop peu de conséquence pour en occuper long-temps ici mes lecteurs. L'unique application que l'on en a faite, qui mérite d'être observée, c'est que l'on a cru, d'après cette idée, que le rachitis était une suite de la maladie vénérienne, qui a certainement paru pour la première fois en Europe peu de temps avant l'époque que l'on assigne communément à la

distinction ne paraît pas fondée, et ces deux variétés ne diffèrent qu'en ce que, dans le premier cas, la maladie est commençante, et confirmée dans le second.

Le rachitis se trouve quelquefois compliqué avec d'autres maladies, telles que les écrouelles, la plique polonaise, l'éléphantiasis.

Les Calmouques, voisins de la mer Caspienne, et quelques autres peuples, naissent avec une tête très-large et applatie en devant; leurs yeux sont petits, et éloignés de quatre à cinq travers de doigt l'un de l'autre; leur nez est tellement applati qu'on n'aperçoit que deux trous qui en remplissent la place; leurs genoux sont en dedans et leurs pieds en dehors. Sauvages désigne cette conformation particulière sous le nom de rachitis des Calmouques; mais c'est à tort qu'il la regarde comme une maladie.

On doit juger de même de la mauvaise conformation, qui est quelquefois la suite de la castration chez les enfants. Lorsqu'ils grandissent, leurs genoux se gonflent, ils ont les jambes écartées, leur dos s'élargit, et ils deviennent comme bossus.

(1) Il suffit de lire les différents traités d'Hippocrate sur les maladies des os, pour se convaincre que le rachitis n'est pas une maladie nouvelle. La lecture des auteurs latins prouve aussi que les Romains avaient leurs *frontones*, leurs *gibbi*, etc., qui sont des conformations dépendantes du rachitis. Il n'y a d'ailleurs aucune raison de croire qu'il existe de nouvelles maladies, si ce n'est celles qui sont contagieuses; or, le rachitis ne l'est point.

naissance du rachitis ; mais je prouverai que le rapport que l'on prétend trouver entre le rachitis et la maladie vénérienne n'est pas fondé.

1721. En donnant l'histoire du rachitis, je dois d'abord remarquer, relativement aux symptômes antécédents, que tout ce que l'on trouve dans les auteurs sur ce sujet, me paraît appuyé sur des fondements très-incertains. Quant à l'état des parents en particulier, dont les descendants deviennent rachitiques, j'ai plusieurs fois observé cette maladie chez des enfants dont les pères jouissaient, en apparence, d'une bonne santé ; j'ai connu aussi beaucoup d'enfants qui n'en ont jamais été affectés, quoique nés de parents qui, suivant l'opinion commune, auraient dû donner naissance à des descendants rachitiques ; de manière que, en convenant même de l'incertitude qui se trouve à l'égard des pères, je ne vois pas que l'opinion des auteurs sur cet objet puisse être admise.

1722. Néanmoins, on est fondé à considérer la maladie comme originaire des parents ; car elle se manifeste souvent chez un grand nombre d'enfants de la même famille ; et les observations que j'ai faites, me portent à croire qu'elle tire plus fréquemment son origine des mères que des pères. Il m'a paru, en rapportant, autant qu'il m'est possible, la maladie dont les enfants sont affectés à l'état des parents, qu'elle était le plus communément due à une certaine faiblesse, et assez fréquemment à une disposition scrophuleuse de la mère. Je remarquerai, pour terminer ce sujet, qu'il ne m'a pas été possible, dans beaucoup de cas, de reconnaître l'état particulier des parents, auquel j'aurais pu rapporter cette maladie.

Lorsque les enfants sont allaités par des nourrices étrangères, on suppose communément que ces dernières donnent fréquemment lieu au rachitis. Dans les cas où les nourrices ont engendré et nourri des enfants qui sont devenus rachitiques, on peut soupçonner qu'elles ont déterminé la maladie à se manifester chez des enfants étrangers ; mais j'ai eu peu d'occasions de m'assurer de ce fait. Il m'a, en quelque sorte, paru plus vraisemblable que le rachitis était produit par les nourrices, lorsqu'elles donnaient aux enfants une grande quantité de lait très-séreux, et qu'elles continuaient à les allaiter plus long-temps que de coutume (1) : néanmoins je pense en général que les nourrices mercenaires occasionent rarement cette maladie, à moins qu'elle n'ait été précédée d'une disposition particulière de la part des parents.

1723. Quant aux autres circonstances antécédentes, que les auteurs mettent communément au nombre des causes éloignées du rachitis, je crois que les explications que l'on en a donné sont extrêmement fautives ; et je suis très-persuadé que les circonstances qui accompagnent l'éducation des enfants, contribuent moins à produire le rachitis qu'on ne se l'est imaginé. Il n'est pas hors de vraisemblance que quelques-unes des circonstances que l'on regarde comme causes éloignées, puissent favoriser la naissance de cette maladie, tandis que d'autres circonstances s'y opposent ; mais je doute qu'aucune des premières puisse produire le rachitis, lorsqu'il n'y a pas une disposition particulière dans la constitution originelle de l'enfant. Je me crois fondé à adopter cette opinion sur les causes éloignées, parce que j'ai observé que la maladie survenait lors même qu'aucune de ces causes n'avait eu lieu ; et j'ai vu encore plus fréquemment des enfants exposés à un grand nombre de ces mêmes causes, sans qu'elles aient produit la maladie. Ainsi le

---

(1) Cette opinion me paraît fort incertaine ; car j'ai vu des enfants qui sont devenus rachitiques, quoiqu'ils eussent été allaités pendant peu de temps, et que le lait de leurs nourrices parût fort épais.

docte ZEVIANI regarde l'acide du lait dont l'enfant est
nourri pendant les neuf premiers mois de sa vie, comme la
cause du rachitis ; mais presque tous les enfants sont nourris
avec le même aliment, et il s'y engendre toujours un acide ;
cependant, sur mille qui sont ainsi nourris, on n'en voit
pas un devenir rachitique : en conséquence, si, chez les enfants sujets à cette maladie, il s'engendre un acide nuisible
d'une nature particulière, nous devons l'attribuer à quelque cause particulière, qui dépend de la qualité du lait ou
de la constitution de l'enfant ; mais M. Zeviani n'a développé aucune de ces deux causes. Je ne puis croire que l'acide
ordinaire du lait contribue à produire cette maladie ; car
j'ai souvent observé que cet acide donnait naissance à différents désordres, lorsqu'il se développait, sans néanmoins
jamais produire le rachitis.

On met encore communément au nombre des causes éloignées du rachitis, les substances farineuses non fermentées
dont les enfants sont nourris. Mais, dans l'univers entier,
on les élève avec des farineux de ce genre, et cependant
le rachitis est une maladie rare. J'ai vu plusieurs cas où on
leur a donné une plus grande quantité que de coutume de
farineux fermentés, et même une plus grande quantité de
substances animales, sans pouvoir prévenir la maladie. Je
pense que l'on peut faire des observations semblables relativement à la plupart des circonstances que l'on a regardées comme causes éloignées du rachitis.

1724. Après avoir ainsi exposé mon opinion sur les prétendues causes antécédentes de cette maladie, je vais parler des phénomènes que l'on observe dès qu'elle s'est
formée.

Le rachitis ne paraît guère avant que l'enfant soit parvenu à l'âge de neuf mois, et il est rare qu'il commence
quand l'enfant a atteint deux ans. Il se manifeste dans l'intervalle de ces deux époques, tantôt plus tôt, tantôt plus

tard, et communément ses commencements sont lents. Les
premiers symptômes qui l'annoncent, sont la flaccidité de
la peau, jointe à l'amaigrissement du corps, quoique l'enfant prenne une assez grande quantité de nourriture. La
tête paraît grosse relativement au reste du corps ; la fon-
tanelle, et quelquefois même les sutures, sont plus écartées
qu'on ne l'observe communément chez les enfants du même
âge. La tête continue à grossir, le front en particulier avance
extraordinairement ; le cou devient en même temps plus
mince, ou paraît l'être en proportion de la tête (1). La dentition est lente, ou se fait beaucoup plus tard que de coutume ; les dents qui sont sorties noircissent facilement, et
elles tombent fréquemment peu de temps après. Les côtes
perdent leur convexité, et s'aplatissent sur les côtés, pendant que le sternum est poussé au dehors, et forme une espèce de saillie. Dans le même temps, ou même plus tôt, les
épiphyses des différentes jointures se gonflent, et les membres qui sont entre les jointures, paraissent plus minces,
ou le deviennent quelquefois réellement. Les os paraissent
être flexibles partout, et se contournent de diverses manières ; l'épine du dos, en particulier, se recourbe dans différentes parties de sa longueur (2). Si, dans le temps que
la maladie commence à se manifester, l'enfant a acquis la
faculté de marcher, ses mouvements deviennent de jour en
jour plus faibles, il se détermine avec plus de peine à se
mouvoir, et perd enfin entièrement la force de marcher.
Pendant que ces symptômes augmentent, l'abdomen est
toujours plein, et extraordinairement gonflé. Souvent l'appétit est bon ; mais généralement les selles sont fréquentes

---

(1) Les veines jugulaires sont aussi fort larges, quoique le cou
soit petit.

(2) L'épine est la première affectée, et souvent même long-temps
avant les autres parties. (B.)

et un peu liquides. Quelquefois les facultés de l'ame sont af-
foiblies, et l'enfant devient stupide ou imbécile ; mais il y a
communément une sensibilité extraordinaire, et ces malades
acquièrent plus promptement que de coutume la faculté de
parler (1). Cette maladie n'est pas ordinairement accompagnée de fièvre dans ses commencements ; mais il est rare
qu'elle dure long-temps sans qu'il y ait de la fréquence
dans le pouls, et d'autres symptômes fébriles. Le rachitis
se manifeste par ces symptômes, et dure quelquefois plusieurs années ; mais très-souvent il cesse, pendant cet espace
de temps, de faire des progrès, et la santé se rétablit entièrement ; les membres seuls qui se sont contournés pendant la maladie, restent ainsi tout le temps de la vie. Néanmoins, dans d'autres cas, le rachitis continue d'augmenter
jusqu'à ce qu'il ait affecté toutes les fonctions de l'économie
animale, et se termine enfin par la mort. Il ne paraît pas nécessaire de faire l'énumération des différents symptômes qui
se manifestent dans ces cas, en ce qu'ils ne sont pas essentiels pour constituer la maladie, et ne sont que des suites de
ses progrès les plus violents. On a découvert différentes affections morbifiques des parties internes dans les cadavres
de ceux qui en sont morts. Le volume de la plupart des
viscères de l'abdomen était extraordinairement augmenté.
On a aussi trouvé les poumons dans un état morbifique qui
paraissait être l'effet de quelque inflammation survenue vers
la fin de la maladie. On a communément trouvé le cerveau
dans un état de flaccidité, avec un épanchement de fluide
séreux dans ses cavités. On a très-généralement remarqué que
les os étaient fort mous, au point même qu'on pouvait faci-

---

(1) Ceux qui ont été affectés du rachitis pendant leur enfance,
conservent le reste de leur vie un excès de sensibilité qui les rend
plus sujets que d'autres aux affections nerveuses ; ils ont aussi très-
souvent la tête et la poitrine faibles.

lementles couper avec le scalpel. Les fluides étaient toujours dans un état de dissolution, les parties musculaires très-molles et très-tendres ; et tout le cadavre n'avait nullement ce degré de rigidité qui est si commun dans presque tous les autres.

1725. Le rachitis paraît, d'après ces circonstances, consister dans le défaut de la matière qui doit former les parties solides du corps. Il se manifeste particulièrement par l'état imparfait de l'ossification, qui dépend vraisemblablement du défaut de la matière qui doit être déposée dans les membranes destinées à devenir osseuses, pour leur donner la consistance requise et la dureté convenable. Il paraît qu'au lieu de cette matière qui ne se trouve pas en quantité suffisante, il y en a une autre propre à augmenter le volume des os, et particulièrement des épiphyses, qui est trop abondante. Il est difficile de déterminer d'où dépend ce défaut de matière propre à l'ossification. Il peut être dû à un vice des organes qui servent à la digestion et à l'assimilation des aliments, lequel s'oppose à ce que les fluides reçoivent en général la préparation dont ils ont besoin, ou à un vice des organes de la nutrition, qui empêche la sécrétion de la matière propre à former les os. Quant au dernier vice, j'ignore entièrement en quoi il peut consister, et je ne puis même distinguer quand cet état existe ; mais il est plus facile de reconnaître la nature et l'existence de la première cause ; et il est probable qu'elle influe beaucoup sur cette maladie ; car le sang paraît être très-communément, chez les rachitiques, dans un état de fluidité plus considérable que de coutume, tant pendant la vie qu'après la mort. C'est à cet état des fluides, ou au défaut de la matière osseuse dont ils doivent être chargés, que j'attribue la cause prochaine du rachitis ; et cette cause peut aussi dépendre en quelque sorte d'un relâchement et d'une faiblesse générale des fibres motrices des organes d'où dépendent les fonctions de la digestion et l'assimilation des aliments (1).

1726. Néanmoins cela ne suffit pas encore pour expliquer comment ces circonstances ne se découvrent que dans un temps particulier de la vie, et presque jamais avant ou après une certaine période : je vais proposer les conjectures suivantes relativement à cet objet.

La nature a voulu que les progrès de la vie humaine se fissent d'une certaine manière, et que plusieurs fonctions ne pussent s'exercer qu'à une certaine période de la vie ; elle a en conséquence généralement pris des précautions pour que le corps ne fût en état de remplir les fonctions auxquelles il est destiné, que vers cette période, et jamais plus tôt. Pour faire l'application de ceci à l'objet dont nous nous occupons, j'observerai que l'intention de la nature semble être que les enfants ne puissent marcher qu'à l'âge de douze mois : c'est pourquoi elle a pris des mesures pour qu'aux approches de cet âge, et non plus tôt, il se préparât une matière capable de donner aux os la solidité nécessaire pour empêcher qu'ils ne ploient trop facilement sous le poids du corps. Cependant la nature n'est pas toujours constante et exacte à exécuter ce qu'elle se propose ; en conséquence, si la matière osseuse n'est pas convenablement préparée vers le temps où elle doit particulièrement être utile, le rachitis, c'est-à-dire la maladie où les os deviennent mous et flexibles, doit survenir, et elle se manifestera particulièrement vers le temps dont j'ai parlé. Il est encore également probable que si, à cette époque, les os ont acquis la solidité requise, et si la nature continue à pré-

____

(1) Voyez page 130 et 131 de la traduction que j'ai donnée de la Physiologie de M. Cullen, la manière dont s'exécutent les fonctions de la digestion, et dont se fait l'assimilation des aliments.

parer et à fournir la matière osseuse convenable, il s'en trouvera, autant que l'on peut le présumer, vers le temps où l'enfant aura atteint l'âge de deux ans, une quantité suffisante pour empêcher les os de devenir de nouveau mous et flexibles pendant le reste de la vie, à moins qu'il ne survienne, comme il arrive quelquefois, certaines causes qui enlèvent la matière osseuse des membranes où elle a été déposée : ce que je viens de dire sur la période où survient le rachitis, semble confirmer que sa cause prochaine consiste dans un défaut de la matière osseuse qui doit être contenue dans les fluides du corps humain.

1727. On suppose fréquemment que le vice vénérien contribue à produire le rachitis ; mais cette supposition est entièrement dépourvue de probabilité. Si l'opinion que le rachitis a existé en Europe avant l'introduction de la maladie vénérienne est bien fondée, comme je le crois (§ 1720), il est alors certain qu'il peut être produit sans qu'aucune acrimonie syphilitique y contribue (1) ; mais, de plus, lorsque cette dernière acrimonie est transmise des parents aux enfants, ses symptômes ne se manifestent pas uniquement dans un certain temps de la vie, ils précèdent communément de beaucoup l'époque où survient le rachitis ; ils sont aussi très-différents de ceux qui caractérisent cette dernière maladie, et l'on n'y observe même rien de semblable ; enfin, les symptômes de la maladie vénérienne se guérissent par des moyens qui, dans le cas du rachitis, ne produisent

---

(1) J'ai vu des enfants exempts de rachitis, quoique nés de parents affectés de maladie vénérienne. On sait d'ailleurs que cette dernière est plus commune dans les pays chauds, tels que l'Italie et l'Espagne, que dans les climats tempérés, tandis que le rachitis n'y est pas plus fréquent. On a vu des enfants gagner la maladie vénérienne de leurs nourrices ; mais il n'est pas prouvé qu'elle ait jamais produit chez eux le rachitis.

3.   21

aucun effet, ou n'en produisent que de pernicieux. Il est cependant possible que le rachitis et la maladie vénérienne se rencontrent chez le même individu ; mais cela doit être regardé comme une complication accidentelle ; et le petit nombre d'exemples de ce genre ne suffit nullement pour établir une connexion nécessaire entre ces deux maladies.

1728. On pourrait offrir encore quelques conjectures relativement aux causes éloignées du défaut de matière osseuse , que je considère comme la cause prochaine du rachitis ; mais aucune de ces conjectures ne me paraît fort satisfaisante ; néanmoins il me semble, de quelque nature qu'elles puissent être, qu'on pourrait en rendre raison , en supposant qu'il existe un relâchement et une faiblesse générale du système.

1729. C'est presque uniquement d'après cette supposition que l'on s'est conduit en tout pour le traitement du rachitis. Les remèdes que l'on a employés sont spécialement ceux qui conviennent pour augmenter le ton du système en général ou de l'estomac en particulier ; et l'on sait que ces derniers conviennent non-seulement pour augmenter le ton de l'estomac même, mais aussi pour fortifier tout le système.

1730. Le bain froid semble être un des toniques sur lequel on doit le plus compter ; et j'ai remarqué qu'aucun n'était plus puissant pour arrêter les progrès de la maladie. C'est un usage adopté en Ecosse depuis fort long-temps, par les personnes de tout état , de laver les enfants avec l'eau froide dès le moment de leur naissance ; c'est même une pratique commune chez les personnes de la première qualité, de plonger entièrement tous les matins les enfants qui ont atteint un mois , dans l'eau froide : je n'ai vu aucun exemple de rachitis partout où cette pratique a été adoptée. Le bas peuple lave les enfants avec l'eau froide uniquement ; mais il n'emploie pas aussi communément l'immersion ; et lorsque j'observe le rachitis chez les enfants de cette classe, je prescris les bains froids : ils ont en effet souvent arrêté les progrès de la maladie, et m'ont même paru quelquefois la guérir entièrement (1).

1731. L'*ens veneris*, recommandé par Boyle ; et qui depuis a été très-universellement employé, doit être uniquement considéré comme tonique. J'ai presque constamment fait usage de cette préparation de fer ou de quelque autre, quoiqu'elle ne m'ait cependant pas toujours réussi. Je suis persuadé que l'ens veneris de Boyle, malgré le nom qu'il lui a donné, est réellement une préparation de fer, et qu'il n'est autre chose que ce que nous nommons *flores martiales* ; mais il me paraît que Benevoli et Buchner ont employé une préparation de cuivre, et je suis porté à croire que c'est un tonique plus puissant que les préparations de fer.

1732. D'après la supposition que les toniques conviennent dans cette maladie, j'ai tenté l'écorce du Pérou ; mais la difficulté d'en faire prendre aux enfants une quantité suffisante pour en retirer de l'utilité, m'a empêché de pouvoir reconnaître son efficacité ; néanmoins je suis très-disposé à m'en rapporter au témoignage de M. de Haen sur cet objet.

1733. L'exercice est un des plus puissants toniques ; on l'a en conséquence recommandé avec raison pour guérir le rachitis ; et comme celui de la gestation est l'unique dont on puisse faire usage, il faut avoir soin, lorsque l'on y a recours, que l'enfant soit toujours dans une situation horizontale, parce qu'on peut très-facilement occasioner quelque distorsion lorsqu'on porte les enfants, ou qu'on les re-

----

(1) On peut toujours employer le bain froid, excepté quand la maladie est avancée, que le ventre est gonflé, et qu'il y a fièvre hectique ; ce qui arrive rarement dans les commencements.

mue en les tenant dans une situation droite quelconque. Il est fort probable que les frictions avec les flanelles sèches peuvent être un remède utile dans cette maladie.

1734. Il est encore assez probable qu'il faut non-seulement conseiller d'éviter l'humidité , mais que cela est même utile pour la guérison du rachitis.

Il n'y a pas de doute qu'un certain régime (1) puisse aussi contribuer à remplir le même objet ; je n'ose néanmoins déterminer quel est celui que l'on doit adopter de préférence. Je suis persuadé que le pain qui a fermenté , convient mieux que les farineux qui n'ont pas subi de fermentation : mais je ne vois aucune raison pour croire que la forte bière puisse jamais être un remède convenable.

Les médecins sont partagés sur l'usage du lait dans cette maladie. Zeviani le condamne, peut-être d'après la théorie ; mais Benevoli l'a employé sans que cet aliment s'opposât à la cure de cette maladie. J'ai souvent fait la même remarque dans le cours de ma pratique : j'ai communément permis le lait , comme une partie du régime des enfants rachitiques , parce qu'il est difficile de les nourrir sans leur en jamais donner ; et je puis assurer que dans beaucoup de cas, il n'a pas empêché la guérison. Néanmoins , lorsque j'ai observé les premières apparences du rachitis , et surtout lorsque la dentition se faisait lentement , j'ai fait quitter la mamelle aux enfants , parce que le lait de femme donne

---

(1) Il faut faire une attention particulière à l'état des premières voies , ne donner que peu à manger aux enfants, les nourrir de pain fermenté , éviter l'acidité, quoiqu'elle ne soit qu'un symptôme de la maladie , et ne permettre que des nourritures animales : on aura soin de couvrir l'enfant de flanelle , de le mener en voiture , et de faire constamment des frictions sèches sur tout le corps ; on terminera la cure par les purgatifs et les fortifiants : entre ces derniers, le sel de mars est un des plus convenables.

une nourriture plus aqueuse que celui de vache ; j'ai particulièrement empêché l'enfant de teter, lorsque j'ai cru que la nourrice donnait une trop grande quantité de cette nourriture aqueuse ; car, comme je l'ai remarqué plus haut (§ 1722), j'ai eu souvent occasion de soupçonner que le lait de ces nourrices tendait à favoriser la naissance du rachitis.

1735. Outre les remèdes et le régime dont je viens de parler, les praticiens emploient communément dans cette maladie les émétiques et les purgatifs. Lorsque l'appétit et la digestion sont considérablement affaiblis, le vomissement paraît utile, pourvu qu'il ne soit pas violent ni souvent répété ; il peut même être avantageux d'agiter modérément les viscères de l'abdomen, pour prévenir jusqu'à un certain point la stagnation et le gonflement qui y surviennent communément.

Comme la tuméfaction de l'abdomen, que l'on observe si constamment dans cette maladie, paraît dépendre beaucoup d'une affection tympanique des intestins, il peut être utile d'employer souvent de doux purgatifs, tant pour prévenir cette affection, que pour la détourner des viscères de l'abdomen. C'est peut-être avec raison que Zeviani recommande en particulier la rhubarbe, qui, outre sa qualité purgative, est encore amère et astringente.

1736. Je viens d'indiquer la plupart des remèdes que les praticiens emploient communément depuis long-temps, mais je ne dois pas omettre de parler de ceux que l'on a nouvellement proposés. Feu M. de Haen recommande les testacés, et il assure qu'on les a donnés avec succès ; mais je ne me suis pas aperçu de leurs bons effets dans le petit nombre d'essais que j'ai eu occasion de faire.

Feu M. le baron de van Swieten nous donne un exemple de rachitis guéri par l'usage de la ciguë ; mais je ne connais pas de cas où l'on ait tenté de nouveau ce moyen.

LIVRE III.

Des Impétigines, ou de l'habitude dépravée du corps, jointe aux affections de la peau.

1737. Je trouve qu'il est difficile de donner un caractère suffisamment correct et convenable de cet ordre (1) : les maladies qui y sont comprises dépendent la plupart de l'état dépravé de tous les fluides ; ce qui donne lieu aux tumeurs, aux éruptions ou aux autres affections contre nature de la peau. Il est extrêmement difficile de trouver un caractère général de cet ordre que l'on puisse appliquer à chaque genre et à chaque espèce ; cependant je parlerai ici des principaux genres que l'on y comprend communément, et dont j'ai fait l'énumération dans ma nosologie.

CHAPITRE PREMIER.

Des Ecrouelles.

1738. J'ai tenté de donner le caractère de cette maladie dans ma nosologie (2) ; mais je pense qu'on le saisira mieux d'après l'ensemble de son histoire que je vais décrire.

---

(1) Les impétigines sont caractérisées dans la nosologie de l'auteur par une affection cachectique, qui cause particulièrement une difformité de la peau et de l'extérieur du corps.

(2) Les écrouelles se manifestent par des tumeurs des glandes conglobées, et particulièrement des glandes du cou ; la lèvre supérieure et la colonne du nez sont tuméfiées, le visage est vermeil, la peau douce, l'abdomen gonflé. N. C. Genre LXXXIV.

1739. Les écrouelles sont communément et très-généralement une maladie héréditaire : elle peut se manifester

---

Il y a quatre espèces d'écrouelles : I, les écrouelles *vulgaires* ; II, les *mésentériques* ; III, les *passagères* ; IV, les écrouelles *d'Amérique*.

I. Les écrouelles *vulgaires*, ou les écrouelles proprement dites, que l'on appelle vulgairement *humeurs froides*, sont simples, affectent les parties externes, et subsistent long-temps. Elles se reconnaissent à des tumeurs dures, indolentes, de la grosseur d'un pois ou d'une fève, et quelquefois d'une châtaigne ; elles se réunissent, et sont tantôt mobiles, d'autres fois adhérentes ; la peau qui les recouvre conserve sa couleur tant qu'elles ne sont pas enflammées ; ces tumeurs se manifestent non-seulement autour du cou et des mâchoires, mais même souvent dans les aisselles, les aines et le mésentère.

II. Les écrouelles *mésentériques*, vulgairement appelées *la chartre*, sont des tumeurs simples qui affectent les parties internes, et qui sont accompagnées de la pâleur du visage, du défaut d'appétit, de la tuméfaction de l'abdomen, et d'une fétidité extraordinaire des excréments.

III. Les écrouelles *passagères*, que l'on nomme aussi simplement *glandes*, sont des tumeurs très-simples, qui ne se manifestent qu'autour du cou, et qui sont communément produites par la résorption des ulcères de la tête. Ces glandes disparaissent de temps en temps, et reviennent ensuite : elles ne sont pas accompagnées du gonflement et de la pâleur des lèvres ou des joues ; on n'y voit pas d'ophthalmie scrophuleuse, ni la carie des os.

IV. Les écrouelles *d'Amérique* diffèrent de celles d'Europe, en ce qu'elles sont compliquées avec le pian. On observe dans cette maladie, outre les tumeurs squirrheuses du cou, des excroissances fongueuses et noires, qui sont adhérentes au péricrâne.

M. Cullen pense que l'on ne doit pas mettre au rang des écrouelles les affections que Sauvages appelle *écrouelles périodiques*, et *écrouelles des Moluques*.

Les écrouelles périodiques sont une espèce de farcin particulière aux hommes, qui se manifeste par des tumeurs charnues

quelquefois chez d'autres enfants que ceux dont les parents
ont été affectés d'écrouelles dans quelque période de leur
vie ; mais cela est rare. Je ne puis assurer si elle peut ne
pas se déclarer chez les enfants de ceux qui sont écrouelleux , et paraître ensuite chez les descendants de la seconde
génération : je pense cependant que cela est fréquemment
arrivé. Il me paraît qu'elle tire plus communément son origine du père que de la mère ; mais je ne suis pas certain
que cela soit dû à ce qu'il y a plus d'hommes mariés scrophuleux que de femmes.

Quant à l'influence des parents sur cette maladie, il est
bon de remarquer que dans une famille où il y a beaucoup
d'enfants , quand l'un des parents a été affecté d'écrouelles ,

---

douloureuses , quelquefois rouges , dont plusieurs affectent différentes parties , telles que le visage , les parties de la génération :
ces tumeurs sont d'abord de la grosseur d'un pois , et deviennent
au bout de peu de jours aussi grosses qu'une noix ; elles se dissipent ensuite insensiblement sans suppuration , la peau jaunit , et
il se fait une résolution complète. Ces tumeurs durent plusieurs
années , sont sujettes à revenir au bout d'un certain temps , sans
produire d'autre incommodité : on les a guéries par le moyen du
mercure , quoiqu'il n'y eût aucun soupçon de vice vénérien , et
qu'elles eussent résisté à tous les remèdes que l'on avait tentés
auparavant. Voyez *Journal de Médecine , an.* 1758, *p.* 38 *et* 317.

Les écrouelles des Moluques , connues sous le nom de farcin des
Moluques , sont des espèces de tophus ou de tumeurs dures et
squirrheuses , qui surviennent sur le visage , les bras et les cuisses ,
sans vice vénérien : ces tumeurs sont aussi nombreuses sur tout le
corps , que les clous et les verrues le sont sur les mains et les pieds
dans quelques pays , tels que la Hollande ; lorsque ces tumeurs
s'ulcèrent, il en sort une matière visqueuse , semblable à de la
gomme , qui est si âcre qu'elle forme des ulcères profonds , dont les
bords sont calleux et renversés. Cette maladie ne diffère de la maladie vénérienne , qu'en ce que les douleurs sont moins vives , et
que la carie affecte plus rarement les os.

et que l'autre en a été exempt, comme d'ordinaire quelques-uns des enfants ressemblent exactement, par leur constitution, à leur père, et d'autres à leur mère, il arrive communément que ceux qui ressemblent le plus à celui qui est scrophuleux, sont affectés d'écrouelles, pendant que les autres n'en sont nullement attaqués (1).

1740. Les écrouelles paraissent généralement dans une période particulière de la vie. Il est rare de les observer dans la première, ou même dans la seconde année (2) : elles surviennent communément depuis l'âge de deux ans, ou, comme quelques-uns le prétendent, peut-être avec plus de raison, depuis trois ans jusqu'à sept ; cependant il arrive fréquemment que les écrouelles se manifestent plus tard : il y a même des exemples qu'elles ont paru, pour la première fois, à toutes les périodes qui précèdent l'âge de puberté ; mais il est très-rare de les voir survenir passé ce temps (3).

1741. Lorsque cette maladie ne se manifeste pas de très-bonne heure, on peut généralement distinguer l'habitude du corps qui y dispose particulièrement. Elle affecte com·

---

(1) M. Cullen a connu une famille dont le père était écrouelleux ; tous les enfants qui lui ressemblaient étaient affectés de cette maladie, et ceux qui ressemblaient à la mère en étaient exempts. J'ai néanmoins vu des enfants qui ont eu cette maladie, quoique leur père et leur mère n'en eussent jamais été attaqués ; souvent il n'y a qu'un seul enfant d'affecté dans une famille nombreuse.

(2) M. Cullen a vu un enfant de trois mois affecté d'écrouelles ; mais cela est très-rare.

(3) Il est très-douteux que l'on doive rapporter aux vraies écrouelles le gonflement des glandes qui survient passé l'âge de puberté. Il y en a une espèce qui ne se manifeste qu'à cet âge, et qui affecte particulièrement les glandes des aisselles ; mais elle est alors le prélude de la phthisie pulmonaire, et demande un traitement différent de celui des écrouelles.

munément , ou au moins beaucoup plus fréquemment que
d'autres , les enfants dont la constitution est molle et flasque , qui ont de beaux cheveux et des yeux bleus : elle attaque particulièrement ceux qui ont la peau douce et les
joues vermeilles ; et ces enfants ont fréquemment la lèvre
supérieure tuméfiée , avec une fente au milieu : souvent
cette tuméfaction est considérable , et s'étend jusqu'à la colonne du nez et la partie inférieure des narines. Cette maladie est quelquefois réunie au rachitis , ou lui succède : elle
attaque néanmoins fréquemment ceux qui n'ont nullement
été affectés de rachitis ; mais alors le front saillant , les jointures tuméfiées , et le gonflement de l'abdomen , indiquent
qu'il y a une disposition au rachitis. L'habitude du corps et
la constitution que je viens de décrire , s'aperçoivent communément en grande partie chez les parents qui , sans être
eux-mêmes écrouelleux , engendrent des enfants qui le sont.

Quelques auteurs ont supposé que la petite-vérole avait
une tendance à produire les écrouelles ; et M. de Haen assure qu'elles surviennent plus fréquemment à la suite de
l'inoculation que de la petite-vérole naturelle. Cependant,
je puis assurer avec confiance que cette dernière assertion
est fausse ; je conviens néanmoins que dans le fait les
écrouelles commencent souvent immédiatement après la
petite-vérole. Mais il est très-difficile de trouver aucune
connexion entre ces deux maladies. Suivant ce que j'ai observé, cet accident n'est arrivé qu'aux enfants qui avaient
une disposition très-évidente aux écrouelles ; et j'ai vu plusieurs fois la petite-vérole naturelle attaquer des enfants
écrouelleux , chez qui non-seulement la maladie primitive
n'a été nullement aggravée , mais a même considérablement
diminué quelque temps après (1).

-----

(1) Les écrouelles sont-elles devenues plus ou moins communes
depuis la découverte de la vaccine ? L'observation n'a pas encore ,

1742. Les écrouelles commencent généralement à se manifester dans une saison particulière de l'année ; savoir, entre le solstice d'hiver et celui d'été, mais communément long-temps avant la dernière époque. On doit encore observer que le cours de cette maladie a d'ordinaire une connexion avec celui des saisons. Les tumeurs et les ulcères particuliers aux écrouelles paraissent d'abord au printemps, et se guérissent fréquemment dans le cours de l'été suivant; ils ne reparaissent de nouveau qu'au retour du printemps, et suivent encore avec la saison le même cours qu'avant.

1743. Fréquemment la maladie se manifeste d'abord par le gonflement et la fente de la lèvre supérieure, dont j'ai parlé plus haut. Dans d'autres cas, elle commence par de petites tumeurs sphériques ou ovales et mobiles qui sont situées au-dessous de la peau. Ces tumeurs sont molles, mais jouissent de quelque élasticité. Elles sont sans douleur, et ne produisent aucun changement dans la couleur de la peau. Souvent elles restent long-temps dans cet état, même une année ou deux, et quelquefois plus. Elles paraissent le plus communément d'abord de chaque côté du cou au-dessous des oreilles, quelquefois même au-dessous du menton. Dans l'un et l'autre cas, on suppose qu'elles n'affectent que les glandes conglobées ou lymphatiques situées dans ces endroits, et nullement les glandes salivaires, à moins que la maladie ne soit fort avancée. Les écrouelles attaquent encore fréquemment d'autres parties du corps, et commencent même par ces parties. Elles affectent particulièrement l'articulation de l'avant-bras et la cheville du

---

que je sache, prononcé d'une manière péremptoire sur cette question, bien digne, par son importance, de fixer l'attention des médecins. (D. L.)

pied. Alors elles ne se manifestent pas communément, comme dans les autres parties, par de petites tumeurs mobiles ; mais elles forment une tumeur qui environne, presque d'une manière uniforme, l'articulation, et qui en interrompt les mouvements.

1744. Ces tumeurs subsistent, comme je l'ai dit, quelque temps sans changer beaucoup ; et, à compter du temps où elles paraissent pour la première fois au printemps, elles restent souvent dans le même état jusqu'au retour du printemps de l'année suivante, ou même de la seconde année. Vers ce temps, néanmoins, ou peut-être dans le cours de la saison où les écrouelles paraissent pour la première fois, la tumeur devient plus large et plus adhérente; la peau qui la recouvre devient pourpre, et rarement d'un rouge vermeil ; mais elle acquiert par degrés plus de rougeur, la tumeur s'amollit, et on y aperçoit de la fluctuation. Néanmoins, pendant que tous ces changements se font, le malade ressent très-peu de douleur. Enfin, une partie de la peau devient plus pâle, et il se fait une ou plusieurs petites ouvertures d'où il sort un liquide.

1745. La matière qui sort ressemble d'abord au pus ; mais elle est communément plus aqueuse que celle que rendent les abcès phlegmoneux : à mesure que la matière continue à s'évacuer, elle devient de jour en jour moins purulente, et se change de plus en plus en un sérum visqueux, mêlé avec de petits flocons d'une substance blanche qui ressemble à du lait caillé. La tumeur s'affaisse presque entièrement par degrés, en même temps que l'ulcère s'ouvre davantage et s'étend ; néanmoins il prend différentes directions, et n'est en conséquence nullement circonscrit d'une manière régulière. Les rebords, tant internes qu'externes de l'ulcère, sont communément aplatis et unis, et prennent rarement une apparence calleuse. Ces ulcères ne s'étendent pas en général beaucoup, ou ne deviennent pas fort profonds; mais leurs bords ne se rapprochent point, ou ne paraissent nullement disposés à se cicatriser.

1746. Les ulcères restent souvent long-temps dans cet état; il se forme alors de nouvelles tumeurs dans différentes parties du corps, auxquelles succèdent de nouveaux ulcères qui ont tous les caractères dont je viens de parler. Néanmoins quelques-uns des premiers se cicatrisent, pendant qu'il paraît d'autres tumeurs et d'autres ulcères dans leur voisinage, ou dans d'autres parties du corps; telle est la marche de cette maladie : quelques-uns des ulcères se cicatrisent, au moins jusqu'à un certain degré, pendant le cours de l'été, et s'ouvrent de nouveau le printemps suivant; ou bien les ulcères subsistent toujours, mais ils sont remplacés au printemps par de nouvelles tumeurs et de nouveaux ulcères, qui paraissent ainsi successivement pendant plusieurs années.

1747. La maladie dure ainsi quelques années; mais, très-communément, elle se guérit spontanément en quatre ou cinq ans; alors les premiers ulcères se cicatrisent, et il ne paraît plus de nouvelles tumeurs : la maladie cesse ainsi entièrement; il n'en reste que quelques cicatrices indélébiles, qui sont pâles et unies, mais ridées dans quelques endroits quand les articulations ont été affectées, leurs mouvements ne s'exécutent qu'avec peine, ou sont entièrement empêchés.

1748. Telle est la marche la plus favorable de cette maladie; et, en Écosse, on la voit plus fréquemment de cette manière que de toute autre : mais souvent cependant elle est plus violente, et quelquefois mortelle. Dans ces cas, elle affecte un plus grand nombre de parties en même temps; les ulcères paraissent aussi être imbus d'une vive acrimonie d'une nature particulière : c'est pourquoi ils deviennent plus profonds, ils sont plus corrodés et s'étendent davantage, et il est plus rare de les voir se cicatriser : alors il arrive souvent que les yeux sont particulièrement affectés. On observe des tumeurs et des ulcères superficiels sur les rebords des paupières, d'où il résulte communément une inflammation rebelle de la conjonctive, qui, fréquemment, produit l'opacité de la cornée.

Lorsque les écrouelles affectent spécialement les jointures, elles y produisent quelquefois des tumeurs considérables, auxquelles succèdent des abcès qui corrodent les ligaments et les cartilages, et font naître dans les os voisins une carie d'une espèce particulière. Dans ces cas, où les écrouelles sont très-violentes, et où il naît chaque année un certain nombre de nouvelles tumeurs et de nouveaux ulcères, leur acrimonie paraît aussi affecter enfin tous les fluides, occasioner différents désordres, et, en particulier, une fièvre hectique bien caractérisée, qui donne au bout d'un certain temps la mort, et quelquefois se réunit aux symptômes de la phthisie pulmonaire.

1749. On trouve dans les cadavres de ceux qui sont morts de cette maladie, plusieurs viscères fort maléficiés ; la plupart des glandes du mésentère en particulier sont très-tuméfiées, et fréquemment ulcérées. On rencontre aussi communément dans les poumons un grand nombre de tubercules ou kystes, qui contiennent une matière dont la nature varie.

1750. Telle est l'histoire des écrouelles ; et l'on peut juger, par cet exposé, qu'il n'est pas aisé d'en déterminer la nature. Elles paraissent dépendre d'une affection particulière du système lymphatique ; et l'on peut, en quelque sorte, en admettant cette affection, rendre raison de leur connexion avec une certaine période de la vie. Néanmoins il est probable que la cause prochaine de la maladie, consiste dans une acrimonie particulière des fluides, quoique l'on n'ait pas encore découvert de quelle nature est cette acrimonie. Il est possible qu'elle soit généralement répandue dans le système, qu'elle s'exhale dans les différentes cavités et dans le tissu cellulaire du corps, et qu'étant en conséquence reçue par les vaisseaux absorbants, elle se manifeste spécialement dans le système lymphatique. Il sera cependant difficile d'expliquer par là pourquoi cette acrimonie se borne plutôt à ce système que beaucoup d'autres, que l'on doit regarder comme aussi généralement répandues ; en un mot, plusieurs de ces circonstances me portent à conclure en général, que cette maladie dépend *d'une constitution particulière du système lymphatique ;* car elle n'attaque que certaines constitutions ; elle se manifeste à une période particulière de la vie, et elle est même héréditaire ; ce qui dépend très-fréquemment de la transmission d'une constitution particulière.

1751. Il est bon d'observer ici que les écrouelles ne paraissent pas être une maladie contagieuse ; au moins j'ai souvent vu des enfants sains se trouver fréquemment, et même vivre intimement avec des scrophuleux sans en être infectés ; ce qui démontre évidemment que l'acrimonie particulière qui existe dans cette maladie, ne s'exhale pas de la surface du corps, mais dépend spécialement de la constitution particulière du système.

1752. Plusieurs auteurs ont supposé que les écrouelles tiraient leur origine de la maladie vénérienne ; mais je ne vois par sur quoi cette opinion peut être raisonnablement fondée (1). Dans un très-grand nombre de cas, à peine peut-on soupçonner que les parents dont les enfants sont écrouelleux, aient eu la maladie vénérienne, ou un vice vénérien quelconque : j'ai vu plusieurs fois des parents qui ont

______

(1) On ne peut regarder les écrouelles comme une maladie nouvelle ; Hippocrate les a décrites : on a donc eu tort de prétendre qu'elles étaient un des effets de la maladie vénérienne.

transmis la maladie vénérienne à leurs enfants, chez lesquels il ne s'est néanmoins jamais manifesté par la suite aucun symptôme d'écrouelles; en outre, les signes particuliers à ces deux maladies sont très-distincts, et la différence de leur nature est surtout manifeste, en ce que le mercure, qui guérit communément avec facilité la maladie vénérienne, loin d'être de quelque utilité dans les écrouelles, les aggrave très-souvent.

1753. Nous ne connaissons encore, pour la guérison des écrouelles, aucune méthode certaine, ou au moins qui réussisse généralement.

Les eaux minérales sont le remède qui paraît réussir le mieux, celui sur lequel les praticiens comptent le plus, et qu'ils emploient particulièrement : il paraît en effet que l'on doit espérer du succès de ces eaux, parce qu'elles sont un moyen de laver les vaisseaux lymphatiques; mais, dans un très-grand nombre de cas où j'en ai vu faire usage, je n'ai pas été bien convaincu qu'elles aient abrégé la durée de la maladie, et que celle-ci se soit terminée plus promptement qu'on ne l'observe dans bien des cas où l'on n'a pas recours à ce remède.

1754. Quant au choix des eaux minérales les plus convenables dans les écrouelles, je ne puis adopter aucune opinion avec confiance. On a employé presque toutes les espèces d'eaux minérales, soit ferrugineuses, soit sulfureuses ou salines; toutes ont joui de la même réputation, et ont paru également réussir; circonstance qui me détermine à penser que, si elles ont jamais guéri les écrouelles, c'est parce que l'eau élémentaire constitue la principale partie du remède.

On a depuis peu particulièrement recommandé et employé l'eau de mer; mais, d'après un grand nombre d'essais, je n'ai pu y découvrir une vertu supérieure.

1755. Les autres remèdes proposés par les praticiens sont

en très-grand nombre; mais je pense, par cela même, que
l'on doit peu s'y fier; et comme je ne vois aucune bonne
raison d'en attendre du succès, je les ai très-rarement employés.

On a beaucoup recommandé depuis peu l'écorce du Pérou; et comme il y a généralement chez les scrophuleux des
marques de relâchement et de flaccidité, il est possible que
ce tonique soit utile; cependant, dans le grand nombre de
tentatives que j'en ai faites, je ne l'ai jamais vu guérir bien
promptement la maladie.

Dans plusieurs cas, les feuilles de tussilage m'ont paru
être utiles. J'en ai fréquemment fait prendre une forte décoction avec avantage; mais le jus exprimé de cette plante m'a
mieux réussi lorsqu'on a pu l'obtenir dans son état de suc-
culence, dès qu'elle commençait à sortir de la terre au printemps (1).

1756. J'ai encore employé fréquemment la ciguë, et j'ai
remarqué qu'elle était quelquefois utile pour dissiper les
tumeurs rebelles; mais elle m'a aussi manqué fréquemment,
même dans ces cas, et je ne me suis jamais aperçu qu'elle
disposât les ulcères scrophuleux à se cicatriser.

Je ne puis terminer ce qui concerne les médicaments in-

---

(1) M. Cullen a trouvé le tussilage efficace dans des ulcères sero-
phuleux ouverts, où le quinquina n'avait produit aucun bien; je
l'ai également employé avec succès dans des circonstances semblables : il parait certain qu'il favorise la guérison des ulcères; mais
il ne fait presque rien dans l'endurcissement des glandes.

On a regardé la rhue, prise intérieurement, comme très-efficace; mais ce que l'on a avancé à son sujet ne parait pas confirmé
par un nombre suffisant d'expériences.

C'est à tort que l'on a mis au nombre des spécifiques l'éponge
brûlée, et l'eau de chaux préparée avec les écailles d'huîtres et
les coquilles d'œufs.

3.   22

ternes, sans ajouter que je n'ai jamais observé que le mercure ou l'antimoine, donnés sous une forme quelconque, eussent été utiles dans cette maladie ; et lorsqu'il est survenu un degré léger de fièvre, l'usage du mercure a été évidemment nuisible.

1757. Il est nécessaire, pendant le progrès des écrouelles, d'employer plusieurs remèdes externes. On a fait usage de différentes applications pour dissiper les tumeurs dès leur naissance ; mais les moyens que j'ai tentés jusqu'ici pour cet objet, ont été suivis de très-peu de succès. La dissolution du sucre de Saturne (acétate de plomb) m'a paru utile ; elle a néanmoins le plus souvent manqué son effet : je n'ai pas mieux réussi avec l'esprit de Mindérérus (acétate d'ammoniaque). On a fréquemment remarqué que les fomentations de toute espèce étaient nuisibles, et les bouillies paraissent uniquement hâter la suppuration : je doute que ces dernières aient jamais été avantageuses ; car les tumeurs scrophuleuses disparaissent quelquefois spontanément ; mais cela n'arrive jamais quand il est survenu un degré quelconque d'inflammation. C'est pourquoi les bouillies, qui, communément, produisent l'inflammation, empêchent les tumeurs de se résoudre, comme il aurait pu arriver si on n'avait pas eu recours aux fomentations (1).

Dans les cas même où les tumeurs scrophuleuses approchent de la suppuration, j'ai de la répugnance à en hâter l'ouverture spontanée, ou à la faire avec le bistouri : je crains que la matière scrophuleuse ne soit disposée à de-

---

(1) Les bouillies, les cataplasmes émollients, les vapeurs de l'eau chaude et les vésicatoires, n'ont réussi que dans des tumeurs qui n'étaient pas réellement scrophuleuses. Je crois que l'on peut dire la même chose de l'onguent de tabac, de celui de racine de bryone, de l'emplâtre de savon et des feuilles de ciguë, que quelques praticiens ont recommandés comme spécifiques.

venir plus âcre par sa communication avec l'air, et qu'elle n'acquière une qualité plus corrosive et ne s'étende davantage que quand elle est renfermée.

1758. Il m'a paru, d'après les connaissances que j'ai pu acquérir, que le traitement des ulcères scrophuleux avait aussi peu réussi que celui des tumeurs. Les escarotiques préparés avec le mercure ou le cuivre, ont été quelquefois utiles pour produire une suppuration convenable, et disposer l'ulcère à se cicatriser ; mais ils ont rarement réussi, et, le plus communément, ils ont donné lieu à l'ulcère de s'étendre davantage. L'escarotique dont j'ai retiré le plus d'utilité, est l'alun brûlé (sulfate acide d'alumine et de potasse calciné) ; une certaine quantité de cet escarotique, mêlée avec un onguent doux, m'a été aussi utile que toute autre application dont j'ai fait l'essai : cependant le topique qui m'a paru le plus avantageux, et dont l'usage peut être très-universel, consiste à imbiber d'eau froide des linges que l'on change fréquemment lorsqu'ils commencent à se dessécher ; car il y a de l'inconvénient à les laisser s'attacher à l'ulcère : il faut en conséquence les changer souvent le jour, et appliquer la nuit un linge sur lequel on étendra un onguent doux ou un emplâtre. J'ai quelquefois employé dans ce cas l'eau de mer ; mais je l'ai trouvée en général trop irritante : elle ne m'a pas paru, ainsi que toutes les eaux minérales, plus avantageuse que l'eau commune.

1759. Je terminerai ce que j'ai proposé sur la cure des écrouelles, par observer que le bain froid paraît avoir été plus avantageux qu'aucun des autres remèdes dont j'ai vu faire usage.

CHAPITRE II.

De la Maladie vénérienne.

1760. Les praticiens ont tant d'expérience sur le traitement de cette maladie, et l'on a publié un si grand nombre de livres sur ce sujet, qu'il ne me paraît pas nécessaire, ni même convenable, de tenter d'en donner un traité complet : c'est pourquoi je me bornerai à quelques remarques générales, qui pourront servir à éclaircir plusieurs parties de la pathologie ou de la pratique.

1761. Il est assez probable que l'on a fréquemment observé autrefois dans certaines parties de l'Asie, où régnait la lèpre, et en Europe, quand cette maladie y fut transportée, une maladie des parties de la génération, qui ressemblait à celle qui est aujourd'hui communément produite par le vice vénérien ; mais il est également probable qu'une maladie nouvelle, que l'on nomme aujourd'hui *la vérole*, fut transportée pour la première fois en Europe, vers la fin du quinzième siècle, et que cette maladie, si commune de nos jours, n'est qu'une suite de celle qui fut apportée de l'Amérique dans le temps dont je viens de parler.

1762. Cette maladie ne se manifeste jamais chez qui que ce soit, au moins accompagnée des circonstances qui la caractérisent principalement, sans qu'il y ait eu quelque communication avec une personne qui en était déjà affectée. Elle paraît le plus communément à la suite d'un commerce intime avec une personne infectée ; mais on ne peut pas expliquer clairement de quelle manière se communique l'infection. Je suis persuadé qu'elle se gagne pendant l'acte vénérien, sans qu'il y ait aucun ulcère ouvert, ni chez la personne qui communique l'infection, ni chez celle qui la reçoit ; mais, dans tous les autres cas, je pense qu'elle ne se communique jamais autrement que par le contact d'un ulcère, soit de la part de la personne qui communique l'infection ou de celle qui la reçoit.

1763. Ainsi, comme cette maladie se gagne par le contact de certaines parties, elle se manifeste toujours d'abord dans le voisinage de celles où la matière infectée a été immédiatement appliquée (1); et, par conséquent, comme

---

(1) Les exceptions que l'on a voulu apporter à cette règle générale sont très-douteuses : ainsi on ne peut être bien certain de l'existence de la maladie vénérienne, que quand ses symptômes se sont manifestés dans le voisinage d'une partie où le virus a été introduit. Si on l'a gagnée par l'acte vénérien, ce sont les parties de la génération, ou les aines, qui sont affectées d'abord ; si la nourrice a communiqué la maladie, ce sont les gencives, la bouche, la langue, le palais et la gorge de son nourrisson sur lesquels se manifestent les premiers symptômes ; et quand elle tient, au contraire, la maladie de ce dernier, le bout des mamelles ou les glandes des aisselles sont premièrement affectés ; mais, dans ce cas, le médecin doit toujours porter son jugement avec beaucoup de circonspection ; car l'existence de la maladie vénérienne héréditaire paraît être très-douteuse ; elle n'est caractérisée par aucun signe pathognomonique, et c'est à tort que l'on y rapporte communément la plupart des affections des enfants qui s'étendent plus ou moins sur toute l'habitude du corps : les nourrices sont très-sujettes à des engorgements des mamelles, qui sont suivis de suppuration, et que l'on ne doit pas attribuer au vice vénérien, quoique la bouche de l'enfant soit affectée d'aphthes, comme il arrive souvent. Toutes les fois que j'ai été consulté dans des circonstances pareilles, j'ai employé les antiphlogistiques, et les malades ont guéri sans avoir recours à aucun remède antisyphilitique. Enfin, l'on accuse en général trop légèrement les enfants de communiquer le vice vénérien ; cela ne peut arriver que quand leur bouche est infectée : on en a vu qui étaient couverts de pustules que l'on regardait comme vénériennes, ne pas communiquer la maladie ; et il est probable, comme l'a avancé Jean Hunter, que quand ils en

elle se gagne plus communément par l'acte vénérien , ses premiers symptômes se manifestent généralement sur les parties de la génération.

---

sont réellement affectés , c'est qu'ils la gagnent dans le moment de leur naissance , lorsque les parties de la génération de la mère sont affectées de virus.

J'ajouterai même que je suis porté à considérer tout ce que l'on a dit des effets du virus vénérien héréditaire , comme le fruit d'une imagination exaltée , ou même de l'ignorance. Il paraît démontré que ce virus ne laisse pas de traces qui restent cachées plusieurs années , et qui ne se développent que vers l'âge de puberté , ou vers le déclin de la vie : ceux qui ont admis cette hypothèse , ont pris des maladies qui sont l'effet d'une constitution particulière , pour des symptômes du virus vérolique ; les affections des enfants que l'on attribue à ce virus , ont existé de toute antiquité , et se sont toujours manifestées de la même manière : quelques-unes ont été , il est vrai , guéries par des préparations mercurielles , ou par des sudorifiques ; mais la méthode curative qui a réussi , ne suffit pas pour caractériser la nature de la maladie ; les Arabes avaient employé avec succès , contre les maladies de la peau , les préparations mercurielles à l'extérieur , de même que les sudorifiques , long-temps avant que l'on connût la vérole ; enfin , l'on ne peut douter que tous les animaux soient exempts de cette maladie , et néanmoins l'on en a guéri fréquemment qui avaient des tumeurs ou des ulcères considérables , par le moyen du mercure appliqué à l'extérieur , dans des cas où tous les autres remèdes avaient échoué. Il est très-douteux que les écrouelles , le rachitis , la faiblesse générale de la constitution , le rhumatisme , la goutte , la phthisie , les ulcères , les obstructions , etc., soient plus communs de nos jours que jamais ; mais quand cela serait , on devrait plutôt l'attribuer à notre éducation et à notre manière de vivre , qu'au vice vénérien : l'indolence dans laquelle ou élève les enfants , suffit pour donner lieu à une atonie générale du système , qui est le germe d'un grand nombre de maladies chroniques , comme Platon l'a observé il y a deux mille ans.

Non-seulement on soupçonne la vérole dans beaucoup de cas

1764. Lorsqu'elle a commencé à se manifester sur certaines parties, surtout sur les parties génitales de l'un ou de l'autre sexe, ses effets paraissent s'y borner pendant quelque

---

où elle n'existe pas, et l'on soumet les malades à un traitement souvent dangereux, mais on croit encore qu'elle peut se combiner avec d'autres maladies, telles que la gale, le scorbut, etc. M. Hunter observe très-judicieusement que cette opinion est contraire aux principes sur lesquels est fondée l'action morbifique dans l'économie animale. Il paraît certain, suivant ce célèbre médecin, que deux actions ne peuvent avoir lieu dans la même constitution, ni dans la même partie en même temps, et la puissance de résister à plusieurs miasmes peut, dans certaines circonstances, dépendre de quelque maladie qui rend le corps incapable d'une nouvelle action. Deux maladies peuvent, il est vrai, quelquefois exister ensemble; mais alors elles affectent des parties différentes.

Quoique le virus vénérien ne produise pas, comme on l'a avancé, diverses maladies chroniques, il est possible qu'en occasionant une irritation particulière, ou en affaiblissant l'action du système, il en détermine quelques-unes à se manifester; mais c'est à tort qu'on a confondu ces maladies avec la vérole même, puisque le mercure, loin de les guérir, les aggrave fréquemment : ainsi j'ai observé différentes tumeurs de la matrice qui sont devenues extraordinairement douloureuses et incurables, parce qu'on les a regardées comme une suite du virus vénérien, et que l'on a voulu tenter de les détruire par l'usage des mercuriaux. L'engorgement des aines n'est pas même un signe suffisant pour constater que l'affection de la matrice dépend de ce virus ; car, de même que l'irritation de l'urètre suffit pour donner lieu à un engorgement des glandes situées dans cette partie, toute irritation considérable de l'utérus peut produire un effet semblable. Les observations suivantes pourront contribuer à faire connaître la nature du virus vénérien, et la manière dont il peut se communiquer.

Quelques auteurs ont cru que la contagion de la vérole était un miasme qui pouvait se communiquer sous forme de vapeur ; mais cette opinion est contraire à l'observation journalière : il paraît démontré que la matière imprégnée du virus vénérien ne peut agir

temps : dans beaucoup de cas même, elle ne s'étend pas
plus loin ; dans d'autres, cependant, le virus passe des
parties qui ont été affectées les premières, c'est-à-dire des

---

que quand elle est appliquée dans un état de fluidité, ou qu'elle
est rendue fluide par les liqueurs de la partie qui la reçoit.

Le virus vénérien prend communément la forme de pus, ou il
s'unit au pus ou à quelque sécrétion du même genre, et il engendre
une matière semblable chez les individus qui le reçoivent ; ce qui
prouve qu'il est en général une conséquence de l'inflammation,
quoiqu'il ne le soit pas nécessairement. Outre l'inflammation qui
survient dans les parties ainsi infectées, il s'y produit une action
particulière, différente de toutes celles qui accompagnent communément les autres inflammations. C'est à cette modification
particulière d'action, que l'on doit attribuer la qualité de la matière qui est alors engendrée. Néanmoins il n'est pas nécessaire
que l'inflammation subsiste pour entretenir cette modification d'action ; car le vice vénérien continue à se former long-temps après
que les signes d'inflammation ont cessé. Ainsi on a vu des hommes
chez lesquels il ne restait qu'un simple écoulement de matière
muqueuse, ou un chancre presque cicatrisé, donner la maladie à
des femmes saines ; et l'on voit beaucoup de gonorrhées vénériennes
survenir sans aucun signe d'inflammation.

Chez les femmes, l'inflammation est fréquemment très-légère,
souvent même il n'y en a pas le moindre signe ; et il est très-cons-
tant qu'elles peuvent infecter les hommes, quoiqu'elles n'aient
elles-mêmes aucun symptôme d'inflammation, ni même de la maladie vénérienne, sous une forme quelconque. Ainsi, lorsque l'inflammation et la suppuration surviennent, leur degré dépend plutôt de la constitution particulière du malade, que de la nature du
virus vénérien, qui est toujours le même, et agit toujours avec
autant d'activité, soit que ses effets se manifestent sous forme de
gonorrhée ou sous celle de chancre.

Le virus vénérien ne réside que dans la matière qui est produite
par l'inflammation ou sans inflammation, et il ne peut même
exister sans que cette matière se forme. Toute irritation vénérienne qui n'est pas accompagnée d'écoulement, est insuffisante

parties de la génération, dans les vaisseaux sanguins, d'où elle se répand, et produit différents désordres dans plusieurs autres parties du corps.

D'après l'observation de ces circonstances, les médecins ont, avec beaucoup de raison, distingué les différents degrés de la maladie, suivant qu'ils sont bornés à une partie ou plus universellement répandus : ils ont donné au premier degré des noms propres à la manière dont la maladie se manifeste, et ils ont presque entièrement réservé le nom de *maladie vénérienne* ou de *vérole*, pour désigner l'autre affection générale. Dans les remarques que je vais offrir, je commencerai par considérer l'affection locale.

1765. Cette affection locale se manifeste particulièrement sous la forme de gonorrhée ou de chancre.

Il n'est pas nécessaire que je décrive les phénomènes de la gonorrhée (1), soit commençante, soit avancée, ou les

---

pour communiquer la maladie. C'est pourquoi l'on a vu des hommes qui en étaient infectés, approcher de leur femme sans la leur communiquer, avant que l'écoulement se fût manifesté.

(1) On appelle gonorrhée tout écoulement contre nature du canal de l'urètre chez les hommes, accompagné d'une sensation de plaisir ou non. N. C. Genre cxxii.

M. Cullen admet quatre espèces de gonorrhées : I, la gonorrhée *pure* ou la gonorrhée *bénigne* des auteurs ; II, la gonorrhée *impure ;* III, la gonorrhée produite par le *relâchement ;* IV, la gonorrhée qui survient pendant le *sommeil.*

I. La gonorrhée *pure* se connaît à une humeur puriforme qui sort de temps en temps de l'urètre, sans être accompagnée de dysurie ou de sensation de plaisir, chez ceux qui n'ont pas eu de commerce avec une personne infectée.

Cette espèce est ordinairement de peu de durée ; l'abus de la bière y donne quelquefois lieu, et elle se guérit alors en buvant un peu d'eau-de-vie : les lavements chauds et l'équitation produisent aussi cette gonorrhée chez ceux dont les vésicules séminales sont

symptômes qui accompagnent l'ardeur d'urine, tels que le sentiment d'une corde et autres. J'observerai uniquement que la principale circonstance qui mérite attention , est

---

pleines ; elle n'est dangereuse que quand elle devient habituelle, comme il arrive lorsque les conduits excrétoires des vésicules séminales sont relâchés ou corrodés par l'excès des plaisirs de Vénus, ou par des gonorrhées virulentes réitérées. Certaines affections du système peuvent aussi donner lieu à la gonorrhée : ainsi on l'a vue survenir à la suite d'une dent arrachée. L'urètre est aussi quelquefois le siége de la goutte et du rhumatisme, d'où il peut résulter une gonorrhée.

II. La gonorrhée *impure* ou virulente, est celle où, après avoir eu commerce avec une personne infectée, il sort de l'urètre une humeur puriforme, accompagnée de dysurie.

La dysurie ou l'ardeur d'urine est particulièrement remarquable chez les hommes qui sont attaqués pour la première fois de la gonorrhée virulente ; et alors le pus est communément verdâtre : mais, dans les cas de rechute, que l'on ait eu commerce ou non avec une personne infectée, la dysurie est moins considérable que la première fois, ou n'existe pas ; les femmes même sont rarement affectées de dysurie, quoiqu'il sorte un pus verdâtre, parce que le siége des ulcères, qui fournissent alors ce pus, est éloigné de l'urètre. Mais on doit soupçonner le vice vénérien lorsqu'elles éprouvent de la douleur aux approches de l'homme, quoique l'écoulement des urines soit libre.

Lorsque la gonorrhée vieillit, la dysurie se dissipe entièrement ou est très-légère, les douleurs et la fréquence des érections se modèrent ; il sort, surtout lorsque l'on comprime le gland, une goutte ou deux d'une liqueur muqueuse, qui jaunit en se desséchant sur le linge. Cette gonorrhée se nomme *gonorrhée muqueuse*.

La gonorrhée affecte différentes parties chez les hommes, mais particulièrement le canal de l'urètre, quelquefois les prostates et les vésicules séminales, dont les conduits excrétoires s'ouvrent près du vérumontanum ; ce qui donne lieu à la tumeur, à la douleur du périnée, à la dysurie et à la strangurie : dans ce cas, l'humeur qui sort est plus épaisse et en plus grande quantité. Souvent les

l'état d'inflammation de l'urètre, que je regarde comme inséparable de la maladie.

1766. Dans ces circonstances, qui sont très-connues, la

---

glandes de Cooper ou de Littre sont affectées ; mais il est rare qu'elles le soient seules.

Chez les femmes, les lacunes de Graaf, situées près de l'orifice externe de l'urètre, sont très-fréquemment affectées, ou il n'y a que les glandes sébacées répandues dans le vagin et la vulve qui le sont ; ce qui produit chaleur et douleur, et rarement dysurie, à moins que l'urine ne passe sur les parties qui sont irritées. Il y a quelquefois une douleur au périnée, qui indique que la maladie s'étend jusqu'aux glandes de Cooper. Néanmoins, il est communément très-difficile de distinguer la gonorrhée des flueurs blanches : le virus vénérien peut exister chez les femmes sans augmenter l'écoulement habituel ; les douleurs et les sensations particulières qu'elles éprouvent dans ces parties, ne sont pas des symptômes suffisants pour caractériser la gonorrhée ; l'inspection des parties ne donne pas en général plus de lumières ; elles peuvent garder plusieurs années la maladie, et on ne peut être certain, dans plusieurs cas, qu'elles en sont infectées, que quand elles la communiquent.

III. La gonorrhée produite par *relâchement*, ou la gonorrhée libidineuse de Sauvages, est une espèce très-singulière de satyriasis, dans laquelle il sort de temps en temps de l'urètre, pendant la veille, une humeur communément limpide, qui n'est pas accompagnée d'érection, mais d'un sentiment de plaisir.

IV. La gonorrhée qui survient pendant le *sommeil*, ou la pollution nocturne, est une émission de semence accompagnée d'érection et d'une sensation agréable, qui a lieu à la suite des rêves voluptueux.

On a donné le nom de *fausse gonorrhée* aux écoulements qui ne viennent pas du canal de l'urètre. Il y en a deux espèces : 1° la matière puriforme ou muqueuse sort de la couronne du gland et du prépuce, après avoir eu commerce avec une personne infectée. Cette espèce est assez commune, et aisée à reconnaître : elle est quelquefois accompagnée de chancres, et alors elle donne souvent

gonorrhée continue plus ou moins, suivant la constitution du malade : elle subsiste ordinairement plus long-temps chez ceux qui sont plus vigoureux ou plus robustes ; ce qui peut aussi dépendre du régime que suit celui qui en est affecté, ou du soin que l'on prend pour modérer ou guérir la maladie. Dans beaucoup de cas, si, par un régime convenable, on évite soigneusement l'irritation que produit l'état d'inflammation, la gonorrhée cesse spontanément, les symptômes d'inflammation diminuent par degrés, la matière évacuée devient plus épaisse et plus visqueuse ; elle acquiert aussi une couleur plus blanche, jusqu'à ce que l'écoulement cesse enfin entièrement ; et, soit que la maladie se guérisse ainsi spontanément ou par le secours de l'art, elle subsiste souvent sans communiquer aucune infection aux autres parties du corps.

1767. Dans d'autres cas, néanmoins, la maladie ayant été négligée ou aggravée par un mauvais régime, continue long-temps avec tous ses symptômes, et produit d'autres désordres variés des parties de la génération, qu'il est inutile de décrire ici, parce que la plupart des auteurs en ont fait mention : j'observerai seulement que l'inflammation de l'urètre semble, quand elle commence, avoir particulièrement ou même uniquement son siége dans la partie intérieure de ce canal ; mais dans ces cas, où la maladie a

---

lieu au phimosis. 2º La seconde espèce diffère de la précédente, en ce qu'elle n'est pas produite par le virus véuérien ; on la nomme *gonorrhée pure du prépuce* : le gland et le prépuce sont affectés de rougeur et d'une phlogose légère ; il sort une petite quantité d'une matière jaunâtre fétide, et, lorsque les urines cessent de couler, le malade éprouve une dysurie légère, qui est produite par quelques gouttes d'urine qui passent dessus le prépuce : cette maladie affecte particulièrement les jeunes gens chez qui le prépuce est fort long et recouvre le gland.

été négligée et s'est aggravée, l'inflammation s'étend supérieurement le long de l'urètre, et gagne même le col de la vessie. Dans ces circonstances, il survient une inflammation plus considérable dans certaines parties de l'urètre, d'où résultent une suppuration et un ulcère, qui quelquefois communiquent le vice vénérien à tout le système, et produisent la vérole confirmée.

1768. C'était une opinion assez généralement admise, il y a quelque temps, que la gonorrhée dépendait toujours d'ulcères du canal de l'urètre, qui donnaient lieu à un écoulement de matière purulente : il survient en effet quelquefois des ulcères de la manière que je viens de le dire. Mais nous sommes aujourd'hui assurés, d'après un grand nombre d'ouvertures de cadavres de personnes qui sont mortes étant attaquées de la gonorrhée, que cette maladie peut exister sans qu'il y ait d'ulcère dans l'urètre ; et il est probable, d'après plusieurs observations, que cela arrive communément ; de manière que l'écoulement qui a lieu, n'est qu'un mucus vicié, qui sort des follicules muqueux de l'urètre.

1769. Quoique la plupart des symptômes de la gonorrhée soient dissipés, il arrive souvent qu'une matière muqueuse continue à sortir de l'urètre long-temps après, quelquefois même pendant une grande partie de la vie. Cet écoulement est désigné sous le nom de *gonorrhée muqueuse.*

Il est bon d'observer à cet égard que, dans quelques cas, lorsqu'il est certain que la matière qui sort ne contient aucun virus vénérien, elle prend souvent l'apparence puriforme ; la couleur en est jaune et verdâtre, comme on l'observe dans le commencement et pendant le cours de la gonorrhée virulente. Ces changements qu'éprouve la matière de la gonorrhée muqueuse, après avoir été moins colorée, ont souvent donné lieu de supposer que le malade

avait été infecté de nouveau ; mais je suis certain que ces
changements peuvent être produits quelquefois par d'autres
causes de différente nature, et particulièrement par l'intempérance dans les plaisirs de Vénus, réunie aux excès de
boisson. Je pense néanmoins que cela arrive rarement à
d'autres qu'à ceux qui ont été fréquemment attaqués de gonorrhée virulente, et chez lesquels il reste un écoulement
muqueux plus ou moins considérable ; mais je dois aussi observer que j'ai vu des écoulements du canal de l'urètre qui
ressemblaient à ceux que produit la gonorrhée virulente
chez des personnes qui n'avaient jamais eu, dans aucun
temps de leur vie, cette dernière maladie, ni aucun autre
symptôme d'affection syphilitique.

Le but de ces observations est de rappeler aux praticiens,
ce à quoi j'ai remarqué qu'ils ne faisaient pas toujours beaucoup d'attention, que, chez les personnes attaquées d'un
ancien écoulement, les apparences de la gonorrhée virulente peuvent revenir sans une nouvelle infection, et n'exigent pas en conséquence le traitement qui pourrait être
nécessaire dans ce dernier cas. Lorsqu'il était d'usage, dans le
traitement de la gonorrhée, d'employer très-fréquemment
les purgatifs, et quelquefois même les drastiques, j'ai vu la
gonorrhée muqueuse, ou la fausse gonorrhée, être considérablement aggravée par cette pratique, se prolonger
long-temps, et la constitution du malade en être très-affec-
tée. Bien plus, afin de prévenir avec plus de certitude les
erreurs de ce genre, il faut observer que la fausse gonorrhée
est quelquefois accompagnée d'ardeur d'urine, et d'un certain degré d'inflammation ; mais ces symptômes sont rarement considérables, et disparaissent communément en peu
de jours, en faisant uniquement usage du régime antiphlo-
gistique.

1770. Quant à la cure de la gonorrhée virulente, j'observerai uniquement que s'il est vrai, comme je l'ai dit plus

haut, que souvent la maladie se guérisse spontanément par un régime convenable, et que toute la matière virulente s'évacue ainsi entièrement sans le secours de l'art, il paraît que le praticien n'a rien à faire que de modérer et dissiper l'inflammation qui entretient la maladie, et occasione tous les symptômes fâcheux qui surviennent. En conséquence, l'unique objet de notre art, dans le traitement de la gonorrhée, est de détruire l'inflammation qui l'accompagne; et je pense que l'on peut communément y parvenir en évitant l'exercice, en suivant un régime austère et rafraîchissant, en s'abstenant entièrement des liqueurs fermentées et spiritueuses, et en buvant une grande quantité de doux délayants.

1771. L'ardeur d'urine, si incommode dans cette maladie, exige d'être détruite le plus tôt possible, en ce qu'elle est l'effet de l'augmentation de sensibilité que l'état inflammatoire produit dans l'urètre, et que, d'une autre part, l'irritation de l'urine augmente l'inflammation : on ne peut mieux remplir cette indication, qu'en faisant prendre une grande quantité de liquide doux. On peut employer les adoucissants; mais ils font peu d'effet, à moins qu'ils ne soient délayés dans une grande quantité d'eau. On donne communément le nitre, parce qu'on le suppose rafraîchissant; mais des observations réitérées m'ont convaincu que ce remède est inutile à petite dose, et qu'il est toujours nuisible à grande dose, parce que toute matière saline entraînée avec l'urine, occasione généralement une irritation de l'urètre. Pour arrêter l'irritation que produit l'augmentation de sensibilité de l'urètre, on fait usage d'injections avec des mucilages ou quelque huile douce; mais j'ai rarement observé que cette pratique fût fort utile.

1772. La constipation peut être nuisible, parce qu'elle occasione une irritation du système en général, et du canal de l'urètre en particulier, comme il arrive toujours lorsque le malade rend des excréments durs : c'est pourquoi il faut avoir toujours soin d'éviter ou de dissiper la constipation pendant la gonorrhée ; j'ai retiré , dans ce cas , de grands avantages de l'usage fréquent des lavements d'eau et d'huile. Néanmoins si l'on ne peut, par ce moyen, remédier entièrement à la constipation , il sera nécessaire de faire prendre des laxatifs par la bouche, pourvu cependant que l'on choisisse les plus doux , et ceux qui peuvent procurer uniquement la liberté du ventre et un léger dévoiement, sans beaucoup purger.

La pratique de purger fréquemment, autrefois fort en vogue , et qui n'est pas encore entièrement abandonnée, m'a toujours paru être en général superflue , et souvent très-nuisible. Les purgatifs même que l'on a regardés comme rafraîchissants , tels que le sel de Glauber (sulfate de soude), le tartre soluble (tartrate de potasse), et les cristaux de tartre (tartrate acidule de potasse), dont une partie passe par les urines , peuvent être nuisibles de la manière que je l'ai exposé en parlant du nitre ; et en produisant des selles très-liquides , dont la matière est généralement âcre, ils irritent le rectum , et par conséquent le canal de l'urètre. Mais les purgatifs âcres , et qui sont jusqu'à un certain point drastiques, produisent encore plus sûrement ce dernier effet.

1773. Dans les cas où la gonorrhée est accompagnée d'une inflammation vive , la saignée peut être utile ; elle est même très-convenable aux personnes d'une constitution forte et vigoureuse , chez lesquelles la maladie est communément très-violente. Néanmoins, comme les saignées générales contribuent peu, quand il n'y a pas de diathèse inflammatoire du système, à détruire l'inflammation locale , celles que l'on fait dans le voisinage de la partie affectée , en appliquant des sangsues sur l'urètre, sont en général plus efficaces pour modérer l'inflammation dans la gonorrhée, lorsqu'elle est considérable.

1774. Quand la gonorrhée est accompagnée de phimosis, les fomentations émollientes, appliquées sur tout le pénis, sont souvent utiles. Il est nécessaire dans ces cas, et avantageux dans tous les autres, de tenir la verge couchée sur le ventre, soit que le malade marche ou qu'il reste assis.

1775. On a remarqué que quand il y avait des érections fréquentes et que le malade ressentait comme une corde le long du canal, il était utile d'appliquer sur toute la verge une bouillie faite avec la mie de pain, humectée d'une forte dissolution de sucre de Saturne (acétate de plomb). Il est cependant souvent arrivé que cette pratique ne m'a pas réussi ; peut-être parce que les cataplasmes entretenaient trop de chaleur autour de la verge, et par là donnaient lieu au retour des symptômes que je désirais éviter. Je n'ai pas fait assez souvent usage des lotions avec la dissolution du sucre de Saturne, sur la partie externe de l'urètre, pour pouvoir décider si elles peuvent être utiles dans ce cas.

1776. Quant à l'usage des injections, que l'on emploie si fréquemment dans la gonorrhée, je suis persuadé que les injections astringentes sont pernicieuses dans le commencement de la maladie ; non pas parce qu'elles produisent la vérole, comme on se l'imagine communément, mais parce qu'elles augmentent l'inflammation, en déterminent toutes les conséquences, et particulièrement le gonflement des testicules, qui est un symptôme très-fâcheux. Cependant lorsque la maladie a duré quelque temps, et que les symptômes inflammatoires sont considérablement modérés, je pense que les injections légèrement astringentes, ou au moins dont on augmente la force par degrés, peuvent terminer plus promptement la maladie qu'elle ne l'aurait été sans leur

secours ; et que l'on peut, par ce moyen, prévenir en général les écoulements, qui souvent subsistent fort long-temps.

1777. Il est assez ordinaire, outre les injections astringentes, d'employer celles où entrent les préparations mercurielles. A l'égard de cette pratique, quoique je sois convaincu que le virus qui produit la gonorrhée, et celui qui
engendre les chancres et la vérole, sont d'une seule et même
nature, je pense néanmoins que le mercure ne peut être
utile dans la gonorrhée pour corriger la virulence de l'infection, et qu'il n'est pas en conséquence un remède généralement nécessaire dans cette maladie. Cependant, je ne
doute point qu'étant appliqué sur la surface interne de l'u-
rètre, il ne puisse être utile pour procurer un écoulement
plus abondant et plus facile de la matière virulente contenue
dans les glandes muqueuses. D'après cette supposition, j'ai
fréquemment employé les injections mercurielles, et, autant
que j'en puis juger, elles ont été avantageuses ; elles donnent souvent à la matière qui forme l'écoulement la consistance et la couleur qui précèdent communément sa cessation
spontanée. J'évite ces injections lorsque la maladie est récente, ou que l'inflammation est encore considérable ; mais
lorsque, l'inflammation étant un peu modérée, l'écoulement
a toujours néanmoins une apparence virulente, j'emploie
librement les injections mercurielles. Je ne me sers que de
celles qui contiennent le mercure entièrement sous forme
liquide, et j'évite celles qui peuvent déposer une poudre
âcre dans l'urètre. La préparation que j'ai trouvée la plus
utile, est la dissolution de sublimé corrosif dans l'eau, suffisamment délayée pour qu'elle ne produise aucune irritation
violente ; mais il est essentiel que cette dissolution ne soit
pas délayée au point de ne produire aucune cuisson. Il est
à peine nécessaire d'ajouter que quand on a lieu de soupçonner qu'il y a déjà des ulcères de formés dans l'urètre,

les injections mercurielles, non-seulement conviennent, mais même sont l'unique remède efficace que l'on puisse employer.

1778. Quant à la cure de la gonorrhée, je n'ai plus qu'une remarque à faire. La plupart des symptômes qui surviennent dans cette maladie étant produits par l'irritation qu'occasione l'action d'un stimulus, on peut souvent modérer les effets de cette irritation, en diminuant l'irritabilité du système; et l'on sait qu'il n'y a pas de moyen plus certain pour remplir cette indication que d'employer l'opium. C'est pourquoi je regarde l'usage d'en appliquer directement sur l'urètre, et d'en donner par la bouche, comme extrêmement utile dans la plupart des gonorrhées.

1779. Après avoir ainsi donné quelques remarques sur la gonorrhée en général, je pourrais considérer en particulier les différents symptômes qui l'accompagnent si fréquemment; mais il ne me paraît pas nécessaire de m'occuper de cet objet, d'après ce qui a été publié depuis peu par le docteur Foart Simmons (1), et par le docteur Swédiaur, qui ont traité ce sujet fort au long, avec beaucoup de jugement et d'art.

1780. L'autre forme d'affection locale sous laquelle se manifeste la maladie vénérienne, est le chancre. On a si souvent décrit la manière ordinaire dont il survient, que je ne m'en occuperai pas ici : j'ai peu de remarques à faire sur cet objet; mais j'observerai premièrement que jamais les chancres ne se manifestent, à ce que je crois, sans communiquer immédiatement au sang plus ou moins du virus vénérien. J'ai constamment observé en effet, que si l'on ne donne pas sur-le-champ le mercure intérieurement, quand il a paru des chancres, il succède toujours quelques symp-

____

(1) Son livre est traduit en français sous le titre d'*Observations sur le traitement de la Gonorrhée*.

23.

tômes de maladie vénérienne générale ; et quoique l'usage interne du mercure puisse empêcher ces symptômes de se manifester, il y a encore lieu de présumer que le virus s'était communiqué à la masse du sang, parce que le mercure ne peut agir sur ce poison que quand il est répandu dans les fluides.

1781. Les praticiens ont mis en question, au sujet des chancres, si on devait les cicatriser sur-le-champ par des applications externes, ou les laisser quelque temps ouverts sans y rien appliquer qui fût capable de les détruire. On a supposé qu'en les guérissant subitement on faisait rentrer dans la masse du sang le virus, qui aurait pu s'évacuer par le chancre. Néanmoins cette supposition est très-douteuse ; et je suis certain, d'une autre part, que plus le chancre reste de temps ouvert, plus il s'engendre en général de virus, et plus il en passe dans la masse du sang (1). Et quand même la supposition dont j'ai parlé plus haut, serait vraie, il ne pourrait en résulter de grandes conséquences, si l'on avait recours sur-le-champ à l'usage interne du mercure, que je juge nécessaire dans toute espèce de chancre. J'ai souvent vu des conséquences très-fâcheuses survenir pour avoir négligé de favoriser la guérison des chancres ; et les symptômes de la maladie vénérienne générale m'ont toujours paru plus considérables et plus violents, à proportion

---

(1) On peut comparer le virus vénérien au poison de la rage : ce n'est qu'en détruisant le plus promptement possible la partie sur laquelle il est déposé, que l'on peut espérer de prévenir l'absorption ou d'en modérer les effets. Ainsi M. Hunter, ayant à traiter un chancre qui était fort étendu, sur lequel il ne pouvait appliquer les escarotiques, l'enleva en entier par le moyen de l'incision, et l'ulcère s'est facilement guéri. Je crois qu'il n'y a pas, dans de pareils cas, de moyen plus prompt ni plus sûr d'empêcher l'affection générale de se manifester.

du temps que l'on a mis à cicatriser les chancres. On doit donc toujours tâcher de les guérir le plus tôt possible, et employer pour cet effet l'unique moyen qui est très-efficace, savoir, les mercuriaux appliqués sur le chancre même. Les chancres récents, et qui n'ont pas encore formé d'ulcère considérable, peuvent souvent être détruits par l'onguent mercuriel ordinaire; mais il m'a paru que le moyen le plus puissant était l'application du précipité rouge en poudre sèche.

1782. Quand, en conséquence des chancres, ou des autres circonstances dont j'ai parlé plus haut, le virus vénérien s'est communiqué à la masse du sang, il produit un grand nombre de symptômes variés dans différentes parties du corps, dont l'énumération et la description sont inutiles ici, parce qu'un grand nombre d'auteurs ont déjà rempli cet objet avec beaucoup d'exactitude (1).

---

(1) L'affection générale est caractérisée par les ulcères des amygdales; la peau est couverte de pustules rassemblées en placards, qui se terminent par des croûtes, par des ulcères croûteux, qui affectent particulièrement le cuir chevelu; les douleurs ostéocopes et les exostoses se réunissent enfin à ces symptômes, qui ne paraissent qu'après avoir eu commerce avec une personne infectée, et qu'à la suite de l'affection des parties de la génération. N. C. Genre LXXXV.

Il n'y a qu'une seule espèce de vérole; car on ne doit pas y rapporter certains phénomènes que produit le virus caché de la plique polonaise, tels que les douleurs lancinantes de la tête et des articulations, les ulcères des narines et du gosier, les nodus et les tubercules qui se manifestent aux mains et aux pieds, que l'usage du mercure aggrave, et que l'on guérit par les remèdes propres à la plique polonaise.

L'on ne connaît pas suffisamment la maladie des Indes, décrite par Pison, que Sauvages désigne sous le nom de *syphilis indica*, pour en faire une espèce séparée.

(Ici se trouvait placé, dans l'édition de 1785, un long extrait

1783. Lorsqu'il se manifeste quelques-uns de ces symptômes à un degré quelconque, ou dès que l'on s'est assuré que les circonstances qui déterminent la communication du virus vénérien ont eu lieu, je pense qu'il est nécessaire de recourir sur-le-champ à l'usage interne du mercure; et je suis très-persuadé que ce remède, employé sans délai, et en suffisante quantité, préviendra certainement les symptômes, qui, sans cela, seraient survenus promptement, ou dissipera ceux qui pourraient s'être déjà manifestés. Dans l'un et l'autre cas, il mettra le malade à l'abri des suites de l'infection.

1784. Je regarde cet avis, d'employer le mercure promptement et à une dose convenable, comme le plus important que l'on puisse donner pour la guérison de la maladie vénérienne; je conviens que la virulence du poison peut être plus considérable dans certains cas que dans d'autres; et même que quelques constitutions peuvent favoriser plus que d'autres, la violence de la maladie; néanmoins je suis très-convaincu que le plus souvent, lorsque la vérole a été violente et opiniâtre, cela était entièrement dû à ce que l'on avait négligé de faire usage du mercure de bonne heure.

1785. Je ne prétends pas déterminer s'il y a d'autres remèdes antisyphilitiques connus, ou si l'on pourra en découvrir par la suite; mais je suis persuadé que, dans la plupart des cas, le mercure, convenablement employé, est un remède très-certain et très-efficace. Quant aux autres remèdes que l'on a proposés, je remarquerai seulement que

---

du *Traité sur les Maladies vénériennes* de J. Hunter, dont M. Audiberti a publié depuis une traduction complète, et que nous n'avons pas cru devoir conserver. Nous avons aussi omis à dessein un grand nombre de notes relatives à la même doctrine, ou propres à M. Bosquillon, et dont la réimpression n'eût paru aujourd'hui d'aucune utilité.) (D. L.)

j'ai observé que la décoction de mézéréon contribuait à la guérison des ulcères qui semblaient avoir résisté à l'action du mercure.

1786. Je ne pense pas qu'il soit nécessaire de donner ici la liste des préparations variées et très-nombreuses de mercure, parce qu'elles sont communément très-connues, et que depuis peu le docteur Swédiaur en a donné une très-bonne énumération. Le choix du plus grand nombre paraît être indifférent; car je crois que l'on a guéri, et que l'on peut encore guérir par différentes préparations, convenablement administrées. La meilleure méthode semble consister, *premièrement*, dans le choix des préparations qui passent le moins facilement par les selles; c'est pourquoi l'application externe du mercure au moyen des frictions est, dans beaucoup de cas, la manière la plus convenable de l'administrer; *secondement*, soit que l'on emploie les frictions, ou que l'on donne le mercure intérieurement, il faut le prescrire en quantité suffisante pour qu'il produise des effets sensibles sur la bouche; et, *troisièmement*, il ne faut pas entretenir ces effets fort long-temps, mais continuer cependant l'usage du mercure plusieurs semaines, ou quelque temps après que les symptômes de la maladie ont entièrement disparu. Je ne dis rien du régime convenable et nécessaire aux malades pendant l'usage du mercure, parce que je présume qu'il est très-connu.

1787. Entre les autres préparations mercurielles, je pense que l'on a souvent donné le sublimé corrosif avec avantage; mais qu'il exige d'être continué plus de temps qu'il n'est nécessaire, lorsque l'on emploie les autres préparations de la manière que j'ai proposée plus haut; et je soupçonne que souvent il n'a pas guéri, parce que les personnes qui en prenaient s'exposaient en même temps à l'air libre.

1788. Je pourrais offrir quelques remarques particulières sur ces objets, et sur d'autres relatifs à l'administration du mercure, et à la cure de cette maladie ; mais je pense qu'elles sont généralement connues : il me suffit de dire ici que si les praticiens faisaient attention, et si les malades voulaient se soumettre aux règles générales que j'ai données plus haut, ils obtiendraient presque toujours une guérison certaine et prompte de cette maladie.

CHAPITRE III.

Du Scorbut.

1789. Cette maladie est si fréquente, et ses effets sont si souvent funestes dans les flottes et dans les armées, qu'elle a, avec beaucoup de raison, attiré l'attention particulière des médecins. Il est même surprenant que ceux qui sont à la tête de l'état et les médecins ne s'en soient pas plus tôt occupés spécialement, de manière à prendre les mesures et à établir les réglements capables de prévenir les ravages qu'elle produit si souvent. Néanmoins, depuis cinquante ans, on y a tellement fait attention, et on l'a étudiée avec tant de soin, que l'on pourrait croire que toutes les circonstances qui y ont rapport sont si complétement et si exactement connues, que tout travail nouveau sur cet objet serait superflu. Ceci peut être vrai ; mais il me paraît qu'il y a encore plusieurs circonstances relatives à cette maladie, sur lesquelles les médecins ne sont point d'accord, et qu'entre les différentes opinions que l'on a adoptées, il y en a quelques-unes qui peuvent avoir des effets funestes dans la pratique : je suis tellement persuadé de ce que je viens d'avancer, que j'espère qu'on m'excusera de tenter d'établir ici les faits tels qu'ils me paraissent exister d'après les meilleures autorités, et de donner quelques remarques sur les opinions qui peuvent influer sur la pratique, quant aux moyens de prévenir et de guérir cette maladie.

1790. Les phénomènes du scorbut ont été jusqu'ici si complétement observés , et décrits avec tant d'exactitude , qu'il ne reste plus aucun doute sur les moyens de le reconnaître quand il existe, ou de le distinguer de toute autre infirmité (1). Il paraît en particulier qu'il est bien décidé aujourd'hui, qu'il n'y a qu'une maladie à laquelle on donne le nom de scorbut , qui est la même sur terre que sur mer ; et même dans tous les climats et dans toutes les saisons, parce qu'elle dépend partout à peu près des mêmes causes ; il semble aussi qu'elle ne varie nullement , ni par ses phénomènes , ni par ses causes , comme on se l'était imaginé il y a quelque temps.

1791. Je ne décrirai donc pas ici les phénomènes du scorbut , parce qu'on l'a fait complétement et avec exactitude (2) ; je tâcherai seulement de déterminer les faits relatifs aux moyens de prévenir et de guérir la maladie dont il paraît que l'on ne convient pas encore entièrement. Je parlerai d'abord des circonstances qui la précèdent , et qui peuvent en être considérées comme les causes éloignées.

1792. La circonstance la plus remarquable entre celles qui précèdent la maladie, c'est qu'elle attaque le plus communément ceux qui vivent particulièrement d'aliments salés;

---

(1) Le scorbut est une maladie particulière aux climats froids , produite par l'usage des nourritures animales salées , qui approchent de l'état de putréfaction , lorsque l'on manque en même temps de nourriture végétale récente : il se reconnaît à des lassitudes , à l'état des gencives , qui sont gonflées , flasques et saignantes , à la fétidité de l'haleine ; il survient en même temps sur la peau , et particulièrement autour de la racine des poils , des taches de différentes couleurs , qui sont communément livides. N. C. Genre LXXXVI.

(2) Des motifs , déjà maintes fois déduits , nous ont engagé à supprimer la très-longue description du scorbut, que M. Bosquillon avait jointe à son édition. (D. L.)

et il est fort douteux qu'elle survienne jamais dans d'autres circonstances. Ces aliments sont souvent dans un état de putridité ; mais on a spécialement attribué le scorbut à l'usage long-temps continué d'une nourriture animale qui se trouvait dans un état de putridité et en quelque sorte incapable de se digérer. Les aliments salés produisent-ils le scorbut autrement que parce qu'ils deviennent plus difficiles à digérer ? c'est une question que l'on n'a pas encore pu résoudre.

1793. Il me paraît que le sel concourt à produire cet effet ; car il n'y a guère d'exemples que cette maladie se soit manifestée, sans avoir vécu d'aliments salés , et à peine peut-on en citer un où leur usage long-temps continué ne l'ait produite ; en outre il y a des preuves que l'on a empêché le scorbut de se déclarer, en évitant les aliments salés , ou en diminuant leur quantité , quoique les circonstances fussent entièrement les mêmes. D'ailleurs , si l'on admet cette preuve, je tâcherai de démontrer par la suite , que l'usage du sel pris en grande quantité a une tendance à aggraver et à augmenter la cause prochaine du scorbut.

1794. Il faut cependant convenir que la principale circonstance qui produit le scorbut , est de vivre en grande partie et très-long-temps de nourriture animale, surtout quand elle est dans un état de putridité ; ce qui le prouve évidemment, c'est qu'en faisant usage d'une certaine quantité de végétaux frais , on est toujours sûr de prévenir la maladie.

1795. On a pensé qu'entre les causes qui produisaient le scorbut , il fallait surtout placer les nourritures animales qui se digèrent difficilement ; on a tenté de confirmer cette opinion , en observant que les autres aliments dont on se nourrissait dans les mêmes circonstances , étaient aussi d'une digestion difficile. On croit que c'est surtout le cas des farineux non fermentés qui forment si communément une partie de la nourriture des marins : mais je regarde cette opinion comme très-mal fondée ; car les farineux non fermentés, formant une portion considérable de la nourriture des enfants, des femmes et de la plus grande partie du genre humain, ne peuvent guère être regardés comme des aliments de difficile digestion : et il y a même des faits qui prouvent que les farineux non fermentés, employés en grande quantité, loin de produire le scorbut, ont beaucoup contribué à en arrêter les progrès.

1796. On s'est imaginé que certaines vapeurs dont l'air de la mer était chargé, contribuaient au scorbut ; mais cela est entièrement dépourvu de probabilité : car on ne pourrait que le soupçonner chargé de vapeurs méphitiques ou inflammables ; et l'on sait aujourd'hui que ces vapeurs sont en bien moins grande quantité sur mer que sur terre ; il y a en outre beaucoup d'autres preuves qui constatent la salubrité de l'air de la mer. En conséquence, si cet air contribue à produire le scorbut, ce doit être par ses qualités sensibles, telles que le froid ou l'humidité.

1797. Il est évident que le froid favorise le scorbut, en ce que cette maladie est plus fréquente et plus violente dans les climats froids, et dans les saisons froides ; et que même les vêtements chauds contribuent à en arrêter les progrès.

1798. L'humidité peut en général favoriser le scorbut, quand l'atmosphère dans laquelle les hommes vivent, en est fort chargée ; mais il s'en faut de beaucoup que l'humidité ordinaire de l'air de la mer produise cet effet. Il est probable qu'elle n'est jamais considérable, excepté dans le cas où il survient des pluies extraordinaires ; et alors même, l'humidité ne paraît contribuer au scorbut, que parce qu'elle est appliquée sur le corps par les vêtements humides. En même temps, je crois qu'il n'y a pas d'exemple que le froid ou l'humidité aient produit le scorbut sans le concours de la mauvaise nourriture dont vivent les marins (1).

1799. Lorsque ces circonstances contribuent au scorbut, il paraît que ceux qui font le moins d'exercice en sont communément plus facilement attaqués ; c'est pourquoi il est probable que la vie renfermée et le défaut d'exercice ont beaucoup de part à produire la maladie.

1800. Il paraît que la faiblesse, de quelque manière qu'elle soit occasionée, favorise le scorbut. Il est en conséquence probable qu'un travail et une fatigue extraordinaires contribuent souvent à le produire. La tristesse et le découragement peuvent, pour la même raison, rallentir la force de la circulation, et par ce moyen favoriser, comme on l'a observé, la naissance du scorbut.

1801. On a également remarqué que les personnes qui négligent d'entretenir la propreté de la peau en se lavant et en changeant de vêtements, sont plus sujettes que d'autres au scorbut.

1802. Plusieurs des causes dont je viens de parler, semblent concourir à produire le scorbut ; mais il n'est pas très-évident qu'une seule puisse suffire, ou que toutes, même réunies, y donnent lieu sans le concours particulier du genre

---

(1) M. Sherwen, dans ses remarques sur la cause et la nature du scorbut de mer, cite l'exemple du passage du *Centurion*, de la côte du Mexique à l'île de Tinian, dont l'équipage fut affecté du scorbut, quoiqu'il ne manquât point d'eau ni de provisions fraîches ; mais il vivait particulièrement de poisson, et le temps était très-pluvieux. On doit conclure de là, que l'usage immodéré du poisson de mer peut, quand l'humidité s'y trouve réunie, produire le scorbut ; mais cela ne suffit pas pour prouver que la nourriture animale seule peut occasioner cette maladie, comme le pense M. Sherwen.

de vie des marins. Néanmoins il y a plusieurs autres circonstances entre celles dont j'ai fait mention, qui contribuent à le produire plus tôt et à un degré plus considérable
qu'on ne l'observerait s'il était dû à la nourriture seule.

1803. D'après ce coup-d'œil des causes éloignées, il est
aisé de voir que, pour prévenir cette maladie, il faut, jusqu'à un certain point, éviter les circonstances qui contribuent à la produire plus promptement que cela n'arrive lorsqu'elles n'ont pas lieu. L'unique moyen efficace sera d'éviter
en même temps les aliments salés, ou au moins d'en diminuer
la quantité, et de manger ceux qui seront conservés autrement que par le sel ; il faudra vivre de végétaux de toute
espèce, choisir de préférence ceux qui seront plus disposés
à l'acescence, tels que la drèche, et boire beaucoup d'eau
pure.

1804. Il me semble que la cure du scorbut est aujourd'hui
très-bien déterminée, et que la maladie se dissipe communément en très-peu de temps, lorsque l'on peut obtenir les
moyens nécessaires pour la guérison. Le principal moyen
curatif consiste à vivre de végétaux récents et succulents,
on peut même faire usage de tous ceux qui sont propres à
manger (1) ; mais il n'y en a pas dont l'effet soit plus prompt
que les fruits acides, et toutes les espèces de liqueurs fermentées, qui sont de la même nature.

---

(1) Le chou surtout, coupé par morceaux, mêlé avec du sel,
disposé par couches, peut se conserver long-temps. C'est à ce lé-
gume, préparé de cette manière, et entassé dans un vaisseau convenable, que le capitaine Cook dut la santé dont jouit tout son
équipage pendant un voyage de trois ans. Kramer avait déjà observé que les navigateurs hollandais étaient moins sujets au scorbut que les anglais, parce qu'ils avaient adopté cette méthode de
conserver les choux. On peut conserver de même les ognons, les
carottes et tous les végétaux succulents.

1805. Les plantes nommés *alcalescentes*, telles que celles qui sont du genre des aulx et de la classe des tétradynames, sont aussi d'une utilité particulière pour la guérison de cette maladie ; car malgré le nom qu'elles portent, elles passent à l'acescence pendant le premier temps de leur fermentation, et paraissent contenir une grande quantité de matière acescente ; en outre, elles contiennent presque toutes une matière âcre qui passe facilement par les urines, et probablement par la transpiration insensible ; ces plantes sont utiles dans le scorbut en favorisant ces deux excrétions. Il est probable que quelques végétaux de la famille des conifères, tels que la pesse, et d'autres qui sont diurétiques, peuvent aussi être de quelque utilité.

1806. Il est assez probable que toutes les espèces de lait, et particulièrement ses produits, tels que le petit-lait et le lait de beurre, peuvent guérir cette maladie.

1807. Il est ordinaire dans le scorbut de faire usage des acides minéraux ; mais il y a des raisons de douter de leur utilité, et il est certain que ce ne sont pas des remèdes efficaces. On ne peut guère les donner en quantité assez considérable pour qu'ils soient utiles comme antiseptiques ; d'ailleurs comme ils ne paraissent pas entrer dans la composition des fluides animaux, et qu'il est probable qu'ils passent par les conduits excrétoires sans être changés, ils ne peuvent produire que peu d'effet sur les fluides.

1808. La grande faiblesse qui accompagne constamment le scorbut, a naturellement porté les médecins à employer les toniques et les fortifiants, particulièrement l'écorce du Pérou ; mais son efficacité me paraît fort douteuse. Il est étonnant avec quelle promptitude l'usage des végétaux rétablit les forces des scorbutiques ; ce qui semble prouver que la faiblesse qui a précédé dépend de l'état des fluides, et qu'aucun tonique ne peut être fort efficace tant que ces fluides ne sont pas rétablis dans leur état naturel ; or, comme le quinquina a peu d'action pour changer leur état, il doit en conséquence avoir peu d'efficacité dans le scorbut.

1809. Je remarquerai, en terminant mes observations sur les médicaments dont on a fait usage dans le scorbut, que le mercure y est toujours évidemment nuisible.

1810. Après avoir observé que les moyens de prévenir et de guérir le scorbut, sont aujourd'hui très-bien connus, il peut paraître inutile d'entrer dans une longue discussion sur sa cause prochaine; mais comme il est difficile d'éviter de semblables discussions, et que les opinions fausses peuvent nuire jusqu'à un certain point à la pratique, je vais proposer ce qui me paraît le plus probable sur cet objet.

1811. Malgré ce qu'ont assuré quelques personnes célèbres, je crois, d'après le témoignage de la plupart des auteurs qui ont écrit sur cet objet, que, dans le scorbut, les fluides éprouvent un changement considérable.

Ces auteurs nous apprennent que la couenne du sang que l'on tire aux scorbutiques diffère en couleur et en consistance de celle que l'on observe dans le sang des personnes saines; et qu'en même temps le goût et la couleur du sérum changent communément. Les excrétions prouvent aussi qu'il y a chez les scorbutiques un changement dans l'état des fluides. L'haleine est fétide; l'urine est toujours haute en couleur et plus âcre que de coutume; et si l'exsudation âcre des pieds, dont parle le docteur Hulme, est particulière aux scorbutiques, elle servira à prouver évidemment le même objet; mais de quelque manière que cela arrive, il est suffisamment démontré que dans le scorbut l'état naturel des fluides est considérablement changé. Je pense de plus, que l'on peut, à raison de cet état, regarder comme certain, que la maladie est produite par un genre particulier d'aliments, et qu'elle se guérit avec certitude en changeant de manière de vivre. Dans le dernier cas, on n'a pas de preuve que la nourriture dont on fait usage, agisse autrement qu'en produisant un état et une condition particulière des fluides.

1812. Si l'on présume que le scorbut dépend d'une condition particulière des fluides, il reste à examiner quelle peut être cette condition.

J'observerai, dans cette vue, que l'économie animale a la puissance singulière de changer les aliments acescents, de manière à les rendre beaucoup plus disposés à la putréfaction. Quoique pendant la vie les humeurs n'acquièrent presque jamais un état de putridité parfaite, il est néanmoins certain que si l'homme qui vit d'aliments d'un genre mixte, se bornait uniquement à la nourriture animale, sans user fréquemment de végétaux, ses fluides feraient trop de progrès vers la putréfaction pour que la santé pût subsister (1).

____

(1) Suivant les principes admis par M. Cullen, dans sa physiologie, n° 236, il se développe pendant le temps de la digestion un acide qui fait disparaître les effets de la putréfaction, et contribue à changer les substances alimentaires en chyle. L'estomac ne peut être privé de cet acide, sans que la santé en souffre : c'est pourquoi les alcalis et les absorbants, pris en grande quantité, disposent au scorbut en se neutralisant avec cet acide, et en diminuant en conséquence la quantité qui doit se trouver dans l'estomac. L'usage long-temps continué des substances animales, s'oppose à la génération de cet acide, produit une acrimonie particulière, qui réside dans la partie séreuse du sang, et occasione une dissolution de la lymphe coagulable, d'où dépend le degré de viscosité dont jouit la masse du sang dans l'état de santé : ce liquide devient en conséquence plus fluide ; quand on le tire de la veine, il paraît très-noir, et quand on le laisse reposer quelque temps, il s'épaissit et prend une couleur brune bourbeuse ; une portion de sa surface est verdâtre, et ses parties ne se séparent pas d'une manière régulière. Cette disposition à la putridité, augmente avec la maladie : quand elle est parvenue au dernier degré, le sang devient aussi noir que de l'encre ; et quoiqu'on l'agite plusieurs heures dans un vaisseau, ses parties fibreuses ressemblent à des cheveux qui

Ces progrès vers la putréfaction paraissent consister dans la production et le développement d'une matière saline, qui ne paraît pas exister dans les végétaux, et qui ne pourrait s'y engendrer ou se développer, qu'en faisant passer sa fermentation à l'état de putridité. Cet état salin est en quelque sorte constamment produit et développé par l'action animale, comme le prouvent certaines excrétions de matières salines qui se font constamment, et que l'on doit en conséquence présumer nécessaires pour la santé.

Il est aisé de comprendre, d'après tout ceci, jusqu'à quel point l'usage continuel de la nourriture animale, surtout

---

flottent dans une matière trouble. L'on a trouvé, par l'ouverture des cadavres, que le sang contenu dans les veines ou extravasé, était noir et jaune, et celui que l'on rend dans les différentes hémorrhagies qui surviennent dans les derniers temps de la maladie, est de la même nature.

Cet état de dissolution de la lymphe coagulable produit des désordres variés dans toutes les parties de l'économie animale, et aucun organe n'est à l'abri des effets du scorbut. On a trouvé, par la dissection, le cœur blanc et putride, et ses cavités entièrement gorgées d'un sang corrompu. Les poumons étaient noirâtres et putrides, et la cavité du thorax remplie d'une eau roussâtre, ou d'une sérosité de différentes couleurs et corrosive ; chez quelques-uns le péricarde était adhérent aux poumons, et ces derniers l'étaient à la plèvre et au diaphragme ; de manière que ces parties ne formaient qu'une masse, et étaient tellement confondues qu'on pouvait à peine les distinguer. Les poumons semblaient avoir été comprimés au milieu de cette masse ; ce qui avait fait périr les malades tout à coup. Les glandes du mésentère étaient obstruées et gorgées ; le foie était souvent sain ; la rate paraissait plus ou moins corrompue, et quelquefois trois fois plus grosse que dans l'état naturel. Enfin on a trouvé, non-seulement les vaisseaux sanguins et les muscles gangrénés et corrodés, mais même les os cariés. Ce qu'il y a d'étonnant, c'est que le cerveau a généralement paru sain et entier.

3.   24

quand elle est déjà dans un état de putréfaction, sans mélange de végétaux, contribue à augmenter à un degré excessif l'action animale, et à produire et développer une plus
grande quantité de matière saline. Il paraît, d'après l'état
des fluides dont j'ai parlé plus haut, que cette quantité extraordinaire de matière saline existe dans le sang des scorbutiques. Ceci est encore confirmé par l'observation, que
toute interruption de transpiration, c'est-à-dire, toute rétention de matière saline, contribue au scorbut : cette interruption arrive particulièrement par l'action du froid, ou
par tout ce qui affaiblit la circulation, comme le peu d'exercice, ou son défaut, la fatigue et le découragement. Il est
bon de remarquer ici, qu'un des premiers effets du scorbut
est d'occasioner très-promptement une grande faiblesse du
système. On ne sait pas bien comment l'état des fluides peut
produire une telle faiblesse ; mais il est à présumer qu'elle
en dépend, d'après ce qui a été dit plus haut, relativement
aux causes et à la cure du scorbut.

1813. Il est possible que cette faiblesse ait une grande part
à la production des différents phénomènes du scorbut ; mais
on rendra raison de ces phénomènes d'une manière plus
probable par l'état salin extraordinaire, et par conséquent
par l'état de dissolution du sang ; et je ne pense pas qu'il soit
nécessaire pour ceux qui sont accoutumés à raisonner sur
l'économie animale, de développer davantage cette matière.
J'ajouterai uniquement, que si mon opinion sur l'état salin
extraordinaire du sang, comme cause prochaine du scorbut, est bien fondée, il sera aisé de voir qu'une quantité
extraordinaire d'aliments salés, peut beaucoup contribuer
à produire la maladie. En supposant même que le sel n'é-
prouve aucun changement dans le corps, ses effets peuvent
être considérables ; ce qui deviendra encore plus probable,
si l'on admet, que tous les sels neutres qui contiennent un
alcali fixe, sont changés dans le corps en un sel ammonia-

tal, qui, je crois, est celui qui domine spécialement dans le scorbut (1). Si je suis fondé à conclure que les aliments salés contribuent au scorbut, il est aisé de voir combien il peut être dangereux, d'après une autre théorie, de les regarder comme nullement nuisibles.

1814. Après avoir ainsi tenté d'expliquer ce qui a rapport à la cure du scorbut en général, je crois devoir renvoyer aux autres auteurs, pour ce qui regarde les symptômes qui exigent un traitement particulier. (2).

---

(1) M. Cullen soupçonnait que le scorbut affecte particulièrement la bouche, parce que la salive contient plus de sel ammoniac que les autres fluides ; car l'alcali fixe en dégage un alcali volatil.

(2) M. Cullen donne à la suite du scorbut, dans sa nosologie, les caractères de l'éléphantiasis, de la lèpre, de la frambæsia, et du trichoma. Il avoue qu'il n'ose rien décider sur ces maladies, parce qu'il ne les a jamais vues. Néanmoins j'ai cru devoir tenter d'éclaircir ce que l'on a écrit sur les deux premières, et donner uniquement le caractère des deux autres.

De l'Éléphantiasis, ou Lèpre tuberculeuse.

La peau est épaisse, ridée, rude, onctueuse, privée de poils ; les extrémités sont insensibles ; il survient des tubercules sur le visage qui le rendent hideux ; la voix est rauque et semble venir du nez. N. C. Genre LXXXVII.

L'éléphantiasis a été ainsi nommée, parce que dans cette maladie la peau s'épaissit et ressemble au cuir de l'éléphant : les modernes l'ont désignée sous les noms de *mal de Saint-Ladre ou de Saint-Lazare*, *mal de Saint-Main*, *ladrerie*, *mesclerie*, et sous celui de lèpre, qui est le plus communément reçu. Cette dernière dénomination est due aux Arabes, car chez les Grecs, le mot *lèpre* signifie une espèce de gale qui corrode la peau, et la fait tomber sous forme d'écailles. Le terme d'éléphantiasis ou d'éléphas paraît avoir passé des Egyptiens chez les Romains, et n'avoir été adopté des Grecs que vers le temps d'Asclépiade, où l'on crut, suivant Plutarque, que cette maladie était nouvelle. Mais cette opinion pa-

24.

raît uniquement fondée sur ce que l'on adopta un terme nouveau pour la désigner, car son origine remonte aux temps les plus reculés. Ainsi Eustache, évêque d'Antioche, remarque, dans ses commentaires sur l'*hexaëmeron*, que le premier qui fut attaqué de l'éléphantiasis, fut Pharaon, roi d'Egypte, que Dieu punit ainsi pour avoir fait périr un grand nombre de Juifs. Or, ce Pharaon paraît être celui qui vivait lorsque Moïse naquit ; mais sans s'appuyer de ce fait pour prouver l'antiquité de l'éléphantiasis, il paraît certain que les plus anciens peuples l'ont désignée sous le nom de *maladie blanche*, parce qu'un de ses caractères, quand elle est portée au plus haut degré, est de donner une couleur blanche à la peau et aux cheveux. Ainsi le terme caldéen *mestora* et l'hébreu *saraththt*, signifient blanc ; les Perses paraissent avoir désigné de même l'éléphantiasis ; c'est pourquoi Hérodote, *liv.* 1, *n.* 138, l'appelle λευκὰ, qui, en sous-entendant νοῦσος, signifie la *maladie blanche*, et il désigne sous le nom de *lèpre*, les exanthèmes, qui ressemblent à l'éléphantiasis, ou qui la précèdent. Voici la manière dont il s'exprime : ὃς δὲ τῶν ἀστῶν λέπρην ἢ λεύκην ἔχῃ ἐς πόλιν οὗτος οὐ κατέρχεται οὐδὲ συμμίσγεται τοῖσι ἄλλοισι Πέρσῃσι : *quiconque a la peau couverte de pustules qui tombent en écailles, ou est affecté de la maladie blanche, ne peut entrer dans la ville ni se mêler avec les autres Perses.* Un passage qui se trouve à la fin du second livre des pronostics d'Hippocrate ne permet pas de douter que la *maladie blanche* est l'éléphantiasis. Il dit γίνονται δὲ λευκαὶ μὲν ἐκ τῶν σαρατωδεστάτων νοσημάτων οἷον καὶ ἡ νοῦσος ἡ φοινικίη καλυμένη · *les maladies blanches de la peau, sont les plus funestes de toutes ; telle est celle que l'on nomme la maladie Phénicienne.* Galien observe dans son glossaire sur Hippocrate, que l'on doit entendre ici par la *maladie phénicienne* l'éléphantiasis : ce qui prouve qu'elle était commune chez les Phéniciens, et peu connue des Grecs, puisque Hippocrate est obligé de se servir d'un terme nouveau et d'en donner l'explication. Aristote a adopté la même dénomination dans la *sect.* 10 *des problèmes*, § 35 *et* 36 ; et dans le *liv.* 3, des animaux, *ch.* 11, où il dit : dans l'espèce d'exanthème, nommée *leucé*, tous les poils blanchissent. En mettant cette maladie au rang des exanthèmes, il en caractérise assez bien la nature, qui consiste dans l'épaississement de la peau.

La maladie épidémique de l'île de Delos, dont parle Eschines dans sa lettre à Philocrate, et que Sauvages appelle phlegmatie de Delos (Voyez la fin de la note 1 du § 1668), est aussi désignée sous le nom de *Leucé* ; on doit la regarder avec Mercurial, comme une variété de l'éléphantiasis ; M. Larcher, qui a donné une excellente traduction française d'Hérodote, enrichie de notes précieuses, et dont l'autorité est ici d'un grand poids, croit aussi que l'on doit rapporter cette maladie à la lèpre blanche, c'est-à-dire à l'éléphantiasis. Voyez son premier volume de la *Traduction d'Hérodote*, *note* 314.

Il était si rare de voir l'éléphantiasis chez les Grecs, que l'on perdit de vue la vraie signification du mot *leucé*, et que l'on désigna sous ce nom la vitilige, qui est une maladie plus légère de la peau ; d'autres fois on a désigné sous le nom de *leucé* une maladie particulière qui différait de la vitilige, parce qu'elle creusait davantage, et que les poils blanchissaient ; mais il paraît, d'après la description qui s'en trouve chez les anciens, que cette maladie était réellement le commencement de l'éléphantiasis, et que Celse, Paul d'Egine, Aetius et plusieurs autres Grecs modernes, ont eu tort d'en faire un genre différent. *L'albaras* ou *la lèpre blanche des Arabes*, doit aussi être considérée comme le commencement de l'éléphantiasis ; c'est pourquoi Avicenne, en décrivant cette dernière maladie sous le nom de lèpre, ne parle que de ses symptômes les plus graves.

Il résulte de tout ce qui précède, que l'on peut comprendre sous le nom d'éléphantiasis, toutes les maladies où la peau devient épaisse, s'ulcère et blanchit, ainsi que les poils. On ne doit pas non plus en exclure la lèpre des Hébreux, quoique ces derniers aient compris sous le même nom une espèce de gale très-rebelle. Mais il y a lieu de croire, comme nous allons tenter de le prouver, que l'on ne doit pas uniquement juger des caractères particuliers à la lèpre des Juifs d'après les *chapitres* 13 *et* 14, du Lévitique, parce que, comme l'observe François Valésius dans son livre *de Sacrá philosophiá*, les prêtres n'étaient chargés que de juger spirituellement de la gravité de la maladie, et non comme médecins, ce qu'il sera aisé de comprendre si nous prouvons qu'aucun de peuples de l'antiquité, qui ont exclu les lépreux des villes, ne l'ont fait parce qu'ils regardaient la maladie comme contagieuse, mais par d'autres raisons qui tenaient à leur religion. Ainsi les Perses, comme le rapporte Hérodote dans l'endroit cité plus haut, excluaient des villes ceux qui étaient affectés de l'éléphantiasis commençante ou confirmée, et n'avaient aucune communication avec eux, parce qu'ils pensaient que ces sortes de malades avaient péché contre le soleil qu'ils adoraient; ils ne voulaient point non plus, pour la même raison, souffrir chez eux de pigeons blancs. Eschines, en parlant de l'espèce de lèpre dont furent incommodés les habitants de l'ile de Delos, dit qu'ils en attribuaient la cause à la colère d'Apollon, parce qu'on avait enterré dans leur ile, contre l'usage, un homme de qualité. Voyez le *vol.* 1 *de la Traduction d'Hérodote* de M. Larcher. Cette horreur pour la lèpre et l'éléphantiasis, était, comme le rapporte Plutarque, particulière aux Barbares; mais il ne parait pas qu'ils craignissent la contagion; car des personnes saines se mariaient fréquemment avec des lépreux. Ainsi Plutarque, dans la vie d'Artaxercès, dit que ce roi épousa sa fille Atossa, quoique son corps fût rongé par une lèpre blanche, et que pour l'en délivrer il faisait des prières continuelles à Junon; le chemin qui conduisait au temple de cette déesse, était couvert de chariots chargés de riches offrandes que ce roi envoyait pour se la rendre favorable; ce qui prouve que ces peuples étaient persuadés qu'il suffisait, pour guérir, d'apaiser la divinité qui avait puni de cette manière ceux qui l'avaient offensée.

Il suffit de lire avec attention les *chapitres* 13 et 14 *du Lévitique* pour se convaincre que les Juifs ont, de même que les autres peuples, considéré la lèpre comme un effet de la colère de Dieu; et en examinant le corps des malades, ils s'attachaient plutôt à considérer la variété des couleurs qu'ils croyaient être un signe de punition divine, qu'à déterminer le danger de la maladie, ou le degré de contagion. Ainsi ils regardaient comme véritablement lépreux, et excluaient des villes, ceux sur la peau desquels il survenait une tumeur, une gale ou une tache luisante, qui paraissait creuser et s'étendre, et dont les cheveux devenaient blancs. Au contraire ils n'excluaient point ceux dont les taches étaient superficielles, légèrement noires et ne s'étendaient point. La lèpre leur paraissait confirmée, et ils ne faisaient aucune grace au malade, si la tumeur de la peau était blanche, si les cheveux blanchissaient et si la chair vive paraissait sur la tumeur. Mais lorsque la lèpre s'élevait sur toute la peau et la couvrait entièrement depuis les pieds jusqu'à la tête, sans en excepter aucune partie, celui qui en était affecté était jugé pur par le prêtre, et digne de la société ; s'il paraissait ensuite de la chair vive, comme il arrive quelquefois aux approches de la guérison, le malade était de nouveau regardé comme impur et exclu de la ville ; mais on le regardait comme pur si la chair vive blanchissait, c'est-à-dire, si la maladie s'aggravait. C'est à tort que M. Raymond, *pag.* 68 *de son Histoire de l'Eléphantiasis*, tâche de rendre raison de ces usages des Juifs, en avançant que la lèpre perdait sa qualité contagieuse, lorsque la chair devenait blanche ; et M. Lorry n'est pas mieux fondé à avancer *p.* 372 *de son Traité des maladies de la Peau*, que la chair vive qui paraissait sur la tumeur, était un signe funeste dans la lèpre des Juifs. La vérité est qu'ils n'ont jamais pensé que leur lèpre fût contagieuse, et qu'ils la regardaient comme l'effet de la colère de Dieu. Les cérémonies usitées pour purifier les lépreux, dont on voit le détail dans le quatorzième chapitre du Lévitique, prouvent que les Juifs ne songeaient pas à guérir les malades et qu'ils ne craignaient point la contagion ; car le prêtre en approchait, conversait avec eux et les touchait ; ainsi il prenait du sang de la victime que l'on avait immolée pour se rendre Dieu favorable, il en mettait sur l'oreille droite de celui qu'il voulait purifier, de là sur le pouce de la main droite et sur le gros orteil du pied droit ; il répandait ensuite de l'huile sur les mêmes parties, et finissait par en verser sur la tête : il y a apparence que si l'on eût craint la contagion, on n'aurait pas approché de si près les lépreux.

Comme tous les médecins qui ont paru depuis plus de seize siècles, ont cru trouver des indices de la contagion dans les signes de la lèpre, dont on trouve l'énumération dans le Lévitique, et n'ont pas cherché à connaître les motifs des cérémonies adoptées par les Juifs, j'ai cru devoir consulter les auteurs qui se sont le plus occupés de rendre raison de ces motifs, tels que Josèphe l'historien,

Philon le Juif, et Clément d'Alexandrie. Le premier, dans le *liv.* 3, *chap.* 10, *des Antiquités Judaïques*, dit positivement que les lépreux n'étaient exclus de la société des autres hommes, que parce qu'on les regardait comme impurs, ainsi que ceux qui étaient affectés de la gonorrhée, ou qui avaient touché un cadavre ; et l'on traitait de même les femmes pendant leurs règles, ou à la suite de leurs couches. Dans le chapitre où cet historien tâche de démontrer que les Juifs n'ont pas été chassés d'Egypte, parce qu'ils étaient infectés de la lèpre, il en donne pour raison, que Moïse était pur et régnait sur des hommes purs ; il ajoute que ce législateur n'a exclu les lépreux de la société, que pour l'honneur de Dieu, et que sans ce motif il aurait pu établir une loi contraire, surtout s'il eût été infecté lui-même de la lèpre, ainsi que tout son peuple ; parce que chez plusieurs nations, non-seulement les lépreux ne sont pas exclus de la société et méprisés, mais sont au contraire très-respectés et comblés d'honneurs ; c'est eux que l'on charge des plus grandes expéditions militaires, c'est à eux que l'on confie les affaires les plus importantes dans l'administration publique, et ils sont admis dans les temples et les sanctuaires. Philon, dans son livre sur l'*immutabilité de Dieu*, tâche de nous donner à sa manière, une idée de ce que les Juifs entendaient par impur, et assure que l'on doit regarder comme tel, le mélange le plus léger de ce qui est pur avec ce qui est impur : ainsi, dit-il, lorsque la chair vive paraissait sur un lépreux, il était regardé comme impur, parce que la chair saine, mêlée avec celle qui ne l'est pas, est impure, et indique un état semblable de l'ame. C'est pour cette raison, ajoute-t-il, que l'on excluait comme impur, celui qui n'avait qu'une lèpre partielle, et que l'on regardait comme pur, celui qui en était tout couvert depuis la tête jusqu'aux pieds. Il revient sur le même objet dans le livre *de Plantatione Noë*, et dit de plus, que la diversité des couleurs de la peau est le signe d'un esprit variable, faux et à deux faces ; qu'une seule couleur est au contraire l'indice du vrai et de la constance, τὸ ποικίλον καὶ πανοῦργον καὶ ἀντίρροπον καὶ ἐπαμφοτερίζον τῆς διανοίας μιμεμενοι πάθος, τὸ ἀποίκιλον καὶ ἀνενδοίαστον ἀληθείας ἁπλοῦν χρῶμα δεξόμεθα. Les Juifs jugeaient de même de la lèpre des habits, des maisons, etc. ; c'est-à-dire, qu'ils croyaient en général, que la variété des couleurs était désagréable à Dieu, quels que fussent les objets où s'observait cette variété. Clément d'Alexandrie (*pædago*, *liv.* 3, *ch.* 11,) s'exprime à peu près de même que Philon, et dit que Moïse n'a exclu de la société comme profanes, que ceux dont la peau était tachetée de différentes couleurs comme celle des serpens. Τὸ ποικίλον καὶ πογύστικτον ἐχ ὡς ὅσιον (διὰ Μωσέως) ἀπωθεῖται, ταῖς ποικίλαις τῦ ὄφεως φολίσιν ἐοικός. Il paraît, d'après ce passage, que les Juifs excluaient particulièrement des villes, ceux qui étaient affectés de l'espèce d'éléphantiasis, que les auteurs du moyen âge ont décrite sous le nom de *lepra tiria.*

Il est certain, d'après les observations précédentes, que les anciens n'ont pas regardé l'éléphantiasis comme contagieuse, et qu'elle ne l'est réellement point ; car des personnes affectées de cette maladie, se sont mariées avec d'autres qui ne l'étaient pas, sans leur communiquer aucun vice, et ont donné naissance à des enfants sains ; ceux même qui ont admis la contagion, conviennent de ce fait : ainsi Valescus de Tarenta dit avoir vu une fille assez jolie, engendrée d'un lépreux et d'une femme saine. Il est vrai qu'il prétend que l'on a observé sur des princes lépreux, que dans ces cas la lèpre s'était manifestée à la troisième ou à la quatrième génération ; mais comme il ne rapporte ce fait que sur un ouï-dire, il ne peut servir de preuve, et si cela eût été constant, il y en aurait eu des exemples fréquents chez les peuples de l'Asie où cette maladie était fort commune. L'on peut donc assurer, avec M. Raymond, qu'il n'y a aucun exemple exactement circonstancié, et vu par des observateurs attentifs qui constate la contagion de cette maladie, quoique dans le dixième siècle, où elle était très-commune, les évêques qui prenaient soin des lépreux, allassent les laver fréquemment et leur rendissent d'autres services de fraternité, et quoiqu'il fût permis à ces malades de sortir de leur demeure commune pour mendier, et que ceux même qui leur donnaient l'aumône leur baisassent communément la main, comme le fit le roi Robert dans un pélerinage. On a enfin souvent vu des malheureux exempts de ce mal, contraints de se réfugier, pour avoir de quoi subsister, dans les hôpitaux des lépreux, manger, boire et coucher avec eux, sans être infectés du virus. Le sentiment d'horreur et d'aversion qu'inspire cette maladie, paraît donc avoir donné lieu à l'idée de la contagion, comme l'indique Arétée à la fin de la description qu'il en donne où il dit, τοὺς δὲ ὂν ἐόντας τίς ἐκ ἂν φύγοι, ἢ τίς ἐκ ἂν ἐκτραπείη; *qui ne fuirait pas, ou qui n'aurait pas horreur de tels malades ?* Il est vrai qu'au commencement du chapitre qui renferme le traitement de l'éléphantiasis, le même auteur la considère comme aussi contagieuse que la peste même; mais ce préambule paraît avoir été ajouté par quelque copiste. Je soupçonne aussi que le commencement du chapitre 3, où se trouve la description de l'éléphantiasis, est supposé. Paul d'Egine, Actuarius, qui ont écrit après Arétée, ne parlent pas de la contagion. Archigène, dont Aëtius rapporte les termes, est le premier qui ait avancé qu'il était dangereux de converser avec ceux qui étaient affectés d'éléphantiasis, lorsqu'elle était portée à un tel degré, que les ulcères exhalaient une odeur fétide ; mais il ne s'appuie d'aucune observation, et il paraît n'avoir adopté cette opinion, que d'après l'horreur que lui avait inspirée cette maladie. Ceux qui l'ont suivi ont renchéri sur ce qu'il avait avancé, et ont prétendu qu'elle était contagieuse dans toutes ses périodes; mais, comme l'observe M. Raymond, page 112, « lorsqu'ils ont voulu s'assurer » du fait, ils n'ont pu trouver aucun exemple qui l'établît : Fernel » *de morb. occult. lib.* 1, *cap.* 12, après avoir adopté l'opinion » commune, avoue néanmoins, que quelques informations qu'il ait » prises, il n'a jamais pu découvrir un cas qui l'attestât. Forestus, » Fabricius, Platerus, etc., qui pensaient comme le public sur ce » sujet, étonnés cependant de voir la fréquentation journalière des » lépreux, avec les personnes saines, même parmi des gens mariés, » sans qu'elle fût suivie d'aucune communication du virus, furent » forcés d'en attribuer l'origine ordinaire à certaines qualités de » l'air et du régime. » Galien avance, sur un ouï-dire, que quelques-unes des personnes qui demeuraient avec un éléphantiaque, avaient gagné la maladie ; mais comme ce médecin était très-crédule, son témoignage ne peut être ici d'aucun poids; d'ailleurs il cite la guérison de deux malades, dont il a été témoin, et qui n'ont pas communiqué la maladie à ceux qui les environnaient. Gordon dit avoir vu un bachelier en médecine de Montpellier, qui gagna l'éléphantiasis d'une comtesse, à qui il fit un enfant; mais la facilité avec laquelle le bachelier reçut la contagion, prouve que la

maladie de la comtesse était une gale ou une des variétés de la lèpre
des Grecs. D'ailleurs Gordon remarque que les signes de l'éléphantiasis sont souvent équivoques, et que la maladie n'est confirmée
que quand le visage même est affecté; il ajoute qu'il avait embrassé
autrefois une autre opinion, mais que depuis qu'il avait entrepris
son ouvrage (ce qu'il fit l'an 1305, après avoir professé pendant 20
ans), il avait changé de sentiment, et qu'il n'oserait porter son
jugement sur aucun lépreux. Or, si le visage de la comtesse eût été
défiguré par cette maladie, l'on ne peut douter qu'il eût inspiré de
l'horreur plutôt que de l'amour au jeune bachelier. J'ai cru devoir
ici rapporter l'année où Gordon a commencé à écrire pour détruire
l'opinion de ceux qui pensent que cet exemple prouve que la maladie de la comtesse était vénérienne. Cette observation démontre
avec certitude que l'on a souvent confondu l'éléphantiasis avec
d'autres éruptions de la peau, qui étaient contagieuses ; et j'ajouterai que la difficulté que Gordon a trouvée à déterminer les signes
caractéristiques de la maladie, nous donne lieu de croire qu'il avait
si souvent vu des personnes saines vivre impunément avec des lépreux, que n'osant nier la contagion, il n'a plus su quel parti
prendre ; c'est pourquoi il finit par dire, que Dieu seul sait ce qu'il
en est, que pour lui il l'ignore : *Deus tamen scit veritatem, ego
nescio*.

L'analogie, que tous les auteurs ont trouvée entre l'éléphantiasis
et le scorbut, aurait pu suffire pour élever des doutes sur la contagion de la première maladie, puisqu'il est certain aujourd'hui que
la dernière, dont les progrès sont beaucoup plus rapides et aussi
affreux, n'est nullement contagieuse ; mais je crois inutile de recourir à ce moyen, parce qu'il est suffisamment démontré, d'après tout
ce que je viens de dire, que l'opinion généralement reçue est fausse ;
c'est pourquoi j'ai retranché du caractère que M. Cullen donne de
l'éléphantiasis, l'épithète de *contagieuse*, qu'il a ajoutée d'après
Sauvages. J'observerai de plus, que les commissaires chargés par
le roi de donner leur avis sur le mal rouge ou l'éléphantiasis de
Cayenne, me paraissent avoir décidé cette question avec un peu
de légèreté : il convient que depuis sept ans l'on n'a pu rassembler dans la Guiane française, que vingt-sept malades, dont quatre,

après un dernier examen, ont été mis hors de rang, comme n'ayant aucun symptôme de lèpre. Un aussi petit nombre de lépreux, en proportion de la population de la colonie, et les quatre personnes qui ont vécu quelque temps au milieu de la prétendue contagion, sans en être atteintes, auraient dû les déterminer à examiner de plus près l'opinion contraire; mais ils ne l'ont pas fait. Ils se contentent d'avancer d'une manière vague et amphibologique, *que le concert unanime des anciens auteurs était plus que suffisant pour accorder aux affections lépreuses, un degré de contagion, relatif à l'intensité des autres causes et de leurs effets.* Ils se sont peu embarrassés de rechercher si ce concert, qu'ils regardent comme unanime, était réellement fondé sur l'observation. Ils ne rapportent aucun fait bien constaté, ou plutôt ils ne s'appuient que d'un seul rapporté dans les actes de Copenhague, où il paraît que l'on a confondu avec l'éléphantiasis une maladie épidémique qui en différait en ce qu'elle régnait particulièrement au printemps et à l'automne, et en evait beaucoup de victimes: l'éléphantiasis véritable se distingue des autres maladies, parce que ses progrès sont très-lents, et qu'elle n'est particulière à aucune saison. C'est en vain qu'ils ajoutent que ce fait est avoué par M. Raymond, qui, d'un autre côté, n'a laissé échapper aucune occasion de trouver en défaut soit la disposition héréditaire, soit l'intimité conjugale, soit le commerce de la société; car M. Raymond lui-même paraît avoir confondu avec l'éléphantiasis, des maladies qui en diffèrent essentiellement à plusieurs égards, telles que la lèpre qui règne sur les côtes de Norwège, celle du Nord, celle de la Hollande, celle des montagnes d'Ecosse, celle des Asturies, et plusieurs autres affections qui sont des variétés de la lèpre des Grecs, comme Sauvages l'a remarqué à l'égard de la dernière. Je n'entrerai pas ici dans une plus longue discussion sur cet objet, parce qu'il n'est pas possible de tout dire; il suffit, pour se convaincre de ce que j'avance, de ne pas perdre de vue le caractère propre de l'éléphantiasis. J'ai suffisamment prouvé que les législateurs anciens n'avaient eu aucune idée de la contagion; qu'ils avaient regardé la lèpre comme une punition divine, et que le séquestre des lépreux était une excommunication religieuse. Je ne m'arrêterai pas en conséquence à réfuter ce qui se trouve sur cet

objet dans le mémoire sur l'éléphantiasis de Cayenne, donné par les
commissaires dont j'ai parlé plus haut. Quant à ce que l'on a avancé,
que cette maladie ne s'était répandue en Europe qu'à la suite des
croisades, voyez ce qu'en a dit M. Raymond.

Je passe maintenant à la description de l'éléphantiasis.

Les commencements de cette maladie, dont Arétée a donné une
bonne description, sont difficiles à connaître ; aucun signe n'en indique les approches : elle paraît résider d'abord dans les viscères
du bas ventre, et ne se montrer à l'extérieur que quand le foie et la
rate sont affectés depuis long-temps. Alors la couleur du visage devient d'un rouge foncé qui tire sur le noir, les yeux paraissent
rougeâtres et rétrécis, à cause de la contraction des paupières ; la
respiration est gênée, la voix rauque, et le malade semble parler
du nez ; les cheveux deviennent extrêmement minces et petits. La
couleur de la peau varie : elle est, suivant l'observation de Paul
d'Egine, tantôt d'un rouge vif, d'autres fois fort blanche, et souvent noire. Les veines qui rampent sur le visage et la poitrine, sont
fort larges ; la sueur et l'haleine sont d'une fétidité extrême ; les
malades deviennent mélancoliques, ils sont troublés de songes affreux, et quelquefois sur le point d'être suffoqués pendant le sommeil. Il survient différentes tumeurs épaisses et raboteuses sur
tout le corps ; l'intervalle que laissent ces tumeurs se fend de même
que le cuir de l'éléphant ; peu de temps après tout le corps se
gonfle également. Les poils des mains, des cuisses, des jambes,
du pubis, du menton et de la tête tombent ; les malades deviennent entièrement chauves, ou leurs cheveux, ainsi que tous les
poils, blanchissent. On aperçoit sur la tête un grand nombre de
gerçures profondes et rudes ; les tumeurs du visage sont dures,
s'élèvent en pointe, leur sommet est souvent blanc, et leur base
d'une couleur verdâtre. Le pouls est petit, lent et enfoncé. Il se
forme sur la langue de petits tubercules durs. Le milieu des joues
est légèrement rouge ; les sourcils sont privés de poils, fort saillants et entraînés en bas par leur propre poids ; les narines sont
inégalement dilatées par des tumeurs noires. Les lèvres deviennent
épaisses, saillantes et noires ; les oreilles acquièrent une grandeur
extraordinaire, la gêne de la respiration augmente avec la mala-

die, et les tumeurs se changent en ulcères fétides ; quelquefois le cartilage du nez est corrodé, le nez même tombe, ainsi que les extrémités, telles que les doigts, les pieds, l'extrémité supérieure entière, et les parties de la génération : enfin la mort ne met fin aux tourments cruels qu'éprouvent les malheureux affectés de ce fléau, que quand ils ont été mutilés et déchirés par parties.

Cette maladie, à raison de sa durée, a été comparée à l'éléphant, qui est un des animaux dont la vie est la plus longue. Les Arabes lui ont donné le nom de lèpre, parce qu'elle attaque et corrode d'abord le cartilage du nez, qui se nomme *lepos* en arabe.

Gordon dit qu'on ne doit regarder l'éléphantiasis comme confirmée, que quand le visage est évidemment affecté ; c'est-à-dire, quand le nez a commencé à grossir, les oreilles à s'alonger et la respiration à devenir difficile. Il insiste particulièrement sur ces changements de la figure, parce qu'il avait observé que de son temps on se trompait grossièrement sur le jugement que l'on portait des lépreux. Ainsi il ne veut pas que l'on regarde comme des signes de la lèpre les difformités des extrémités, tant que le visage est intact.

On peut regarder l'espèce d'éléphantiasis qui vient d'être décrite, comme la seule véritable ; les autres espèces ne sont que des symptômes variés de la même maladie. Les médecins arabes en ont admis quatre, qui, suivant eux, différaient entre elles en raison de l'humeur qu'ils croyaient dominer : 1º la lèpre éléphantique, qui est celle dont Arétée a donné la description, l'emportait sur toutes les autres espèces par la gravité de ses symptômes, de même que l'éléphant surpasse tous les autres animaux par sa masse énorme. Elle est particulièrement caractérisée par la petitesse des yeux, l'embarras des narines, les rides des paupières et la couleur noire livide du visage, qui est surtout sensible quand le malade s'expose à l'air froid. Il survient des espèces de nodosités ou des tubercules petits et durs sur tout le corps. L'insensibilité du calcanéum et des autres parties est plus considérable que dans les autres espèces. Les malades deviennent mélancoliques et stupides. L'urine est décolorée et en petite quantité, le sang est noir et épais. 2º L'éléphantiasis alopécienne, ainsi nommée parce que les cheveux et les poils de tout le corps tombent, de même qu'il arrive pendant les grandes chaleurs de l'été au renard, que les Grecs nomment ἀλωπήξ. Elle est caractérisée par la rougeur obscure et le gonflement du visage, sur lequel il survient différentes tumeurs et des ulcères virulents; les sourcils sont entièrement épilés, les yeux sont rouges et enflammés, les paupières sont renversées et épaissies, le corps exhale une odeur forte et fétide, le sang sort du nez et suinte aussi quelquefois, mêlé avec la sanie des pustules qui couvrent le visage. 3° L'éléphantiasis léonine, ainsi nommée à cause du regard du malade, qui est terrible, et de la disposition qu'il a à se mettre en colère. Les yeux deviennent ronds, saillants, étincelants et très-mobiles; les veines sont fort gonflées et les narines grêles. L'enrouement est plus considérable; la peau est d'une couleur citrine obscure, le malade ressent des picotements et des démangeaisons au visage et aux paupières; l'urine est légèrement citrine et ténue; la peau se gerce et se fend en différents endroits; il y survient aussi un grand nombre d'éruptions dartreuses rongeantes. 4° L'éléphantiasis tiria. Le mot *tiria* signifie serpent en arabe : cette espèce a été ainsi nommée, parce que la peau des malades qui en sont affectés est écailleuse et tombe comme celle du serpent. Toute la surface du corps est d'une couleur blanche, qui tire un peu sur le noir; le visage est gonflé et plein de tumeurs molles, les narines sont obstruées, l'urine est blanche et épaisse, la voix devient rauque.

Suivant les Arabes, la première de ces espèces d'éléphantiasis, produite par l'atrabile, est la plus difficile de toutes à guérir; la seconde, qui est l'effet d'un sang brûlé, est la plus bénigne; la troisième est la plus rapide dans ses progrès : elle est, après l'éléphantiasis alopécienne, celle qui se guérit le plus facilement : on croyait qu'elle était l'effet de la bile brûlée. La quatrième espèce, qui est engendrée par le phlegme, tient le milieu entre la lèpre éléphantique et la léonine.

J'ai suivi particulièrement, pour la description de la maladie, Arétée, et pour les espèces, Valescus de Tarenta, qui m'a paru plus clair et moins diffus que Gilbert, pris pour guide par Sauvages. L'on a encore désigné l'éléphantiasis sous différents noms:

ainsi on l'a appelée *lion* ou *léontiasis*, à cause de la ressemblance des rides du front avec celles du lion ou des personnes en colère, et *satyriasis*, à raison de la rougeur des joues et de la longueur des oreilles, qui rend la figure des malades semblable à célle des satyres : on l'a aussi nommée *maladie herculéenne*, parce qu'il n'y en a pas de plus grande ni de plus forte. Quelques auteurs latins l'ont appelée *vitilige blanche*, et ont conservé celui de *vitilige*, pour signifier l'Αλφός des Grecs, qui ont désigné communément sous ce nom un changement de la peau, que n'accompagnent ni aspérités ni ulcères.

Avicenne donne le nom d'éléphantiasis à une affection différente de celle que nous venons de décrire : cette affection est une maladie locale dans laquelle les pieds et les jambes deviennent inégalement durs, épais, et semblables à ceux de l'éléphant ; on ne peut distinguer le gras de la jambe ni les muscles qui le forment ; toute l'extrémité inférieure paraît recouverte d'une espèce de cuir. Quelquefois cette tumeur s'ulcère. Ce symptôme accompagne aussi quelquefois l'éléphantiasis proprement dite, comme l'ont observé Archigène, Galien et quelques modernes : mais il ne paraît pas essentiel ; car Arétée n'en parle pas dans sa description. Cette affection succède fréquemment aux varices, comme l'a observé Avicenne ; d'autres causes peuvent aussi y donner lieu : elle est commune en Egypte, où elle afflige surtout les pauvres ; on l'observe aussi sur les côtes du Malabar, quoique les habitants n'y vivent que de végétaux. Elle accompagne le mal rouge de Cayenne, suivant M. de La Borde. J'en ai vu deux exemples ; l'un, chez un soldat qui était grand et fort ; la jambe et le pied s'étaient tuméfiés prodigieusement, au point qu'il ne marchait que difficilement ; la peau était dure, insensible, brune, et semblable au cuir de l'éléphant. J'ai observé le second exemple chez une femme qui avait toujours été très-bien réglée ; mais cette affection différait de la précédente, en ce que la jambe était non-seulement fort tuméfiée, mais la peau était en outre rouge, enflammée et douloureuse : cette maladie durait depuis plusieurs années quand je l'ai vue ; ses progrès avaient été insensibles, et elle a résisté à tous les remèdes.

Sauvages a ajouté aux espèces précédentes, 1° l'éléphantiasis syphilitique, qui a été décrite par Dominique Raymond, dans son *Traité des Maladies qu'il est dangereux de guérir.* Quoique les symptômes de cette maladie fussent fort ressemblants à ceux de l'éléphantiasis, on peut les regarder comme l'effet du virus vénérien, puisque les frictions mercurielles les ont fait disparaître, et que le mari de la femme qui en était l'objet, avait eu la vérole.

2° L'éléphantiasis de Java. Cette maladie commence par une tumeur lente, mais énorme, des oreilles, des doigts, des mains et des pieds. Il survient ensuite différentes tumeurs sur le visage, les bras et les jambes : ces tumeurs croissent lentement, suppurent, et produisent une carie des os qui s'étend sur les parties voisines, si l'on n'ampute celle qui en est affectée. Ces tumeurs sont dures, très-volumineuses, et ressemblent aux écrouelles. Les malades sont tellement insensibles, qu'ils ne ressentent rien quand on les pique avec une aiguille : leur peau est recouverte de taches livides, qui sont également insensibles. Les cheveux, la barbe et les sourcils tombent chez plusieurs. Il est difficile de déterminer à quel genre appartient cette affection : elle ressemble à l'éléphantiasis ; mais elle en diffère par la mollesse de la peau, par ses progrès, qui sont plus rapides ; d'ailleurs la voix n'est pas rauque, la respiration n'est pas gênée, le sommeil n'est pas troublé, les cheveux ne s'amincissent pas et ne blanchissent pas avant de tomber.

3° L'éléphantiasis des Indes. Cette maladie est fort commune dans l'île de Bourbon : elle se manifeste par des taches jaunâtres, rougeâtres ou livides, avec défédation de la peau ; il paraît ensuite des glandes tuméfiées sur l'habitude du corps, et néanmoins le malade est d'ailleurs bien portant. Les phalanges des doigts et des orteils acquièrent une grosseur considérable, et les malades en perdent l'usage. Il s'élève sur tout le corps des tubercules durs, qui ne sont ni adhérents ni douloureux, et qui se changent en ulcères, lesquels ne diffèrent de ceux qui sont cancéreux, qu'en ce que les malades ne ressentent point de douleur. Ces ulcères corrodent les doigts des pieds et des mains. Le coryza survient, la racine du nez grossit, les os se carient, il en sort une sanie très-fétide, les lèvres grossissent, le front, les cils, les paupières se

<table>
<tr><td>3.</td><td>25</td></tr>
</table>

tuméfient, et le visage devient affreux. Il survient tant d'ulcères sur tout le corps, que le mal pourrait être regardé comme un cancer universel ; le malade périt enfin apiès beaucoup de tourments, sans que l'on observe aucun changement dans le pouls. Le sang paraît fort beau dans le commencement de la maladie ; mais lorsqu'elle est avancée, il devient no'r et d'une consistance semblable à une gelée corrompue. La maladie n'est point contagieuse ; mais l'auteur ajoute qu'elle se transmet seulement par la génération et par la lactation. On peut à peine procurer quelque soulagement dans cette calamité ; et c'est par le moyen des adoucissants. Voyez la description qu'en donne M. Couzier, *Journal de Médecine*, décembre 1757.

On peut, avec Raymond, rapporter à l'éléphantiasis une maladie qui règne dans les Indes occidentales, et que l'on connait dans les îles anglaises sous le nom de *mal des jointures*. Il paraît d'abord des taches d'une couleur brune cuivreuse sur la face, particulièrement sur le nez ; elles s'étendent par degrés, jusqu'à ce qu'une grande partie du corps en soit couverte ; les ongles se recourbent alors en dedans : ce mal fait tomber en pourriture le nez, les oreilles, les doigts, les mains et les pieds, et passe d'une jointure à l'autre avec de grandes douleurs. On observe la même maladie, avec des variétés qui paraissent dépendre du climat, dans l'île de Java, dans celles des Moluques, de la Guadeloupe, des Caraïbes, des Palicoures ; mais elle ne paraît nulle part plus commune qu'à Carthagène, comme on peut le voir dans l'histoire de l'éléphantiasis qu'a donnée Raymond.

On ne peut douter que le mal rouge de Cayenne ne soit la même maladie que l'éléphantiasis des Grecs ; les symptômes qui caractérisent le premier degré, d'après la description qu'en a donnée M. de la Borde, sont, à peu de chose près, les mêmes que ceux dont on trouve le détail dans Arétée et Valescus de Tarenta : c'est avec raison qu'il donne comme signes essentiels, le changement de la couleur de la peau et des cheveux, la raucité de la voix, la gêne de la respiration, la fétidité de l'haleine, la propension à la mélancolie, et les suffocations nocturnes. Les autres signes sont très-équivoques, suivant Valescus de Tarenta ; et l'insensibilité même de la peau ne suffit pas, comme quelques auteurs l'ont avancé, pour décider l'existence de la maladie, si l'on n'observe en même temps aucun changement sur le visage ; car il y a une insensibilité semblable dans la maladie connue des Arabes sous le nom de *mal-mort*, et dans d'autres affections de la peau.

De la Lèpre des Grecs.

Il s'élève sur la peau des escarres blanches, furfuracées, gercées, au dessous desquelles il s'amasse quelquefois de l'humidité, et le malade ressent de la démangeaison. N. C. Genre LXXXVIII.

Il y a beaucoup de confusion dans les auteurs qui ont écrit sur cette maladie ; le caractère même que j'en viens de donner, d'après M. Cullen, ne me paraît pas exactement répondre à l'idée que les Grecs attachaient au mot λέπρα, lequel est dérivé de λεπίς, *écaille*, et signifie une maladie dans laquelle il s'élève des écailles sur la peau. Ainsi toute aspérité profonde de la peau, accompagnée de démangeaison, et qui s'en va en écailles, portait le nom de lèpre chez les Grecs.

La démangeaison est un symptôme inséparable de la lèpre et du psora des Grecs ; mais dans la lèpre, le prurit est tellement insupportable, que le malade ne peut point s'empêcher de se gratter, et que, loin d'en tirer aucun avantage, il en résulte des ulcères de toute espèce, et même des phlegmons Dans la lèpre, le mal pénètre beaucoup plus profondément que dans le psora, et affecte même quelquefois les muscles qui sont au-dessous ; néanmoins, comme ils ne sont alors que légèrement affectés, cela ne suffit pas pour empêcher de considérer la lèpre comme une maladie qui n'attaque que la peau. L'humeur de la lèpre paraît tellement corrosive, qu'il se détache de dessus la peau des écailles semblables à celles dont les poissons sont couverts : ce sont ces écailles qui établissent particulièrement une différence entre la lèpre et le psora, parce que, dans cette dernière, il ne se forme pas d'écailles, mais une matière furfuracée, qui semble produite par une humeur de la même qualité, et ne différer de la première qu'en ce qu'elle est moins âcre ; par conséquent ces deux maladies se ressemblent beaucoup, et sont en quelque sorte du même genre. Le psora est une lèpre légère ; il précède souvent la lèpre , et l'on a remarqué que cette dernière précédait l'éléphantiasis ou lui succédait. Ainsi Galien , en racontant la guérison de deux malades affectés d'éléphantiasis , dit , qu'après leur avoir fait boire du vin où l'on avait fait périr des vipères , la lèpre succéda à l'éléphantiasis , λεπρώδης ἐγένετο; c'est-à-dire que l'espèce de croûte qui recouvrait le corps , se détacha , et que la peau qui était au-dessous parut molle et écailleuse , comme on l'observe dans la lèpre des Grecs. Voyez *Gal.* , *lib. II de simplic. Medic. facult.*

Il est très-douteux que la lèpre des Grecs soit contagieuse ; au moins tous les auteurs qui en ont parlé , conviennent qu'elle l'est beaucoup moins que le psora.

La lèpre des Grecs se divise en quatre espèces : la première , qui est la plus bénigne de toutes , occasione une rougeur sur la peau , et ressemble à la gale ; elle n'en diffère qu'en ce qu'elle produit des ulcères plus considérables , et forme des pustules ou des bulles qui s'en vont ensuite en écailles. La seconde espèce est plus grave : elle se manifeste par des pustules plus rudes au toucher , et plus rouges que les pustules ordinaires ; elle prend différentes formes , les écailles se détachent de la surface de la peau ; elle corrode davantage , elle s'étend plus promptement et plus loin que la première , et se nomme *lèpre rouge.* La troisième espèce est plus épaisse et plus dure ; elle produit des gerçures sur la surface de la peau , et corrode plus que la seconde. Elle forme aussi des écailles ; mais elle prend une couleur noire. Elle paraît et disparaît dans certains temps. On l'a appelée *lèpre noire.* La quatrième espèce est blanchâtre , et semblable à une cicatrice récente : les écailles qu'elle forme sont pâles ; quelques-unes ressemblent à des lentilles : lorsqu'on les enlève , il en sort quelquefois du sang ; mais l'humeur qu'elle rend est communément blanchâtre , la peau est dure et gercée. Cette espèce s'étend davantage que les autres , elle est plus difficile à guérir , et on la regarde comme incurable.

Ces espèces de lèpres affectent particulièrement les pieds et les mains , et même les ongles : dans toutes il se forme des écailles sur la peau , d'où vient le nom que leur ont donné les Grecs. Les Latins les ont décrites sous celui d'*impetigines* , comme on peut s'en convaincre en lisant avec attention le *liv*. 5ᵉ de Celse. Il est étonnant que M. Lorry n'ait pas connu la véritable signification de ce terme, qu'il ait fait un article séparé des *impetigines*, et qu'il ait avancé, *pag*. 348 de son *Traité des Maladies de la peau*, que l'on ne voyait pas bien ce que Pline avait voulu désigner par *impetigines*, et que l'on ne pouvait se former d'autre idée de ce terme que celle qui convient à la *dartre miliaire*.

Avicenne a appelé la lèpre des Grecs, *albaras nigra* et *impetigo excoriativa*, parce que la peau s'en va en écailles. C'est à tort que Sauvages a admis une espèce particulière de lèpre, sous le nom de *lepra ichthyosis*; c'est-à-dire *lèpre dont les écailles ressemblent à celles des poissons*. Le terme de lèpre rend suffisamment cette idée. Il ajoute, d'après les actes de Leipsick, que le malade qui était le sujet de cette observation, non-seulement avait le corps couvert d'écailles semblables à celles des poissons, mais exhalait même une odeur de poisson : cette odeur ne suffit pas non plus pour établir une espèce; car elle est commune à ceux qui sont affectés de la lèpre des Grecs, lorsque les écailles, dont la peau est recouverte, se changent en ulcères.

Les autres espèces de lèpres admises par Sauvages, sont, 1° la lèpre des Indes; 2° la lèpre des Asturies, province maritime de l'Espagne ; 3° la lèpre herpétique ; 4° le mal mort.

1° Dans la lèpre des Indes, la peau est recouverte de croûtes écailleuses, qui se forment particulièrement sur les articulations et sur la tête ; mais il en survient aussi sur différents endroits de la peau, et quand on les gratte, il en sort une matière ichoreuse blanche : cette maladie est fréquemment accompagnée de douleurs vagues de tout le corps, et particulièrement de douleurs de tête ; les malades sont agités la nuit, et se plaignent de ressentir des bouffées de chaleur, qui viennent tout à coup et se dissipent de même. Cette variété me paraît peu différer de la quatrième espèce de lèpre des Grecs : elle est très-difficile à guérir, et revient souvent lorsqu'elle a disparu quelque temps. Voyez Boërh. , *Consult.*

On doit rapporter à cette espèce l'éléphantiasis de Syrie, dont parle Raymond, dans laquelle le corps est couvert d'une gale hideuse; les articulations, surtout les poignets et les chevilles, sont défigurées ; il en bourgeonne une chair fongueuse ; les jambes ressemblent à celles d'un vieux cheval harassé et épuisé de fatigue ; l'infection que le corps exhale ne le cède qu'à celle des cadavres. On observe aussi à Alep une espèce d'exanthème qui consiste en une tubérosité de la peau, qui a un pouce de circonférence, d'où suinte une sérosité qui, venant à sécher, forme une croûte ; celle-ci venant à tomber, laisse un ulcère ou une cicatrice noire. Cette affection porte le nom de *mal d'Alep*, parce qu'elle est très-commune dans cette ville : ce mal paraît le plus souvent à la tête et aux extrémités. On observe sur la côte de Nigritie, dans l'île de Java, et dans quantité d'autres endroits voisins de la mer, des affections semblables, que l'on a mal à propos confondues avec l'éléphantiasis.

2° La lepre des Asturies, que les Espagnols appellent *mal de la Rosa*, a été décrite par M. Thierry, médecin consultant du roi, dans le *Journal de Médecine* de mai 1755 : il la regarde comme scorbutique et endémique ; elle est accompagnée de tremblement de la tête et de la partie supérieure du tronc ; les mains et les pieds sont couverts de cicatrices d'une couleur rouge : on observe aussi une espèce de dartre autour du cou, et d'autres symptômes fâcheux ; mais ceux qui caractérisent particulièrement cette maladie, sont des croûtes sèches, noirâtres, inégales, sillonnées de rhagades, très-douloureuses, affreuses à voir, et extrêmement fétides, qui se manifestent sur la partie externe des mains et des pieds, souvent sur les bras, les coudes, la tête et le bas-ventre. L'éruption se fait surtout vers l'équinoxe du printemps, d'abord par de simples rougeurs, avec des aspérités qui se convertissent en croûtes ; elles tombent l'été, et laissent des cicatrices lisses, d'un rouge couleur de rose, dépourvues de poils : ces cicatrices sont luisantes, et plus profondes que le niveau de la peau, et elles ressemblent à la cicatrice qui reste après une brûlure ; ces marques subsistent toute la vie ; les croûtes reviennent tous les ans au printemps, et affectent plusieurs parties en même temps. Un autre symptôme qui accompagne fréquemment cette maladie, est un collier ou une croûte d'un jaune cendré, large de deux doigts, qui descend du cou, se divise en deux parties, et forme un appendice près du sternum. Le troisième symptôme est un tremblement continuel de la tête et de la partie supérieure du tronc : ce tremblement est quelquefois si considérable, que les malades peuvent à peine rester debout. Il y a en outre une chaleur douloureuse de la bouche ; la langue est chargée ; il survient des phlyctènes sur les lèvres ; l'estomac est affecté de cardialgie. Le malade ressent une faiblesse universelle et gravative, qui se fait particulièrement sentir dans les jambes, sans l'obliger cependant à rester au lit. La chaleur du lit lui est même insupportable, et le froid ne le soulage nullement ; il est dans un état de tristesse continuelle ; quelquefois il crie sans aucune raison, quoique conservant son bon sens. Il n'est cependant pas rare de voir survenir, dans cette maladie, des délires passagers, ou une certaine stupidité, des érysipèles, des fièvres irrégulières, etc. On peut regarder cette histoire de la lèpre des Asturies, comme une excellente description de la lèpre rouge des Grecs.

3° La lèpre herpétique, que l'on nomme aussi *dartres encroûtées*, *lèpre humide*, est caractérisée par des croûtes dartreuses blanches, qui s'en vont en écailles : elles sont plus considérables l'hiver que dans tout autre temps, et suppurent ; elles excitent une démangeaison insupportable la nuit ; elles affectent les bras jusqu'au coude, les cuisses et les jambes, quelquefois même elles recouvrent les pieds ; il sort du sang lorsque le malade se gratte ; il peut à peine fléchir les jarrets et le coude. Cette lèpre est souvent précédée d'une teigne de mauvaise qualité : on peut la rapporter à la première espèce des Grecs.

4° Le mal-mort, *malum mortuum*, de Gordon et de Valescus de Tarenta, est une gale qui est caractérisée par des pustules et de larges croûtes d'un aspect affreux, qui sont communément sèches, et rarement humides : quand elles sont sèches, la partie est insensible ; dans le cas contraire, il y a une démangeaison considérable. On a appelé cette maladie *mal-mort*, parce que la partie qui en est affectée paraît comme mortifiée, et est d'une couleur noirâtre ; elle se jette particulièrement sur les hanches et les jambes.

Astruc et Sauvages ne comprennent sous ce nom qu'une espèce

de gale qui est presque insensible, et qui ne cause aucune douleur, même quand les croûtes tombent, et que la peau est pour ainsi dire à nu ; il n'y a tout au plus qu'un léger prurit, dont on s'aperçoit à peine. Ce mal reste ordinairement à la même place, souvent pendant plusieurs années, et ne s'étend pas comme la dartre ; jamais il ne paraît sur le visage : les croûtes ne tombent que quand le malade se gratte ; alors la peau qui était au-dessous paraît un peu rouge, mais sans aucune entamure sensible. On y aperçoit pourtant quelques inégalités, et il en suinte peu à peu une humeur épaisse, qui forme en peu de temps une nouvelle croûte pareille à la première. Voyez le premier volume du *Traité des Tumeurs* de M. Astruc, *pag.* 402 : je crois que cette maladie peut se rapporter à la troisième espèce de la lèpre des Grecs. On l'observe fréquemment dans nos climats.

De la Frambœsia ou *du Pian.*

Elle est caractérisée par des tumeurs qui surviennent sur différents endroits de la peau, et qui ressemblent, par leur forme, à des champignons, à des mûres ou à des framboises. N. C. Genre LXXXIX.

Il y a deux espèces de Frambœsia ; l'une particulière à la Guinée, et qui se nomme yaws, et l'autre à l'Amérique, où elle est connue sous le nom de pian ou épian.

1° L'yaws est une maladie endémique en Guinée : elle attaque les enfants et les adolescents, mais surtout les Nègres ; elle est contagieuse, et celui qui l'a éprouvée une fois, en est exempt le reste de sa vie. Elle commence par des taches qui ne sont pas plus grandes que la tête d'une épingle ; ces taches croissent de jour en jour et s'élèvent ; alors l'épiderme tombe, et l'on aperçoit une escarre blanche, d'où naît un petit champignon rouge qui, par sa couleur, sa grosseur et sa figure grenue, imite une framboise ou une mûre ; les poils noirs qui se trouvent dans les environs de ces champignons blanchissent ; ce n'est qu'au bout de deux ou trois mois que ces espèces de champignons parviennent à leur accroissement parfait. Aucune partie n'en est exempte ; mais ils surviennent particulièrement aux aines, aux parties de la

génération, au bord de l'anus, sur le visage et dans les aisselles ; leur grosseur est proportionnée à leur nombre ; quand il y
en a beaucoup, ils sont petits ; au contraire, ils sont gros quand
il y en a peu. Ils ne produisent aucun sentiment douloureux, et ne
sont incommodes que par leur malpropreté. Le plus gros champignon résiste aux mercuriaux, et exige que l'on ait recours à l'usage
des caustiques, lorsque tous les autres champignons ont été détruits. Voyez les *Essais d'Edimbourg*, tom. *VI*.

2° Pian signifie une fraise dans la langue des Nègres, d'où vient
le nom de cette maladie. Son symptôme principal consiste dans
des excroissances fongueuses, qui, par leur couleur, leur figure,
leur consistance, et souvent par leur volume, imitent les fraises ;
le second symptôme est un ulcère sordide, par où commence la
maladie, et qui s'appelle vulgairement *mamapian* ou *mère des
pians* ; le troisième symptôme se nomme *crabe*, et consiste dans
l'excoriation de la plante des pieds ou de la paume de la main : il
y en a deux espèces ; l'une porte le nom de *crabe verte*, et l'autre
celui de *crabe sèche*.

Cette maladie affecte les Nègres plus fréquemment que les blancs ;
elle est chronique et dangereuse ; on l'observe particulièrement à
Saint-Domingue : M. Virgile, chirurgien, qui a demeuré douze
ans dans cette île, a donné à Sauvages la description suivante du
pian.

Cette maladie commence par un ulcère de la largeur du pouce
ou de la main, qui est d'abord superficiel, couvert d'une substance
muqueuse, et qui ne diffère guère des ulcères ordinaires, qu'en ce
qu'il est plus rebelle, et ne cède pas aux remèdes vulgaires : cet
ulcère paraît indifféremment sur toutes les parties du corps, mais
plus fréquemment sur les jambes ; il survient ensuite, au bout d'un
intervalle plus ou moins court, des espèces de champignons dont
le nombre varie, qui se manifestent sur différentes parties du corps ;
les plus petits sont de la grosseur des pustules varioliques, et si
nombreux, qu'en regardant de loin le visage et toute la peau des
malades, on pourrait s'y méprendre ; d'autres fois ces champignons sont en plus petit nombre et beaucoup plus gros, de manière que quelques-uns imitent une noix par leur grosseur ; tous

sont d'une couleur rose ou d'un rouge pâle, leur surface est grenue ou hériss'e de petites papilles ; ils sont continuellement humec-
tés d'une matière muqueuse rougeâtre ; ils sont toujours adhérents
à la peau, et ne surviennent jamais sur les parties ulcérées. Moins
ces champignons sont nombreux, plus ils sont en général bénins ;
cependant, lorsqu'il n'y en a que sept ou huit, les Nègres craignent que la maladie ne reste cachée, et qu'elle ne reparaisse ensuite avec plus de force, quels que soient les remèdes que l'on ait
employés pour la guérir : c'est pourquoi ils ont coutume de tenter de faire sortir une grande quantité de champignons par l'usage
des sudorifiques.

Les *crabes vertes* sont de larges excoriations qui surviennent à la
plante des pieds ou dans le creux des mains : ces excoriations sont
rebelles et sans aucun gonflement ; mais elles ont la même couleur
et la même forme que si le muscle était entièrement à nu ; elles
sont humides, et d'une sensibilité extrême ; elles forment des rebords lorsque la peau est déchirée, comme il arrive aux Nègres
qui marchent nu-pieds. Les crabes sèches diffèrent des vertes par
la sécheresse de la peau, qui ressemble à un cuir, et est cependant douloureuse, rude au toucher, d'un blanc farineux, et comme
vergetée.

L'ulcère qui se nomme la *mère des pians*, creuse insensiblement
les chairs et corrode les os voisins ; lorsque la maladie est invé é-
rée, il survient dans les parties voisines carie, exostoses, anky-
lose, et des douleurs qui redoublent la nuit : ces ulcères sont muqueux, pâles ; il ne s'y forme point d'escarre lorsqu'on y applique
un caustique quelconque, et il n'y survient jamais de champignon ;
ce qui, suivant le rapport de ceux qui ont écrit sur cet objet, établit particulièrement une différence entre cette maladie et l'yaws
des côtes de Guinée : mais M. Virgile n'a jamais observé l'yaws,
quoiqu'il ait vu des milliers de Nègres arriver de toutes les régions
de l'Afrique.

Ces deux maladies ont de commun entre elles de ne jamais affecter de nouveau la même personne, lorsque la guérison a été
constatée pendant trois mois de parfaite santé. On n'y observe jamais de fièvre ; mais si l'on n'emploie aucun remède, il survient

une maigreur extrême ou une phthisie accompagnée d'une diarrhée, qui enlève le malade ; quand le pian est invétéré, il naît de nouveaux ulcères et de ces excoriations que l'on nomme crabes.

Cette maladie est contagieuse ; on peut la gagner en couchant dans le même lit que celui qui en est affecté, et surtout par l'acte vénérien ; mais il ne survient ni chancres, ni poireaux, ni bubons, ni gonorrhée, etc., comme dans la maladie vénérienne ; et l'ulcère principal n'affecte pas les organes de la génération plutôt que les autres parties. On prétend que les mouches peuvent la communiquer, si, après s'être arrêtées sur un ulcère produit par le pian, elles se transportent sur l'ulcère de quelqu'un qui est sain ; ce dernier ulcère, qui était simple et pur, se change alors en *mamapian* ; et il paraît ensuite des champignons, non sur l'ulcère, mais sur le visage, les bras, le tronc et d'autres parties.

M. Hunter donne, dans son *Traité des Maladies vénériennes*, l'exemple d'un yaws qui fut inoculé par une écorchure, chez un homme qui ouvrit, le 31 juillet 1776, un abcès d'une Négresse attaquée de cette maladie. Il sortit d'abord de temps en temps des écailles blanchâtres de l'écorchure ; le malade eut recours, au bout de deux mois, aux frictions mercurielles ; néanmoins il survint, en septembre, une tumeur douloureuse à la seconde jointure du doigt, qui fut bientôt suivie de plusieurs autres qui se manifestèrent sur le dos de la main. On continua les frictions sans aucun effet ; car les tumeurs se multiplièrent de jour en jour, et s'étendirent à peu de distance de l'aisselle sans suppurer. Vers la fin de novembre, des douleurs nocturnes violentes se firent sentir dans différentes parties du corps, mais particulièrement le long du tibia et du péroné ; le malade avait en même temps de fréquents maux de tête, qui augmentèrent et devinrent presque insupportables pendant cinq mois, quoiqu'il fît usage de frictions mercurielles, et prît tous les jours une grande quantité de décoction de salsepareille. Au mois de mai 1777, il survint une éruption dartreuse sur différentes parties du corps, notamment sur les jambes et les cuisses ; les tumeurs qui avaient paru neuf mois avant, commencèrent alors à s'ulcérer, et les douleurs nocturnes se modérèrent. Jamais on ne put faire saliver le malade, quoique sa bouche fût constamment irritée pen-

dant des mois entiers ; les ulcères s'aggravaient de jour en jour.
Arrivé à Londres, on lui fit recommencer l'usage du mercure et de
la salsepareille ; M. Hunter augmenta la dose de mercure calciné,
qu'on avait commencé à lui donner à deux grains par jour ; il en
fit prendre jusqu'à cinq grains, et en trois mois tous les ulcères furent entièrement cicatrisés. On cessa le mercure, et le malade fut
délivré de tous les symptômes de l'yaws ; il ne restait que quelques
nodus sur le tibia, et le malade était sujet à avoir des douleurs de
rhumatisme quand il s'exposait au froid ; mais au bout d'un an environ, il commença à éprouver une difficulté d'avaler ou un malaise
dans la gorge, accompagné d'un écoulement d'un mucus visqueux
qui sortait de cette partie et des arrières narines ; cet écoulement
subsistait encore au commencement de 1786, qui est le temps où
l'auteur a écrit.

M. Hunter croit, d'après cette observation, que l'yaws diffère
de la maladie vénérienne par plusieurs circonstances particulières.
L'yaws, dit-il, suit une marche régulière, et laisse, quand il l'a
parcourue, la constitution dans un état de santé, ou au moins
exempt de cette maladie : il suffit, pour obtenir la guérison, de
mettre le malade dans une disposition favorable à la santé en général. Par exemple, un Nègre qui sera affecté de l'yaws, doit tra-
vailler peu ou point du tout, être tenu proprement, et avoir une
meilleure nourriture que celle dont il fait habituellement usage ;
par ce moyen, il guérira communément dans l'intervalle de quatre
à neuf mois.

On a proposé différents médicaments pour la guérison ; mais il
n'est pas évident qu'aucun de ces médicaments soit avantageux.
Le mercure paraît avoir beaucoup d'action sur cette maladie, sans
cependant en être le spécifique. Quand on le donne de bonne heure,
il en arrête les progrès, et quelquefois même il cicatrise tous les ulcères qui sont sur la peau : mais on ne gagne rien par là ; car la
maladie reparaît bientôt de nouveau. Quelques médecins des Indes
occidentales pensent qu'en interrompant le cours de l'yaws, par
l'usage du mercure, on ne produit d'autre mal que la perte de
temps ; d'autres assurent que ce médicament est souvent la cause
du symptôme qu'ils appellent *douleur de l'os*. L'on convient géné-

ralement que le mercure peut se donner sans danger, et même avec avantage, vers la fin de la maladie. Il est probable que quand elle passe quatorze mois, et qu'il survient des douleurs dans les os, on doit l'attribuer à l'usage trop prématuré et trop considérable du mercure; ce qui établit une différence, pour le traitement, entre l'yaws et la vérole.

Du *Trichoma* ou *Plique polonaise* *.

La plique est une maladie contagieuse, dans laquelle les cheveux deviennent plus épais que de coutume, se mêlent, et forment des cordons ou des nœuds que l'on ne peut développer. N. C. Genre xc.

Il y a deux espèces de trichoma : I, le *trichoma cirrosum*, vulgairement appelé *plique en cordons* ou *plique mâle*; II, le *trichoma villosum* ou la *plique femelle*.

I. La plique en cordons est la plus commune de toutes et la moins funeste : elle se reconnaît en ce que les cheveux sont mêlés et agglutinés de manière qu'ils forment de longs cordons. Les symptômes qui indiquent ses approches, sont, 1° la pâleur du visage; 2° la faiblesse produite par le relâchement des articulations ; 3° les douleurs de tête ; 4° des douleurs qui se font sentir dans tous les membres, et particulièrement dans les articulations; à ces symptômes succèdent, 5° le tintement d'oreilles; 6° les convulsions ; 7° la contraction des membres ; 8° le rachitis joint à la fragilité des os.

Les symptômes favorables qui dissipent les premiers, sont, 1° l'éruption de la plique; 2° la phthiriase ou la maladie pédiculaire, accompagnée d'une odeur fétide et de démangeaison; 3° l'alopécie

* La plupart des médecins français ne regardent plus la plique comme une maladie particulière, quoiqu'ils avouent qu'elle peut engendrer des maladies. Ce n'est, selon eux, que le simple résultat du défaut de soin ou de la malpropreté, un feutrage accidentel, auquel contribuent plus ou moins efficacement la finesse des cheveux ou des poils, l'abondance et certaines qualités particulières de la sueur, etc. Cette opinion, déjà émise et habilement défendue en 1668 par un médecin français, nommé Davisson, renouvelée dans ces dernières années par plusieurs médecins militaires, a été enfin complétement développée par M. Gasc, dont le travail, couronné par la Société de Médecine de Paris, fait partie du premier volume des Mémoires de cette Compagnie. (D. L.)

CHAPITRE IV.

De la Jaunisse.

1815. J'AI donné dans ma nosologie, les titres de plusieurs maladies que je passe ici, parce qu'on ne les voit pas en Ecosse. Je ne les connais pas eu conséquence d'après l'expérience : sans elle on tombe toujours dans des erreurs considérables en compilant les autres auteurs ; c'est pourquoi je n'en parlerai pas, et je me contenterai de donner quelques remarques sur la jaunisse, qui est la dernière maladie

---

ou la chute des cheveux ; 4° il n'est pas encore constaté qu'il sorte du sang des cheveux lorsqu'on les coupe ; 5 cette éruption critique de la plique ne se fait pas tout à coup, mais après un long intervalle de temps. La maladie est à son plus haut période lorsque tous les symptômes internes s'évanouissent, et que les cheveux tombent naturellement pour renaître ensuite ; jusqu'alors il est dangereux de couper les cheveux ; quelquefois il vaut mieux conserver toute la vie les nœuds qu'ils forment.

II. La plique femelle se reconnaît à des touffes villeuses que forment les cheveux, qui sont tantôt tellement entrelacés ensemble qu'il est impossible de les démêler ; d'autres fois ces touffes sont séparées, ou s'unissent en forme de mitre ou de toque qui recouvre tout le corps. On a vu une femme qui portait cette maladie depuis cinquante ans, dont les cheveux avaient quatre aunes de long, une palme de large et quatre pouces d'épaisseur.

Cette espèce produit les symptômes les plus terribles, lorsque l'on coupe les cheveux ; les ongles surtout croissent étonnamment, deviennent raboteux et noirs, de manière qu'ils imitent des cornes de bouc : ces ongles tombent, mais reviennent de nouveau lorsque la maladie est guérie.

Cartheuser dit que les symptômes qui précèdent cette maladie varient en raison de ses espèces ; mais nous ignorons quelles sont les espèces dont il veut parler.

comprise dans l'ordre que je puis suivre dans le cours que je me suis proposé de faire.

1816. La jaunisse consiste dans la couleur jaune de toute la peau qui recouvre le corps, et particulièrement de la cornée transparente (1). Cette couleur peut être produite par

---

(1) La jaunisse se reconnaît à la couleur jaune de la peau et des yeux ; les excréments sont blancs ; l'urine est d'un rouge obscur , et teint en jaune les substances que l'on y plonge. N. C. Genre XCI.

De la Jaunisse idiopathique.

M. Cullen admet cinq espèces de jaunisses idiopathiques : I, la jaunisse *calculeuse ;* II , la jaunisse *spasmodique ;* III , la jaunisse *hépatique ;* IV, la jaunisse *des femmes grosses ;* V, la jaunisse *des enfants.*

I. La jaunisse calculeuse , ou produite par les concrétions biliaires, se reconnaît à une douleur aiguë de la région épigastrique , qui augmente après le repas : on observe des concrétions biliaires dans les excréments.

II. La jaunisse spasmodique survient sans douleurs à la suite des maladies spasmodiques et des vives affections de l'ame.

Les variétés de cette espèce sont, 1º la jaunisse hystérique ; 2º celle qui est produite par les poisons.

III. La jaunisse hépatique survient sans douleur après les maladies du foie.

Il y en a trois variétés : 1º la jaunisse hépatique produite par l'inflammation du foie , qui est caractérisée par une fièvre aiguë, qui redouble la nuit, par une douleur, une tumeur ou une tension de l'hypochondre droit; souvent la toux , une douleur au scrobicule du cœur, une légère dyspnée, etc. , se réunissent à ces symptômes. Il ne faut pas confondre cette variété avec la jaunisse passagère qui survient vers le quatrième jour , ou passé le septième dans les fièvres bilieuses , qui ont des redoublements tous les trois jours.

C'est une erreur que de regarder la jaunisse comme un symptôme constant de l'inflammation du foie : ce symptôme ne s'observe que très-rarement dans l'inflammation de ce viscère ; il n'a lieu que dans le cas où la partie qui est contiguë aux conduits bi-

différentes causes ; mais je pense que dans la jaunisse , dont
je donnerai plus exactement le caractère par la suite, la

---

liaires est enflammée ; car alors l'inflammation peut se communiquer à ces conduits , diminuer leur capacité , et empêcher la bile
de couler dans les intestins.

2º La jaunisse produite par l'obstruction ou le squirrhe du foie.
Dans ce cas , on aperçoit une certaine rési-tance ou une dureté , en
comprimant la région de ce viscère : il n'y a ni douleur, ni fièvre ;
le malade éprouve des nausées, et ressent un malaise léger lorsqu'il veut se coucher sur le côté gauche ; mais s'il se plaint de ressentir de la douleur lorsque l'on comprime l'hypochondre droit,
et que cette douleur augmente quand il se couche du côté opposé ,
on doit soupçonner que le squirrhe est dans un état d'inflammation, surtout s'il y a de la fièvre, quelque légère qu'elle soit ; car
les anciens ont observé que la partie concave du foie pouvait s'enflammer sans produire un degré de fièvre sensible.

3º La jaunisse purulente est la troisième variété de jaunisse hépatique admise par Sauvages : elle survient dans les cas où il y a
une vomique ou un abcès au foie assez volumineux pour comprimer les conduits biliaires. Elle est précédée des signes d'inflammation , auxquels succèdent la fièvre hectique, la maigreur , etc.
Bontius dit que cette maladie est commune dans les Indes orientales.

IV. La jaunisse des femmes grosses survient pendant la grossesse, et disparaît après l'accouchement.

On doit rapporter à cette espèce la jaunisse pléthorique de Sauvages, qui peut avoir lieu toutes les fois que le mouvement du
sang est retardé dans le système de la veine-porte , et que les vaisseaux sont gorgés au point de comprimer les conduits biliaires.

V. La jaunisse des enfants est celle qui se manifeste peu de temps
après la naissance.

Cette espèce est produite par le méconium accumulé dans les
intestins , au point d'empêcher la bile de couler dans le duodénum.
La partie caseuse du lait , séparée des autres , peut s'amasser aussi
dans les intestins des enfants à la mamelle , et produire un effet

couleur jaune dépend d'une certaine quantité de bile qui existe dans la masse du sang, et qui, étant portée vers la surface, donne à la peau et aux yeux la couleur qui lui est propre.

---

semblable. Cette jaunisse se dissipe communément d'elle-même ou par de doux laxatifs.

De la Jaunisse symptomatique.

On ne doit donner, à proprement parler, le nom de jaunisse qu'à la couleur jaune de la peau, occasionée par le reflux de la bile dans la masse du sang, et refuser cette dénomination au changement de couleur produit par le sérum, qui a acquis une couleur jaune, et s'est épanché au-dessous de l'épiderme, comme il arrive dans le cas d'ecchymose. Cette distinction n'est pas toujours aisée à faire ; néanmoins M. Cullen croit que l'on peut tout au plus rapporter à la jaunisse symptomatique les espèces suivantes, qui sont l'effet de la seconde cause, c'est-à-dire de l'épanchement du sérum au-dessous de l'épiderme :

1º La jaunisse fébrile qui survient dans les fièvres continues, et qui est critique ou symptomatique. 2º La jaunisse qui revient périodiquement avec les accès de fièvre intermittente, et que Sauvages appelle *aurigo febricosa*. 3º La jaunisse accidentelle, que l'on nomme aussi *critique et symptomatique :* elle succède communément aux maladies aiguës, et est passagère. 4º La jaunisse qui survient le quatrième jour de la fièvre lente nerveuse, et qui est un symptôme fâcheux. On dit qu'elle est endémique dans la Caroline méridionale et dans quelques autres contrées de l'Amérique. 5º La jaunisse rachialgique, qui est un symptôme passager de la colique des peintres. 6º La jaunisse produite par les poisons tels que les champignons, la morsure de la vipère, les purgatifs et les vomitifs violents. On pourrait rapporter ces deux dernières variétés à la colique spasmodique.

La jaunisse des Indes, dont parle Sauvages, ou tout autre couleur naturelle à certains peuples, ne doit pas être mise au nombre des maladies.

3.   26

1817. On sait que c'est en cela que consiste la jaunisse, comme le prouvent, d'une manière particulière et avec certitude, les causes qui y donnent lieu. J'observerai, pour rendre raison de ces causes, que la bile n'existe pas dans la masse du sang sous la forme qui lui est particulière, et qu'elle ne l'acquiert que quand elle a passé dans le foie qui est son organe sécrétoire; elle ne peut donc se manifester dans la masse du sang ou se porter à la surface du corps, c'est-à-dire, produire la jaunisse dans les cas où sa sécrétion est interrompue; en conséquence cette maladie n'a lieu que quand la sécrétion de la bile s'est faite, et que cette liqueur a reflué dans les vaisseaux sanguins.

Cela peut arriver de deux manières; premièrement, l'excrétion de la bile ou son passage dans le duodénum peut être interrompu, ce qui, en accumulant cette liqueur dans les vaisseaux biliaires, peut lui donner lieu de refluer dans les vaisseaux sanguins; secondement, les vaisseaux biliaires étant libres, l'absorption de la bile peut se faire dans le canal alimentaire, lorsqu'elle s'y est accumulée dans une quantité extraordinaire. Je ne puis déterminer avec certitude jusqu'à quel point cette dernière cause peut agir, ni dans quelles circonstances elle a lieu; mais je pense qu'il est rare que la jaunisse soit produite de cette manière.

1818. La première cause de l'excrétion interrompue est plus aisée à concevoir; et nous avons une preuve très-certaine qu'elle est la cause ordinaire, et même presque universelle de cette maladie. Il est évident à cet égard, que cette interruption doit dépendre de l'obstruction du conduit cholédoque commun, dont la cause la plus ordinaire est une concrétion biliaire, formée dans la vésicule du fiel, qui, tombant de là dans le conduit cholédoque, est trop volumineuse pour pouvoir passer facilement de ce conduit dans le duodénum. Ce même conduit peut aussi être obstrué, quand il est affecté d'une constriction spasmodique : car il est possible qu'il se forme un spasme de ce genre, ou dans le conduit même que nous regardons comme susceptible de contraction ; ou dans le duodénum lorsqu'il comprime et rapproche les parois de ce conduit : ou enfin ce même conduit peut être obstrué, quand il est comprimé par une tumeur formée dans les membranes du canal même, ou dans quelques-unes des parties qui lui sont contiguës, ou qui peuvent le devenir.

1819. La bile dont la sécrétion est faite, doit, quand une obstruction de ce genre a lieu, s'accumuler dans les conduits biliaires ; d'où elle peut être absorbée et portée par les vaisseaux lymphatiques dans la masse du sang, ou bien refluer dans les conduits biliaires mêmes, et passer ensuite directement dans la veine cave ascendante. Elle peut se répandre de l'une ou l'autre manière dans la masse du sang, de là passer par chaque vaisseau exhalant, et produire la maladie dont il s'agit.

1820. Je viens d'expliquer en peu de mots la manière ordinaire dont se forme la jaunisse ; mais il faut observer de plus, qu'elle est toujours réunie à d'autres symptômes particuliers, tels que la blancheur des excréments, dont il est facile de rendre raison par le défaut de bile dans les intestins ; la jaunisse est encore généralement accompagnée d'une certaine consistance des excréments, dont la cause n'est pas si aisée à expliquer. Les urines sont aussi toujours d'une couleur jaune, ou au moins elles teignent le linge en jaune. Ces symptômes accompagnent constamment la maladie, et communément il y a une douleur dans l'épigastre, qui correspond, à ce que je crois, à l'endroit où est situé le conduit cholédoque. Cette douleur est fréquemment accompagnée de vomissement, et le vomissement survient même quelquefois sans que la douleur soit considérable. Dans quelques cas où la douleur est violente, le pouls devient fréquent, plein et dur, et il se manifeste quelques autres symptômes de pyrexie (1).

1821. Je pense qu'il est très-rare de pouvoir guérir la jaunisse, quand elle est produite par des tumeurs des parties voisines qui compriment le conduit cholédoque ; on peut supposer avec quelque probabilité , que cette cause a lieu lorsque la jaunisse succède à d'autres maladies qui ont duré long-temps , surtout si ces maladies ont été accompagnées de symptômes qui indiquaient l'obstruction des viscères. Lors même que la jaunisse a subsisté long-temps sans aucune intermission et sans aucune douleur de l'épigastre , on peut soupçonner une compression externe.

1822. Dans de semblables circonstances , je regarde la maladie comme incurable ; et ce n'est guère que quand elle est produite par des concrétions qui obstruent le conduit cholédoque, que nous pouvons communément espérer du soulagement , et que notre art peut contribuer à le procurer. On peut en général connaître quand l'obstruction est l'effet des concrétions biliaires ; car alors, la maladie disparaît fréquemment et revient de nouveau ; on trouve après la première attaque des concrétions biliaires dans les excréments, et la jaunisse est fréquemment accompagnée d'une douleur de l'épigastre , qui excite des vomissements.

1823. Nous ne connaissons dans ces cas aucun moyen certain et prompt de débarrasser le conduit cholédoque des

____

(1) Le malade se plaint fréquemment d'éprouver un sentiment de pesanteur dans la région du foie ou de l'estomac ; il manque d'appétit et de forces , l'esprit est abattu ; le blanc des yeux est la première partie où se manifeste la couleur jaune ; la langue devient également jaune et la bouche est amère ; souvent la respiration est gênée, et il y a altération ; il y a quelquefois une démangeaison de quelques parties ou de tout le corps , et même une espèce de toux convulsive.

concrétions qui le bouchent ; cela est généralement l'affaire
du temps, et dépend de la dilatation graduelle de ce conduit. On voit avec étonnement, d'après la grosseur des
pierres auxquelles il livre passage, jusqu'à quel point il peut
se dilater ; néanmoins cette dilatation se fait plus ou moins
promptement suivant les circonstances, et en conséquence
la jaunisse, après avoir duré un temps plus ou moins long,
cesse souvent tout à coup spontanément. C'est ce qui a
donné lieu de croire qu'elle avait été guérie par un si grand
nombre de remèdes différents, dont plusieurs sont néanmoins
totalement dépourvus d'action, et d'autres d'une telle nature,
que l'on ne peut supposer qu'ils puissent aucunement contribuer à favoriser le passage des concrétions biliaires. Cela
me détermine à ne pas parler ici des remèdes nombreux
contre la jaunisse que recommandent ceux qui ont écrit sur
la matière médicale, ou qui se trouvent même dans les
livres de pratique ; je me bornerai à faire mention des remèdes que l'on peut supposer, avec quelque probabilité,
favoriser le passage des concrétions, ou dissiper les obstacles
qui peuvent s'opposer à leur sortie.

1824. Dans le traitement de cette maladie, il faut d'abord
faire attention, que comme la distension du conduit biliaire,
par une masse dure qui ne passe qu'avec peine, est capable
d'y exciter une inflammation, la saignée peut être une précaution utile chez les personnes suffisamment fortes ; elle
devient même absolument nécessaire quand la douleur est
violente, et jointe à un degré quelconque de pyrexie. J'ai
remarqué dans quelques jaunisses accompagnées de ces symptômes, que le sang que l'on tirait, était couvert d'une
croûte inflammatoire aussi épaisse que dans les cas de
pneumonie.

1825. Il n'y a aucun moyen de pousser au dehors les concrétions biliaires sur lequel on puisse davantage compter,
que l'action du vomissement : cette action peut contribuer

quelquefois assez doucement, à a dilatation du conduit
cholédoque, en comprimant tous les viscères de l'abdomen,
et particulièrement la vésicule du fiel et les vaisseaux biliaires,
qui sont pleins et distendus. C'est pourquoi le vomissement
a souvent été utile dans ce cas ; mais il est en même temps
possible que les efforts que fait le malade pour vomir soient
trop violents, et il ne faut par conséquent employer que
es doux vomitifs. Si on peut soupçonner, par la longue
durée de la jaunisse, que le volume de la concrétion qui
doit se faire un passage, est considérable ; ou plutôt si la
douleur qui accompagne la maladie donne lieu de craindre
l'inflammation ; il peut être prudent d'éviter entièrement
le vomissement.

1826. Il est d'usage de donner des purgatifs dans la jaunisse ; il est même possible que l'action des intestins, excite
celle des conduits biliaires, et favorise par ce moyen l'expulsion des concrétions ; mais cet effet ne peut, à ce que je
pense, être considérable, et l'on doit craindre d'ailleurs
que l'usage fréquent des purgatifs employés dans cette vue
ne nuise au malade ; d'où je crois devoir conclure que les
purgatifs ne conviennent jamais que quand le ventre est
paresseux et resserré.

1827. Comme le relâchement de la peau contribue à re-
lâcher tout le système, et particulièrement à modérer la constriction des parties qui sont au-dessous, les fomentations de
l'épigastre peuvent en conséquence être utiles dans la jaunisse qui est accompagnée de douleur.

1828. Les solides du corps vivant étant très-flexibles et
cédant très-facilement, il est probable que, dans beaucoup
de cas, le conduit cholédoque pourra être aisément
dilaté par les concrétions biliaires ; de manière qu'elles y
passeront sans difficulté, à moins que la distension ne produise une contraction spasmodique extraordinaire des parties qui sont au-dessous. C'est pour cette raison que l'opium

est souvent très-avantageux dans la jaunisse, et l'utilité qui en résulte, prouve suffisamment la vérité de la théorie sur laquelle est fondé son usage.

1829. Il serait fort à souhaiter que l'on découvrît un dissolvant capable d'agir sur les concrétions biliaires contenues dans la vésicule du fiel, ou dans les conduits biliaires : mais je ne connais encore aucun dissolvant de cette nature ; et je regarde l'usage du savon dans cette maladie, comme une tentative inutile. Le docteur White, d'Yorck, a trouvé un dissolvant des concrétions biliaires quand elles sont hors du corps ; mais il n'est nullement probable que ce dissolvant puisse agir sur ces concrétions tant qu'elles y sont renfermées (1).

---

(1) Les concrétions biliaires que l'on trouve dans la vésicule du fiel de l'homme, contiennent une substance d'une nature particulière, dont le dissolvant propre est l'esprit-de-vin ; mais cette liqueur ne produit aucun effet sur les concrétions renfermées dans la vésicule du fiel ; elle est même nuisible, à raison de l'irritation qu'elle produit. M. Durande, médecin de Dijon, a recommandé un mélange d'éther et de térébenthine, comme un fondant très-efficace dans le traitement des concrétions biliaires. Il mêle deux gros d'huile essentielle de térébenthine avec trois gros d'éther, et il donne, tous les matins, un cinquième de ce mélange au malade. Il paraît, d'après ce qu'on lit dans les *Mémoires de la Société royale de Médecine*, année 1779, que souvent ce remède ne diminue pas la douleur du foie, et qu'il cause des coliques pour lesquelles on est obligé de recourir aux bains, au lait d'ânesse, aux sucs des plantes savonneuses étendus dans le petit-lait, et aux lavements ; d'où l'on peut conjecturer que ces derniers remèdes diminuent réellement le spasme des intestins, et favorisent en conséquence la sortie des concrétions biliaires contenues dans le conduit cholédoque, mais que l'on doit peu compter sur le mélange d'éther et de térébenthine ; l'éther seul est préférable, dans le cas où la jaunisse est produite par l'affection spasmodique du canal intestinal.

MANIÈRE

D'ÉTUDIER LA MÉDECINE PRATIQUE,

TRADUITE SUR LES LEÇONS MANUSCRITES DE M. CULLEN (1).

Du choix d'une Méthode.

LA méthode dogmatique est celle que l'on doit adopter, parce qu'il n'est pas possible d'éviter la théorie ; la théorie n'est cependant utile qu'autant qu'on lui donne un plan très-étendu, autrement rien n'est plus insensé.

La médecine ne peut s'apprendre d'une manière empirique, parce que les faits sont très-défectueux ; c'est pourquoi ceux qui ont tenté cette voie, tels que Lieutaud, sont tombés dans une infinité d'erreurs. Cet auteur a toujours fait de très-mauvais raisonnements ; il prescrit des remèdes sans action, et les applique sans aucune distinction.

Je ne parle pas des auteurs qui ont voulu mettre la médecine à la portée de tout le monde, parce qu'ils sont au-dessous de la critique.

Les empiriques ne doivent être consultés que pour les faits ; et même les faits les plus certains sont dus aux dogmatiques.

Il faut néanmoins prendre garde de se prévenir pour une

---

(1) Le soin que nous avons mis à reproduire dans cette édition tout ce qui appartient à l'auteur original, et à ne faire porter les retranchements que nous avons cru nécessaire d'opérer, que sur les nombreuses additions qui étaient propres au traducteur, nous a obligé, d'une part, à conserver ce morceau, quelque suranné qu'il doive paraître à certains égards, et de l'autre, à supprimer la plupart des notes aujourd'hui superflues qu'y avait jointes M. Bosquillon. (D. L.)

théorie quelconque, et se borner toujours à des conclusions générales. Nous avons considéré les forces motrices comme dépendantes du système nerveux ; nous nous sommes arrêtés à ces généralités ; et d'après cela nous avons expliqué tous les phénomènes que présentent les maladies. Il n'y a rien de plus certain que ce que Baglivi et Hoffmann ont désigné d'après cette supposition ; mais il faut prendre garde d'étendre cette idée trop loin, parce que nous connaissons peu le système nerveux : nous en sommes même encore réduits à des spéculations subtiles, et à faire des tentatives pour les étendre.

Le système nerveux contient un fluide élastique d'une nature particulière, et tous les phénomènes de l'économie animale semblent dépendre des qualités de ce fluide, qui me paraît être de la nature de l'éther de Newton ; car l'on peut supposer que cet éther existe dans le système animal, de même que dans toute la nature ; ceci ne peut néanmoins s'appliquer avec certitude à la pratique de la médecine, et il n'est pas possible de mettre des limites aux spéculations de ce genre. Je suis persuadé qu'il existe dans le système nerveux, un état appelé *mobilité*, que personne ne peut nier ; mais il est extrêmement difficile d'en faire l'application. Il y a probablement beaucoup de causes de mobilité, qu'on ne peut ni expliquer, ni apercevoir ; mais je puis assurer qu'il y a un état de pléthore et un certain degré de faiblesse qui donnent de la mobilité au système nerveux. Cette conduite seule peut rendre les tentatives des dogmatiques sûres et même nécessaires ; il faut cependant toujours tenter de trouver des faits que l'on puisse appliquer au raisonnement, et quiconque en acquiert de relatifs à l'économie animale, peut tomber dans l'erreur s'il pousse ses raisonnements trop loin.

Il y a trois systèmes principaux, celui de Boerhaave ; celui de Stahl et celui d'Hoffmann. Sydenham n'est pas même exempt de théorie ; mais il s'est arrêté aux généralités. Son plan de pratique a influé sur les trois systèmes dont j'ai parlé Je conseille de commencer par étudier Boerhaave, parce que c'est celui qui avait le plus d'érudition et le meilleur jugement des trois. Ses talents l'ont rendu particulièrement recommandable, et il sert de règle à toute l'Europe. On abandonne de jour en jour le système de Stahl, et Hoffmann n'a jamais eu beaucoup de partisans.

On ne saurait mieux entendre le systême de Boerhaave que par les commentaires de van Swieten ; mais en le lisant, il faut être en garde contre sa pathologie, parce qu'il explique les phénomènes des maladies particulièrement d'après l'état des fluides ; sa doctrine de l'acrimonie, considérée relativement à la chimie, est très-imparfaite. Son acrimonie alcaline me semble être une explication forcée de ce qu'ont avancé les anciens, et n'est nullement fondée. Son *lentor* est imaginaire. La pathologie des fluides est la partie la plus défectueuse de son ouvrage. L'autre partie est la doctrine de l'obstruction que Boerhaave a utilement introduite ; mais on l'a beaucoup corrigée depuis. Sa théorie de l'inflammation est fausse, comme l'a prouvé Sauvages ; et Senac a détruit la doctrine de la révulsion. Boerhaave, en s'étendant beaucoup sur l'obstruction, a omis la considération des vaisseaux et des puissances motrices. Van Swieten a corrigé quelques-unes de ces erreurs, surtout à l'égard des fièvres ; mais les explications qu'il a voulu donner, d'après les anciens, sont précaires, et même inutiles, parce que nous ne connaissons pas assez les idées des anciens (1).

____

(1) Cette idée de M. Cullen me paraît trop générale. On ne peut nier que van Swieten a souvent cité les anciens sans nécessité ; néanmoins je crois qu'il a démontré que l'on pouvait tirer beaucoup d'avantages de leurs écrits, et qu'avec un peu de travail et de patience, il était aisé de saisir leurs idées.

En lisant Boerhaave, il faut y joindre Hoffmann. Il est diffus et moins correct que Boerhaave, mais il contient plus de faits; il ne faut considérer son système nerveux qu'en général, parce qu'il le quitte quelquefois pour se jeter dans des raisonnements peu exacts relativement à la mécanique et à la chimie. Il est surtout défectueux pour le système hydraulique.

Le troisième système est celui de Stahl; il est difficile de l'étudier dans ses ouvrages ; il faut avoir recours aux écrits de ses disciples, tels que Juncker, Alberti et Carl, lire ensuite Stahl même, particulièrement son livre intitulé *Theoria medica vera*. Il a écrit avec une précision métaphysique extrême, qui le rend obscur; mais il a des vues étendues et curieuses. En général on trouve chez les Stahliens beaucoup de faits curieux, qu'on cherchera inutilement ailleurs, et ces faits y sont plus généralisés; comme on peut le voir dans le *Specimen Historiæ medicæ* de Carl.

Avant de connaître ces trois systèmes, on ne peut faire que peu de progrès dans l'étude de la médecine, et l'on n'est pas en état de faire attention aux cas particuliers, ou d'en tirer des conclusions.

Il faut être en garde contre la théorie particulière des Stahliens; ils ont trop étendu les principes de l'autocratie et de la *force médicatrice de la nature*; leurs explications sont peu fondées; mais on doit avouer que les principaux faits qui concernent l'autocratie, l'état de pléthore et ses causes, les remèdes naturels et ceux de l'art, ont été principalement observés par les Stahliens. Il n'y a que leur pathologie de bonne; leur pratique est faible et même mauvaise. Ils évitent les remèdes actifs, ils sont ennemis du quinquina, de l'opium, ils ordonnent peu de saignées, de vomitifs et de vésicatoires; parce qu'ils supposent que les maladies sont sous la direction d'un être intelligent, rationel, avec lequel nous n'avons nulle correspondance ; et ils craignent qu'on ne trouble l'action de cet être. On peut encore leur reprocher d'être superstitieux , de croire aux amulettes , de chercher des spécifiques et de recommander des terres sans vertu.

Il n'y a que les trois systèmes dont je viens de parler qui soient originaux ; mais pour avoir une connaissance plus exacte des systèmes en général, il faut remonter jusqu'à Galien , et lire pour cet effet quelques-uns de ses compilateurs , tels que Rivière , qui a ajouté un peu de chimie aux idées de Galien ; mais il a transcrit presque tout son ouvrage de Sennert, qui est l'auteur systématique le plus utile que les Galénistes aient produit.

Les chimistes ont succédé aux Galénistes , mais je ne conseille pas de les étudier. Ils furent remplacés par les Cartésiens , qui, avec plus de connaissances , ont néanmoins fait peu de progrès en fait de système. Blanchard a très-bien décrit leur système ; mais c'était un homme faux, et on ne doit pas ajouter foi aux faits qu'il rapporte.

Les systèmes précédents ont donné naissance à ceux de Sylvius et de Willis, qui contiennent beaucoup de faits. Il faut avoir une idée de Sylvius. Quant aux anciens auteurs systématiques , on les étudiera dans Doleus.

Le dernier siècle a encore produit Ettmuller, qui avait de vastes connaissances. Sa méthode est claire et bonne ; mais il y a peu de choix dans sa théorie : elle est particulièrement fondée sur celle des chimistes et des Cartésiens. Ses vues sont néanmoins étendues , et il contient un grand nombre d'observations.

Après avoir étudié les systèmes , il faut rassembler les faits , et étendre ou concentrer par leur moyen , le système dont on a fait choix. On lira alors les index sur les différentes maladies , tels que celui de Moronus, écrit en 1650, celui d'Alberti , etc. ; on y joindra en même temps les auteurs qui ont rassemblé des faits, tels que Marcellus Donatus,

Schenckius , Bonnet, *Medicina Septentrionalis collatitia* ; et l'on consultera les mémoires des différentes Académies.

Il faut ensuite étudier la nosologie, car l'on ne pourra faire des progrès dans la pratique de la médecine , qu'autant que l'on saura distinguer les maladies. Une bonne méthode et un système conduiront loin ceux qui ont du discernement. Notre système de nosologie n'est pas complet ; mais il faut le prendre pour ce qu'il est, et tâcher de le corriger ; ce que vous ne pourrez faire, qu'autant que vous aurez acquis une connaissance des faits et des maladies.

Choisissez les systèmes les plus généraux de nosologie, comparez les avec l'histoire des maladies que vous observerez. Commencez par Sauvages ; il contient beaucoup d'érudition médicale que vous ne trouverez pas ailleurs. Voyez ensuite le *Sepulchretum* de Bonnet. Morgagni est également rempli d'érudition et très-utile pour diriger à d'autres sources ; car il n'est pas complet : il s'est particulièrement borné à faire des remarques sur Bonnet, et il en a ajouté quelques unes sur Valsalva. Lieutaud a tenté de comprendre toutes les maladies dans son *Historia medica*. Il faut le consulter ; mais son livre est mal imprimé ; l'index en est mauvais, et il est rare qu'on puisse se fier au récit qu'il donne des maladies ; on ne peut en conséquence se dispenser de recourir aux auteurs originaux d'où sont pris les faits qu'il rapporte.

On peut profiter des anciens, tels que Celse, Arétée de Cappadoce, Cœlius Aurelianus. Les modernes ont tiré quelques observations utiles d'Alexandre de Tralles, de Paul d'Egine, d'Aëtius ; mais il faut les consulter à loisir. Je dis la même chose des Arabes et des Galénistes, qui ont paru jusqu'au seizième siècle.

Des Auteurs qui ont donné des Traités particuliers des Fièvres.

Fièvres intermittentes. Mercatus en a le premier traité ; mais ce qu'il en dit est peu de chose. Morton en a mieux désigné la nature et la curation. François Torti, Cleghorn, Werlhof ont fait des observations correctes sur ce sujet ; mais Senac a donné des vues plus étendues que tout autre sur la manière de traiter les fièvres intermittentes.

Pour les Fièvres continues et inflammatoires, Sydenham peut suffire.

Les Fièvres nerveuses et putrides demandent à être étudiées dans Huxham, Morton, Pringle, de Haen. Chenot a donné peu d'observations dans son Traité de la peste, et sa théorie est mauvaise.

Des Maladies épidémiques.

On trouve quelques éclaircissements dans Hippocrate ; il y en a beaucoup plus dans Baillou, mais on n'a donné aucune histoire exacte des épidémies avant Sydenham et Morton, et on trouve très-peu de détail avant la fin du dernier siècle. Wintringham a décrit très-exactement les épidémies, mais il ne distingue que celles qui viennent de l'air, et ne parle pas de celles qui sont dues à la contagion. Huxham est plus complet à cet égard. Il faut joindre à ces auteurs ceux qui ont parlé des maladies particulières à certaines contrées et aux flottes, tels que Monro, Pringle, Lind.

En étudiant les maladies épidémiques, il faut avoir particulièrement quatre objets en vue, et considérer, 1° la naissance de la contagion, c'est-à-dire, les vapeurs des marais. Lancisi a le premier traité cette matière ; elle est complète dans Pringle et Lind. 2° La diversité du type des fièvres ; mais il y a lieu de croire que les épidémies qui règnent dans différents climats et dans différentes contrées, ainsi que celles que l'on a observées dans différentes années, se ressemblent beaucoup, et qu'elles sont du genre des intermittentes; 3° l'étude des épidémies doit consister à rechercher la manière la plus convenable de les traiter. Si elles étaient d'un genre uniforme, nous pourrions espérer trouver un moyen de les guérir en suivant leur marche avec persévérance. Pour le présent, il y a quelques limites à établir entre les cas où la saignée est convenable, et ceux où l'on doit recourir au quinquina. 4° Il faut aussi faire une attention particulière à la contagion produite par les vapeurs qui s'élèvent du corps humain : telle est la contagion des hôpitaux, des armées et des flottes; on trouve qu'elle est d'une seule espèce. La curation en est simple : elle consiste particulièrement dans l'usage du quinquina.

On peut tirer quelques lumières sur le pronostic en lisant les anciens, et surtout Prosper Alpin, et avec le secours de son commentaire, étudier Hippocrate.

Des Phlegmasies

Consultez Barker sur la *conformité de la Médecine ancienne et moderne*. La doctrine de Boerhaave est complète, si l'on y ajoute l'usage des vésicatoires dans les fièvres inflammatoires, donné par Pringle.

Des Maladies inflammatoires particulières.

Il est inutile de citer les auteurs qui en ont traité, excepté ceux qui ont écrit sur la GOUTTE. On ne trouvera l'histoire de cette maladie que dans Sydenham et Musgrave. Mais la lecture du dernier demande beaucoup de précautions. Quant à la curation, il ne faut faire attention à aucun de ces auteurs, parce qu'en cherchant une acrimonie et une matière morbifique, ils ont perdu de vue le système entier qui gouverne la maladie.

La Peste doit être particulièrement étudiée ; mais il ne faut consulter que les auteurs qui l'ont vue , tels que Diemerbroeck , Rivière , Sydenham , Senac et Chenot.

La Petite-Vérole. On ne trouve rien sur cette maladie avant Sydenham ; ceux qui depuis ont voulu corriger sa pratique, ne l'entendaient pas bien : on peut y faire quelques additions , relativement à l'usage du quinquina. Il faut lire à ce sujet Monro dans les Essais d'Edimbourg. Quant à l'usage des antimoniaux , consultez ceux qui ont écrit sur l'inoculation ; vous y trouverez aussi la manière d'administrer les purgatifs dans la petite-vérole. Pour la manière d'inoculer , Dimsdale suffit.

Les Eruptions miliaires. Je conseille Hoffmann , Hamilton , Fordyce. Ils n'ont cependant pas beaucoup perfectionné la pratique. On trouve quelque chose sur ce sujet dans Allioni : mais il a étendu sa pratique trop loin ; nous savons que ce n'est qu'une maladie sporadique.

Des Hémorrhagies.

La doctrine d'Hoffmann est fort bonne : pour l'histoire, lisez les Stahliens.

L'Hémoptysie et la Phthisie pulmonaire. *Voyez* Morton.

Les Hémorrhoïdes. *Voyez* les Stahliens, et surtout Alberti ; mais en le lisant , joignez-y la thèse de de Haen , et Hoffmann.

Les Règles immodérées , diminuées ou supprimées. Je ne connais aucun auteur. Freind n'a donné aucun éclaircissement sur la Ménorrhée.

Le Catarrhe. S'il est sporadique, il doit être considéré comme les phlegmasies ; s'il est épidémique , *voyez* Barker, qui a donné une très-bonne description de celui qui a régné à Londres en 1762.

Dysenterie. Zimmermann est le premier qui a donné la vraie manière de la traiter ; mais , avant de le lire, consultez Pringle et Roederer.

Des Névroses.

Les Comata. *Voyez* Wepfer. Quant à la manière dont ils se manifestent, lisez Boërhaave, van Swieten, et le Traité de Boërhaave *de Morbis Nervorum.*

Des Adynamies.

La Syncope. Le Traité du Cœur de Senac est complet à cet égard.

La Dyspepsie. Je ne puis citer aucun auteur; tous l'ont confondue avec l'affection hystérique. On peut tirer quelques faits de Cheyne et de Whytt.

Des Spasmes.

Le Tétanos. *Voyez* les Observations des Médecins de Londres et Hillary.

Les Convulsions et l'Épilepsie. Pour les faits, *voyez* van Helmont et Willis ; pour la partie systématique, lisez Hoffmann, et pour l'histoire de la maladie, *voyez* Boërhaave et van Swieten.

Les Palpitations. *Voyez* Senac et de Lille, *de Palpitatione cordis.* Le dernier donne peu d'éclaircissements.

L'Asthme. On trouve beaucoup de faits dans Floyer et van Helmont.

La Toux convulsive ou coqueluche. *Voyez* Willis et Hoffmann. Burton a fait usage, dans ce cas, du quinquina, et a établi une pratique efficace.

Le Pyrosis. On trouve quelques idées dans Sauvages et Linné.

La Colique. Relativement à l'Ileus, lisez Huxham, de Haen, et particulièrement Pringle.

Le Cholera-morbus et la Diarrhée. Je ne connais aucun auteur qui ait bien traité ces maladies *ex professo.*

Le Diabète. Aucun auteur n'est supportable.

3.

L'Hystérie. Il faut prendre garde, en lisant ceux qui ont écrit sur cette maladie, de la confondre avec la dyspepsie et l'affection hypochondriaque. Hoffmann est le seul qui ait séparé ces maladies.

L'Hypochondrie. L'histoire la plus complète se trouve dans Boërhaave et van Swieten.

La Vésanie ou la Folie. Je ne connais que le docteur Battie, et il n'a rien appris. C'est pourquoi il faut avoir recours aux systématiques. Boërhaave et van Swieten ont rassemblé presque tout ce que l'on peut dire sur cette maladie.

Des Cachexies.

Les Marcores ou les Amaigrissements. On trouve la substance des principales connaissances dans Morton.

La Polysarcie et l'Emphysème. On trouve peu de chose sur ce sujet.

La Tympanite. *Voyez* les auteurs qui ont écrit sur l'Hydropisie ; commencez par Sydenham, lisez ensuite Boërhaave, et finissez par Monro.

La Physconie ou la Ventrosité. *Voyez* Sauvages.

Le Rachitis. *Voyez* Glisson, Mayow, Boërhaave et Zeviani.

Les Ecrouelles. *Voyez* Russell.

Les Maladies vénériennes. Astruc a rassemblé tout ce qu'on avait dit avant lui, et on a peu ajouté depuis.

Le Scorbut. Lind est complet.

L'Éléphantiasis et la Lèpre. *Voyez* les Observations des Médecins de Londres.

La Jaunisse. Evitez Boërhaave, parce qu'il a donné un système très-incorrect et imaginaire. Il faut se contenter d'une idée plus simple, qui est la considération des concrétions biliaires. *Voyez* les Essais de Médecine d'Edimbourg et Coe (1).

Pour la CHIRURGIE, *voyez* Boërhaave, van Swieten et Sauvages.

En suivant ces études, ayez l'érudition en vue, tâchez de saisir les idées générales et étendues des philosophes; mais soyez toujours guidés par ces sentiments d'humanité, de probité et de désintéressement qui imposent à l'homme le devoir et l'obligation de soulager ses semblables.

---

(1) *A Treatise on Biliary Concretions*, by Thomas Coe, London, 1757.

FIN.

TABLE ANALYTIQUE

DES MATIÈRES

CONTENUES DANS TOUT L'OUVRAGE (1).

A.

---

(1) Les chiffres renvoient aux paragraphes. Ceux qui sont précédés de la lettre *n*, indiquent les matières contenues dans les notes du paragraphe : lorsque les notes sont longues, ou qu'il y en a plusieurs dans le même paragraphe, la page est indiquée par un chiffre précédé de la lettre *p*.

B.

C.

D.

E.

EAU DE VIE DE LAVANDE, peut s'introduire dans les narines pour modérer l'odontalgie, 490.

EAUX FERRUGINEUSES, ont guéri quelquefois les fièvres intermittentes rebelles, *n.* 231. Sont convenables dans la ménorrhagie, *n.* 983.

EAU FROIDE, convenable dans les fièvres où il y a une grande faiblesse, *n.* 210. Jetée sur les extrémités, ranime quelquefois l'action des intestins, 1448. Son application tantôt nuisible, tantôt utile dans l'ophthalmie, 286, *n.* 286. Est nuisible aux nouvelles accouchées, *n.* 729, *p.* 84. Est utile dans l'apoplexie, 1139 et 1140. Dans la ménorrhagie, 980. Peut s'appliquer sur la surface du corps dans les fièvres, 205 à 209. Donnée en boisson est un tonique utile dans les fièvres, 206. Limites qu'exige son usage, 208. Manière dont les anciens la donnaient dans les fièvres, *n.* 169, *p.* 251. Est un moyen de déterminer les sueurs, *n.* 161. Dans l'asthme, 1400. Utile dans la petite-vérole, 614.

EAUX MINÉRALES, ont été recommandées dans les écrouelles, 1753. Sont nuisibles dans les cas de tubercules aux poumons, 907.

ECROUELLES, 1738. Leur marche a une connexion avec le cours des saisons, 1742. Leurs phénomènes, 1738 à 1749. Leur cause prochaine, 1750. Leur curation, 1753 à 1759. Ne rendent pas la petite-vérole plus violente, 605. Ne doivent pas se confondre avec le gonflement des glandes qui survient passé l'âge de puberté, *n.* 1740. Ne sont pas contagieuses, 1751. Ne sont pas produites par la maladie vénérienne, 1752. Produisent une carie qui se guérit plus promptement que celle qui est due à d'autres causes, *n.* 1748. Se guérissent communément d'elles-mêmes en quatre ou cinq ans, 1747. Se manifestent dans une période particulière de la vie, 1740. Se manifestent à la suite de la petite-vérole, 1741. — D'Amérique, *n.* 1738, *p.* 327. — Des Moluques, *ibid.* — Mésentérique, 1606, *n.* 1738, *p.* 327. — Passagères, *ibid.* — Périodiques, *ibid.* — Vulgaires, *ibid.*

ÉLECTRICITÉ, a guéri des malades attaqués de la danse de saint-Guy, 1354. A réussi quelquefois dans les fièvres intermittentes, *n.* 231, *p.* 289. Avantageuse dans les paralysies produites par les poisons narcotiques, 1167. Elle est nuisible dans la paralysie qui dépend de la compression du cerveau, 1167. Elle ranime l'action des vaisseaux utérins, 1006.

ÉLÉPHANTIASIS, *n.* 1814, *p.* 371. Son caractère, *ibid.* Ses différentes dénominations, *ibid.* Son origine remonte à la plus haute antiquité, *n.* 1814, *p.* 372. A été commune chez les Phéniciens, *n.* 1814, *p.* 372. Peu connue des Grecs, *ibid.* Elle n'a pas été considérée comme contagieuse par les anciens, *n.* 1814, *p.* 374. Raisons qui ont déterminé à exclure des villes ceux qui en étaient affectés, *ibid.* Elle n'est pas contagieuse, *n.* 1814, *p.* 375 à 377. Sa description, *n.* 1814, *p.* 381. — Alopécienne, *n.* 1814, *p.* 382. — D'Avicenne, *n.* 1814, *p.* 384. — De Java, *n.* 1814, *p.* 385. — De Syrie, *n.* 1814, *p.* 389. — Des Indes, *n.* 1814, *p.* 385. — Léonine, *n.* 1814, *p.* 382. — Syphilitique, *n.* 1814, *p.* 385. — Tiria, *n.* 1814, *p.* 382.

ELLÉBORE BLANC, a été recommandé dans la manie, 1567. Dans quelles circonstances a-t-il été employé par les anciens, *n.* 373.

ÉMÉTIQUES, leurs effets, *n.* 172, 176 à 180. Conviennent dans la cure des fièvres, 174. Au commencement de la fièvre secondaire de la petite-vérole discrète, 629. Dans la colique, 1448. Dans la fièvre éruptive de la petite-vérole, 619. Dans les hémorrhagies, *n.* 796. Manière de les administrer dans les fièvres, 185. — Leur usage dans les fièvres

ESCAROTIQUES, préparés avec le mercure et le cuivre, sont rarement utiles dans les ulcères écrouelleux, 1758.

ESQUINANCIE, 300. Ses espèces, *n.* 300. Comment elle attaque les enfants, 322 à 329. Sa cure, 330. — Arthritique, *n.* 300. — Exanthématique, *ibid.* — Laryngée, *n.* 319. — Maligne, 311. — Parotidée, 332. — Pharyngée, 331. — Tonsillaire, 301. — Trachéale, 318. — Trachéale de Sauvages, *n.* 319. — Trachéale des enfants, 322.

ÉTAIN, a été recommandé dans l'épilepsie, 1335.

ÉTHER VITRIOLIQUE, est un bon antispasmodique, 1221. Produit du soulagement dans l'asthme, 1396. Dans l'odontalgie, 490. Dans la jaunisse, *n.* 1829.

ÉTISIE. Voyez *Hectisie.*

EUNUQUES, sont rarement attaqués de la goutte, 495.

EUPATOIRE, son vin a été recommandé dans l'hydropisie, *n.* 1684.

EXANTHÈMES, 585. Peuvent tous produire la phthisie, 880.

EXCITEMENT, *n.* 45, *n.* 99, *p.* 174, 1444. Ce qui le produit, *n.* 101, *p.* 86.

EXCRÉMENTS, jugement que l'on en doit porter dans les fièvres, *n.* 124. Sont blancs dans la jaunisse, 1820.

EXERCICE, comment il peut être utile dans la mélancolie, 1597. Utile aux asthmatiques, 1401. Dans la goutte, 541 à 547. Dans les fièvres intermittentes, 231. Dans les hémorrhagies en général, *n.* 786. Dans l'hydropisie, 1691 à 1693. Dans l'hypochondrie, 1242, 1248 et 1249. Dans le rachitis, 1733. Pour fortifier l'estomac, 1217. Nuisible quand il s'est formé des congestions. — De la gestation, utile dans la paralysie, 1168. Dans la goutte, 546, 576. — Du cheval, exige des précautions dans l'hémoptysie, *n.* 851. Dans la phthisie, 914. — Est nuisible aux approches du flux hémorrhoïdal, 954. — Rude, utile aux maniaques, 1573, 1578. — Son défaut dispose au scorbut, 1799.

EXOPHTHALMIE, 280.

EXPECTORATION, est la crise la plus avantageuse dans les maladies inflammatoires de poitrine, *n.* 354. Moyens que l'en peut employer pour la favoriser dans la pneumonie, 373. Ses diverses apparences dans la phthisie, *n.* 891.

EXTASE, *n.* 1094, *p.* 306.

F.

FARINE desséchée, s'applique utilement à l'extérieur dans l'érysipèle, 711.

FARINEUX, leur utilité dans la goutte, 550. Possèdent tous à peu près la même vertu, 909. — Non fermentés ne produisent pas le scorbut, 1795. Ne sont pas des aliments de difficile digestion, *ibid.* Ils sont souvent suffisants pour arrêter les progrès du scorbut, 1795.

FATUITÉ, 1529.

FAUX GERME. Voyez *Ménorrhagie sanglante* des femmes grosses.

FÉBRIFUGES que l'on peut substituer au quinquina, *n.* 215, *p.* 274.

FEMMES, sont moins sujettes à la goutte que les hommes, 494.

FER et ses PRÉPARATIONS, sont toniques, 211. Conviennent dans l'aménorrhée, 1004. Dans l'épilepsie, 1334. Fortifient le ton de l'estomac, 577. Sont peu actifs dans les hémorrhagies, 798. Nuisibles dans les hémorrhagies actives, 848. Presque tous sont nuisibles dans l'asthme, *n.* 1397.

FER CHAUD. Voyez *Soda, Pyrosis, Ileus des Indes.*

FÈVE DE SAINT-IGNACE, a été recommandée dans les fièvres intermittentes, *n.* 234, *p.* 297.

3.   28

A quoi on la reconnaît, *n.* 1575. Diffère quelquefois de la mélancolie proprement dite, 1576. Différence entre la particlle et la générale, 1575. Ses espèces, 1557. Particlle, 1575.

FOMENTATIONS (les) aggravent les douleurs de rhumatisme, 466. — Des extrémités inférieures, leur usage dans les fièvres, 199. — Partielles, avantageuses dans la gonorrhée accompagnée de phimosis, 1774 et 1775. Dans le tétanos, 1275. — Sur l'abdomen, modèrent les douleurs dans la dysenterie, 1684. Sont utiles dans la jaunisse accompagnée de douleur, 1827.

FONCTIONS INTELLECTUELLES, changements qu'elles éprouvent pendant le paroxysme de la fièvre, 20. Leurs dérangements en général, 1528 et 1529.

FONCTIONS NATURELLES, changements qu'elles éprouvent pendant le paroxysme de la fièvre, 15.

FORCE INHÉRENTE de la fibre musculaire, diffère de la force nerveuse, *n.* 247.

FORCE MÉDICATRICE DE LA NATURE, 38.

FOSSETTE. Voyez *Argema*.

FOYER DE LA CONTAGION, toujours fort actif, 82.

FRAMBŒSIA, son caractère, *n.* 1814. *p.* 392.

FRAYEUR, voyez *Terreur*. — *Nocturne*, voyez *Panophobie*.

FRÉNÉSIE, voyez *Phrénésie*.

FRICTIONS SÈCHES, nécessaires aux goutteux, *n.* 554. Dans l'anasarque, 1690.

FROID, ses différentes manières d'agir, 88. — Absolu, 88. — Relatif, 89. Ses effets généraux sur le corps humain, 90 et 91. Ses effets morbifiques, 92. Agit comme un stimulant universel, *n.* 90. *p.* 160. Agit spécialement sur les vaisseaux des articulations, 458. Est le plus puissant des astringents, 800. Détermine communément les fièvres, *n.* 87. Jouit d'une puissance sédative, *n.* 90, *n.* 92, *p.* 73. Son usage exige beaucoup de précaution dans le cas de diathèse inflammatoire, *n.* 266. Modère la violence de la réaction dans les fièvres, 205. Occasione souvent la toux qui constitue le commencement de la phthisie, 871, 889. Occasione le rhumatisme, 458. Convient dans la dyspepsie, 1218. Nuit aux phthisiques, 912. Long-temps continué dispose à la goutte, *n.* 554. Passager, utile dans la paralysie, 1166. Favorise le scorbut, 1797.

FROID (Bain). *Voyez* Bain froid.

FROIDS (topiques), toujours pernicieux dans le vrai hépatitis, *n.* 422.

FRUITS d'été et d'automne ne causent pas la dysenterie, *n.* 1073. Récents, légèrement acides, nécessaires dans la dysenterie, 1088. Quelquefois utiles dans la phthisie, *n.* 921, 924. Dans le scorbut, 1804.

FUMIGATIONS, faites à l'air libre n'arrêtent pas la contagion, 684.

FURONCLE, *n.* 274.

G.

GALVANISME, son utilité dans la paralysie, *n.* 1167.

GANGRÈNE des parties enflammées, sa cause, 255 à 256. Signes qui indiquent ses approches, 257. Signes qui la caractérisent en général, 257. Dans le gastritis, 391. Dans la pneumonie, *n.* 360. Son caractère, *n.* 274, *p.* 334. Causes qui y donnent lieu, *n.* 256.

I.

ICTÈRE, 1815 et 1816. Ses causes, 1816 à 1821. Sa cure, 1823 à 1829. Il n'a lieu que quand la sécrétion de la bile s'est faite, 1817. Se guérit rarement quand il est produit par des tumeurs qui compriment le conduit cholédoque, 1821. Signes auxquels on le reconnaît quand il est produit par les concrétions biliaires, 1822. Sa guérison est généralement l'affaire du temps quand il est produit par les concrétions biliaires, 1823. La plupart des remèdes que l'on a recommandés pour le guérir, sont dépourvus d'action, *ibid.* — Accidentel, *n.* 1816, *p.* 401. — Calculeux, *n.* 1816, *p.* 399. — Des enfants, *n.* 1816, *p.* 400. — Des femmes grosses, *n.* 1816, *p.* 400. — Des Indes, *n.* 1816, *p.* 401. — Fébrile, *n.* 1816, *p.* 401. — Hépatique, *n.* 1816, *p.* 399. — Hystérique, *n.* 1816, *p.* 399. — Périodique fébrile, *n.* 1816, *p.* 401. — Pléthorique, *n.* 1816, *p.* 400. — Produit par les poisons, *n.* 1816, *p.* 399, *p.* 401. Par l'inflammation du foie, *n.* 1816, *p.* 399. Par l'obstruction ou le squirrhe du foie, *n.* 1816, *p.* 400. — Par la fièvre lente nerveuse, *n.* 1816, *p.* 401. — Purulent, *n.* 1816, *p.* 400. — Rachialgique, *n.* 1816, *p.* 401. — Spasmodique, *n.* 1816, *p.* 399. — Symptomatique, *n.* 1816, *p.* 401.

ILEUS, ne diffère de la colique que par son degré de violence, 1437, *n.* 1435, *p.* 107. — Calculeux, *n.* 1435, *p.* 112. — Des Indes, *n.* 1435, *p.* 106. — Glaireux, *n.* 1435, *p.* 106. — Herniaire, *n.* 1435, *p.* 113. — Inflammatoire, *n.* 1435, *p.* 107. — Physodes, *n.* 1435, *p.* 105. — Produit par la compression des intestins, *n.* 1435, *p.* 114. Par le rétrécissement du colon, *n.* 1435, *p.* 112. Par les poisons, *n.* 1435, *p.* 111. — Volvulus, *n.* 1435, *p.* 410.

ILIAQUE (passion), voyez *Ileus.*

IMPÉTIGINES, 1737. Caractère de cet ordre, *ibid.* Signification que les auteurs latins ont donnée à ce terme, *n.* 1814, *p.* 388.

IMPETIGO EXCORIATIVA, d'Avicenne, *n.* 1814, *p.* 389.

INCONTINENCE DE VENTRE, *n.* 1465, *p.* 133.

INCUBE. Voyez *Oneirodynie.*

INDIGESTION. Voyez *Dyspepsie*, *n.* 1190.

INFILTRATION DES JAMBES. Voyez *Phlegmatie.*

INFLAMMATION, ses phénomènes, 235. — Interne, ses signes, 236. Quel est l'état du sang quand elle a lieu, 237. Sa cause prochaine, 239. Ne dépend pas de la viscosité du sang, 241. Le spasme en est la cause prochaine, 243 à 248. Elle dépend d'un état de constriction d'une partie dont les fluides sont raréfiés, 246. Elle se termine par la résolution, 249. Par la suppuration, 250. Par la gangrène, 255. Par le squirrhe, 258. Par épanchement, 259. Par des vésicules, 260. Par exsudation, 261. Ses causes éloignées, 262. Sa curation en général, 264. Se guérit par la résolution, 264. Son traitement, quand elle tend à la suppuration, 268 à 270. Quand elle tend à la gangrène, 271. Ses divisions générales, 273. — Cutanée, proprement dite, 274. — De la conjonctive, *n.* 280, *p.* 220. Elle survient souvent aux écrouelleux, 1748. — De la glande pinéale, *n.* 293. — De la rate, voyez *Splenitis.* — De la vessie, voyez *Cystitis.* — De l'estomac, voyez *Gastritis.* — De l'oreille, voyez *Otalgie.* — De l'utérus, 432. Cette inflammation est rare, *n.* 432. — Des intestins, voyez *Enteritis.* — Des mamelles, voyez *Poil.* — Des poumons, voyez *Pneumonie.* — Des reins, voyez *Nephritis.* — Du cerveau, voyez *Phrénésie et Céphalitis.* — Du cœur, voyez *Carditis.* — Du fondement, voyez *Proctalgie.*

— Du foie, voyez *Hépatitis*. — Du péricarde, voyez *Pericarditis*. — Du péritoine, voyez *Peritonitis*. — Du ventricule, voyez *Gastritis*. — Erysipélateuse de l'estomac, voyez *Gastritis*. — Erythématique des intestins, 1492.

INOCULATION DE LA PETITE-VÉROLE, bannie de la pratique médicale, par la vaccine, *n*. 602. Ses avantages, 615. Époque où on doit la pratiquer, *n*. 607.

— DE LA ROUGEOLE, *n*. 650.

INTERMISSION de la fièvre, 24.

INTERVALLES de la fièvre, 24.

INTUMESCENCES (les), 1620. Caractère de cet ordre, 1620.

IPÉCACUANHA, cas où on doit l'employer, 181. Ne jouit d'aucune vertu spécifique dans la dysenterie, *n*. 1081.

J.

JALAP, convenable dans la colique, 1448.

JAMES (poudre de), son usage dans la fièvre, 183. Sa composition, *n*. 183.

JAUNISSE. Voyez *Ictère*.

JEU (le) dangereux aux dyspepsiques, 1247. Utile aux mélancoliques, *ibid*.

JOIE, ses effets, 1291.

JOURS critiques dans les fièvres, 107 à 124. — Non critiques, 113.

JUSQUIAME, jouit d'une vertu narcotique, 1342. Conviendrait peut-être mieux que l'opium dans la colique, 1446.

K.

KERMÈS MINÉRAL, *n*. 181. N'est pas plus efficace que les autres vomitifs pour favoriser l'expectoration, 373.

L.

LADRERIE. Voyez *Éléphantiasis*.

LAIT, choix que l'on doit faire de ses différentes espèces, et précautions qu'exige son usage, *n*. 910. Est le principal remède de la phthisie, 910. Utile aux goutteux, 550. Est convenable dans la cardialgie, *n*. 1221. Ne s'oppose pas à la guérison du rachitis, 1734. — Et ses produits peuvent guérir le scorbut, 1806.

LAITEUSE (métastase), est l'effet de la diathèse inflammatoire, *n*. 432, *p*. 428.

LAVEMENTS, conviennent quelquefois dans la dysenterie, 1082. — Dans l'asthme, 1390.

LAXATIFS RAFRAICHISSANTS, avantageux dans l'asthme, 1390. Dans la coqueluche, 1417. Dans la pneumonie, 370. Dans la tympanite, 1638. Pour modérer le flux hémorrhoïdal, 656. Pour prévenir l'apoplexie, 1127.

LÉONTIASIS, *n*. 1814, *p*. 384.

LÈPRE des Hébreux, *n*. 1814, *p*. 393. Elle n'était pas contagieuse, et n'a pas été considérée comme telle par les anciens peuples, *n*. 1814, *p*. 393. Signification de ce mot chez les Grecs, *n*. 1814, *p*. 371. — Blanche des Arabes, *n*. 1814, *p*. 373. — Des Grecs. Son caractère,

M.

N.

O.

comme morbifique, 1621. Sa cure, 1623 à 1625. — Adipeuse, en quoi elle diffère de la corpulence athlétique, *n.* 1621.

POMMADE DE DESAULT, *n.* 289. — De Régent, *n.* 289.

POUILLOT est un bon antispasmodique, *n.* 918, *p.* 204.

POULS, son état pendant le paroxysme de la fièvre intermittente, 12. Sa fréquence ne caractérise pas particulièrement la fièvre, *n.* 8. Ses changements pendant le paroxysme de la fièvre, 12. Changements qu'on y observe régulièrement dans l'état de santé, *n.* 55. Sa connaissance exige beaucoup d'attention, *n.* 103, *p.* 181. Il faut considérer sa vélocité, *n.* 103, *p.* 182. Sa force, *n.* 103, *p.* 182. Son volume, *n.* 103, *p.* 183. Sa tension, *ibid.* Sa régularité, *ibid.*—Son caractère dans la fièvre lente, *n.* 862, *p.* 164. Dans la phthisie confirmée, *n.* 893. — Il devient fréquent dans le catarrhe, 1049. — Son intermittence dépend d'une contraction spasmodique du cœur, 1187. Il est communément irrégulier et intermittent dans l'hydrothorax, 1702.

POURPRE BLANC. Voyez *Miliaire.*

PRÉCIPITÉ ROUGE. Voyez *Oxide rouge de mercure.*

PRONOSTIC, dans les fièvres, sur quoi doit-il être fondé, 99, 100 à 102.

PROFLUVIA, 1045. Caractère de cette classe, 1045.

PRUNELLA, *n.* 300.

PSORA, en quoi il diffère de la lèpre des Grecs, *n.* 1814, *p.* 387.

PUISSANCE NERVEUSE, ses effets, *n.* 1100.

PURGATIFS, leur usage dans les fièvres continues, 144. Dans les fièvres intermittentes, *n.* 234, *p.* 294. Dans la fièvre quarte, *n.* 234, *p.* 295. Précautions qu'ils exigent en général, *n.* 234, *p.* 294. Ils agissent quelquefois comme révulsifs dans l'ophthalmie, *n.* 283. Ils sont utiles dans les inflammations, *n.* 266, *p.* 326. Dans la petite-vérole, 614 et 615. A la fin de la rougeole, 649. Dans la peste, 687. Dans l'hémorrhagie du nez, *n.* 829. Dans l'aménorrhée, 1005. Dans la colique, 1447. Dans la mélancolie, 1593. Ils sont nuisibles immédiatement après le paroxysme de la goutte, 572, *n.* 559. Dans la gonorrhée, 1769, 1772. Ils conviennent rarement aux asthmatiques, 1390. Dans la danse de Saint-Guy, 1354. Ils exigent des précautions dans le rhumatisme aigu, 465. Ils sont souvent pernicieux dans la diarrhée, 1500 et 1501. Quelquefois très-nécessaires dans la manie, 1567. Ils ne conviennent dans la jaunisse que quand le ventre est resserré, 1826.

— ACRES, produisent l'affection hémorrhoïdale, 942.

— DOUX, assidument employés sont le moyen le plus efficace de guérir la dysenterie, 1080. Peuvent s'employer avec avantage dans l'hydropisie, 1683. Dans le rachitis, 1735.

— DRASTIQUES sont utiles dans l'hydropisie, 1683. Dans l'apoplexie, 1133.

— RAFRAÎCHISSANTS, plus avantageux que les drastiques dans la manie, 1562.

PUTRIDITÉ, peut exister dans les fluides du corps humain, 72. — Du sang, contredite par l'analyse chimique, *n.* 72. Ses signes, *n.* 72. A quoi on la reconnaît dans les fièvres, 105. Moyen d'en arrêter les progrès, 222 à 226. La nourriture animale y dispose, 1812. Elle paraît dépendre de l'excès de matière saline qui s'engendre dans les fluides animaux, *ibid.*

PUS, manière dont il se forme, 250. Opinion des modernes, *n.*

S.

SAGOU, ne jouit d'aucune prérogative sur les autres farineux dans la phthisie pulmonaire, *n.* 909.

SAIGNÉE, quand doit-on y recourir dans les fièvres, 138 à 143. Circonstances qui doivent diriger son usage dans les fièvres, 143. Cas où elle est indiquée dans les fièvres intermittentes, 234. Elle est le premier de tous les remèdes dans les cas d'inflammation, *n.* 266, *p.* 325. Ses limites sont alors difficiles à déterminer, *n.* 266, 325. Elle n'arrête pas l'expectoration dans la pneumonie, 366. On peut y recourir plus hardiment dans l'esquinancie trachéale, que dans toute autre inflammation, *n.* 330. Manière de la pratiquer dans la pneumonie, 362, 367. La faiblesse du pouls ne doit pas en détourner dans le gastritis, 393. On doit la réitérer très-promptement dans les maladies inflammatoires des nouvelles accouchées, *n.* 432. *p.* 431. Elle est nécessaire dans les premiers jours du rhumatisme aigu, 463. Circonstances où elle convient dans l'odontalgie, 489. Dans la goutte, 563. Elle convient à ceux qui sont vigoureux dans les premières attaques de goutte, *n.* 559, *p.* 495. Elle est toujours utile dès le premier jour de la fièvre éruptive de la petite-vérole, *n.* 618. Elle est nécessaire après l'éruption de la petite-vérole, lorsque la fièvre est considérable, 622. Elle calme les convulsions qui précèdent l'éruption de la petite-vérole, *n.* 620. Cas où l'on peut y recourir dans la fièvre secondaire de la petite-vérole, 629. -- Elle convient pendant l'éruption de la rougeole et après la desquamation, 645, 649. Dans la scarlatine, lorsque la fièvre augmente après l'éruption, *n.* 658. Elle doit être médiocre dans la scarlatine angineuse, 660. Elle est rarement nécessaire dans la peste, 687. Elle est avantageuse dans l'érysipèle, *n.* 709. Dans la fièvre miliaire, *n.* 729. Ne convient pas toujours pour prévenir la pléthore, 787. Elle est essentielle dans l'hémorrhagie, 794. Temps où l'on doit y recourir dans l'hémorrhagie, *n.* 787. Cas où l'on peut la faire jusqu'à défaillance, *n.* 794. Elle convient dans l'hémorrhagie du nez qui revient fréquemment, 824. Elle est utile dans l'hémoptysie, *n.* 849. Elle est souvent l'unique moyen de prévenir la phthisie, 909. Cas où il faut particulièrement y recourir dans la phthisie, *n.* 917, *p.* 202. Elle convient dans la jaunisse, 1824. Dans les flueurs blanches accompagnées de diathèse inflammatoire, *n.* 993. Pour prévenir l'avortement lorsqu'il y a turgescence, *n.* 994, *p.* 245. Dans le catarrhe, 1066. Dans le commencement de la dysenterie, 1085. Pour prévenir l'apoplexie, 1128. Elle doit être très-forte dans le cas d'apoplexie, 1132. Elle convient dans la syncope pléthorique, *n.* 1189. Elle est préjudiciable dans le tétanos, 1277. On doit la faire très-forte dans l'épilepsie produite par le retour périodique de la pléthore, 1327. Elle est rarement utile dans la danse de Saint-Guy, 1354. On doit y avoir recours dans les accès violents d'asthme, 1388. Dans la coqueluche chez les sujets pléthoriques, 1416. Dans les coliques violentes, 1442. Dans tous les cas récents de manie, 1566. Dans la manie partielle, 1579. Elle convient plus rarement dans la mélancolie que dans la manie, 1594. Elle est utile dans la corpulence, 1623.

SAIGNÉES LOCALES, leurs avantages, *n.* 266, *p.* 326. Cas où l'on doit particulièrement y recourir, *n.* 282. Elles sont utiles dans l'odontalgie, 489. Dans la goutte quand il y a rougeur, *n.* 563. Dans les fièvres des nouvelles accouchées, *n.* 431. Voyez *Sangsues.*

nerveuse, *ibid.* Par la congestion dans le cerveau, *ibid.* Par un insecte
renfermé dans les sinus du cerveau, *n.* 1170, *p.* 362. Par la pléthore,
n. 1170, *p.* 362. Par la saburre contenue dans l'estomac, *ibid.* Par
épanchement de sérosité dans le cerveau, *ibid.* Par les contusions de
la tête. *ibid.* — Rhumatismal, *ibid.* — Scorbutique de Sennert, *ibid.*

TREMOR COACTUS de Sauvages, *n.* 1170, *p.* 362. — *Palpitans* de Prey-
singer. Voyez *Palpitation.*

TRICHIASIS, *n.* 280, *p.* 340.

TRICHOMA. Voyez *Plique.*

TRISMUS, 1257, *p.* 6, 1267, 1260. — *Capistratus*, *n.* 1258, *p.* 8. —
Catarrhal, *n.* 1257, *p.* 6. — Des hypochondriaques, *n.* 1258, *p.* 8. —
Des nouveau - nés, *n.* 1258, *p* 6, 1281. — Inflammatoire, *n.* 1258,
p. 7. — Maxillaire, 1258, *p.* 8. — Occipital, *ibid.* — Scorbutique, *n.* 1258,
p. 7. — Traumatique, *n.* 1257, *p.* 317. — Vermineux, *n.* 1258, *p.* 8.

TROUSSE - GALANT. Voyez *Fièvre pestilentielle* de 1445, et *Cholera
morbus.*

TUBERCULES (les) sont la cause la plus fréquente de la phthisie, 863
à 876. Hippocrate les a connus, *n.* 876. Leur description, *n.* 876. Ils
peuvent exister sans une acrimonie particulière, *n.* 878.

TUMEURS en général. Voyez *Intumescences.* — Adipeuses, 1621. —
Aqueuses, voyez *Hydropisies.* — Flatulentes, 1626.

TUSSILAGE, ses feuilles et son suc ont été recommandés dans les
écrouelles, 1755.

TYMPANITE, son caractère, 1627. — Ses espèces, 1628 à 1630. Ses phénomènes, 1632. Sa cause prochaine, 1635 et 1636. Sa cure, 1637 à 1644.
— Abdominale, *n.* 1627, *p.* 249, 1628. — Ascitique, *n.* 1627, *p.*
250. — De l'utérus, *n.* 1627, *p.* 533. — De Stewart, *ibid.* — Enterophysodes, *n.* 1627, *p.* 248. — Humide, *n.* 1627, *p.* 249. — Intestinale, *n* 1627, *p.* 248. — Sèche, *n.* 1627, *p.* 249. — Spasmodique,
n. 1627, *p.* 249. — Vermineuse, *ibid.*

TYPHOMANIE, *n.* 104, *p.* 196, *n.* 1094, *p.* 310.

TYPHUS. Voyez *Fièvre lente nerveuse.* — Ictérodes. Voyez *Fièvre jaune.*
— Pétéchial. Voyez *Fièvre putride.*

U.

ULCÈRES de la bouche qui surviennent aux enfants, improprement
nommés ulcères scorbutiques, *n.* 733, *p.* 95.

URINES, changements qu'elles éprouvent pendant le paroxysme de
la fièvre, 16. Pronostic que l'on doit en tirer, *n.* 124, *p.* 219.
Sont fort colorées et déposent un sédiment briqueté dans le rhumatisme aigu, 446. Sont fort colorées et déposent un sédiment abondant
furfuracé et rouge dans la fièvre hectique, 860. Contiennent dans le
diabète une matière saccharine, qui est de la nature du sucre commun,
1505. Sont douces au goût dans le diabète, 1507 Déposent un sédiment abondant et rougeâtre dans l'anasarque, 1673. Sont hautes en
couleur et âcres dans le scorbut, 1811. Elles sont d'une couleur jaune
dans la jaunisse, 1820.

URINES SANGLANTES. Voyez *Hématurie.*

URTICAIRE, son histoire et sa curation, 730.

URTICATION (l') est par sa manière d'agir, analogue aux vésicatoires,
566, 1163.

UTÉRUS, son développement tardif, peut être une des causes de l'aménorrhée, 998, 1001.

UVÉE, *n.* 280, *p.* 340.

V.

Y.

Z.

FIN DE LA TABLE ANALYTIQUE DES MATIÈRES.

De l'Imprimerie de CELLOT, rue des Grands-Augustins, n° 9.

www.ingramcontent.com/pod-product-compliance
Lightning Source LLC
LaVergne TN
LVHW020247060726
842525LV00001B/162